施仁潮◎著

施仁潮 说

养生食材
300种

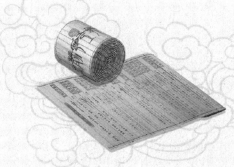

U0286325

中国健康传媒集团
中国医药科技出版社

图书在版编目（CIP）数据

施仁潮说养生食材300种 / 施仁潮著. —北京：中国医药科技出版社，
2021.8

ISBN 978-7-5214-2648-9

Ⅰ.①施… Ⅱ.①施… Ⅲ.①食物养生－基本知识 Ⅳ.①R247.1

中国版本图书馆CIP数据核字（2021）第150152号

美术编辑 陈君杞
版式设计 南博文化

出版 **中国健康传媒集团** │ 中国医药科技出版社
地址 北京市海淀区文慧园北路甲22号
邮编 100082
电话 发行：010-62227427 邮购：010-62236938
网址 www.cmstp.com
规格 710×1000mm $^1/_{16}$
印张 19 $^1/_4$
字数 304千字
版次 2021年8月第1版
印次 2021年8月第1次印刷
印刷 三河市万龙印装有限公司
经销 全国各地新华书店
书号 ISBN 978-7-5214-2648-9
定价 **56.00 元**

获取新书信息、投稿、
为图书纠错，请扫码
联系我们。

认识施仁潮主任，是在1997年的春天。当时寿仙谷刚刚研制成功一款灵芝孢子粉类产品，药理药效试验已经完成，我去浙江省中医药研究院做临床研究，恰逢施主任在，我们就聊了起来。

这一聊就是20多年。

1997年当年，施主任即组织《中国中医药报》浙江站记者、通讯员到寿仙谷公司参观考察，用他自己的话说就是"您说了不算，看过了才放心"。

随后，施主任就成了寿仙谷的常客和家人：参与了寿仙谷牌破壁灵芝孢子粉的临床案例研究和公司承担的国家"慢病防治健康行"大型公益活动；开设"老中医施"微信公众号，围绕中医养生祛病保健，对铁皮石斛、西红花、破壁灵芝孢子粉等进行功效主治、服用方法科普宣讲，不遗余力地推介公司全产业链质量保证体系和"安全、稳定、高效、可控"的产品质量，促进大众对寿仙谷产品的了解和应用；2007年，我们还共同编写出版了《膏方宝典》一书。

施仁潮主任长年从事中医临床、科研、教学和宣传工作，浸淫岐黄之术四十余年。对朱丹溪、王肯堂、王孟英、张山雷医学研究，对《医方类聚》整理校点，功在千秋；编写的《药食同源》《补品经典》《补药吃对才健康》造福百姓。做学术，搞科普，传播中医知识，让大众感悟中医，享受中医，功德无量。成果国家认定，著作彰显大才。

改革开放成就寿仙谷。我们从1996年以来，重点进行名贵珍稀中药材新品种选育、仿野生有机栽培和炮制工艺研究、新产品开发，先后完成了

"灵芝孢子破壁新工艺研究与开发""铁皮石斛新品种选育及有机栽培技术研究"等40多项国家、省部级重点科研项目，领衔"中医药–灵芝"及"中医药–铁皮石斛"ISO国际标准制定。在企业成长的过程中，我们得到了国内外中医药领域专家们的大力支持和帮助，施仁潮主任充分见证了寿仙谷的科技创新与发展。

施主任率真为人，倾心做事，敏于言又捷于行，学于古而不泥于古，诊治示术精，著作吐精髓，为人真性情。"施仁潮说"系列不断推出，继《施仁潮说中医经典名方100首》《施仁潮说中医膏方200首》《施仁潮说扶正祛病药膳380首》后，施仁潮主任又编写了这本《施仁潮说养生食材300种》，介绍常用食材的寒热温凉属性和祛病养生妙用，既符合中医理念，又适应了大众的养生保健、祛病康复需求。这也与他坚守的让"施仁潮说"成为中医人心中的精品、大众心中的服务品牌，让"施仁潮说"为健康中国建设服务的宗旨完全一致。

特为之序。

浙江寿仙谷珍稀植物药研究院院长

李明焱

2021年3月于浙江武义

食物是人体赖以生存的基本保证，在中医看来，它除了果腹，还有一定的医疗保健作用。

原始人类在寻找食物的过程中，发现有些东西既可作为食物果腹，也可作为药物治病。后来经过进一步实践，把治疗作用显著的划分出来，作为治病药物。"神农尝百草"说的就是神农发现五谷和中药的故事。数千年来，药食同源的理论一直传承至今，将中药的"四气五味"理论运用到食物之中，以食当药，防病治病，是中医药学的特色，也是中国饮食文化的特色。

浙江药膳食疗文化历史悠久，民间素有"药补不如食补"的俗语。早在南宋时期，药膳食疗盛行，种类繁多。发展至明清时期，有案可稽的中医药著作达1800多种。近年来，浙江省十分重视"食药物质"产业的发展，从2014年磐安举办"浙江药膳烹饪大赛"和"药膳学术论坛"，到2019年举办首届"浙江省十大药膳"评选活动，"浙江药膳"已显现品牌雏形，引领了国内药膳产业的发展。

浙江省中医药学会于2012年成立营养与食疗分会，开展学术研讨，科学普及，促进了食养、食疗、药膳在各地的推广应用。施仁潮担任学会营养与食疗分会主任委员，组织了营养食疗的配方设计与推广应用研讨，开展营养与食疗养生科普，编写了《生活百味》《家庭食疗600问》《补药吃对才健康》《养生保健菜谱丛书》等，在业界产生了很好的影响。

2021年3月，施主任告诉我他编写了《施仁潮说养生食材300种》一书，随后送来了书稿，邀请我作序。很高兴能在第一时间读到书稿，见其洋洋几十万字，将常用食物约300种按寒热温凉四性进行归类，详细介绍每一种食物的性味、功用、成分和祛病保健应用，并设"养生资健身""祛疾助康复"等章节，介绍不同人群的食材选用和食疗配方，以中医药学理论为基础，以食物的四气五味为依据，使常用食物能起到疗疾祛病、维护健康的妙用。

随着人们生活水平的提高，健康长寿俨然成为众所追求的目标。常说的"民以食为天""开门七件事，柴米油盐酱醋茶"，说的就是饮食物对于人们健康生活的重要性。怎样才能吃得好，吃出健康？《施仁潮说养生食材300种》一书，会有你需要的答案。

特为之序。

浙江省中医药学会秘书长

王晓鸣

农历辛丑年春

自序

　　"施仁潮说"系列已经推出了3种——《施仁潮说中医经典名方100首》《施仁潮说中医膏方200首》及《施仁潮说扶正祛病药膳380首》。因为切近生活，适应大众需求而大受欢迎。许多读者对食物养生的知识有颇多渴求，要求我详细讲述，于是有了这本《施仁潮说养生食材300种》。经过近1年的搜集整理，编辑成书，作为"施仁潮说"系列书之四推出。

　　食材，即食物材料。食物是能够满足人体正常生命活动需求，并可供食用的物质。植物类如瓜果、蔬菜，动物类如牛、羊、鸡、鸭，还有发酵产品如酱、酒、醋等，都属于食物。

　　食材能维护健康，它具有性与味的特性。牛肉、鸡肉是温性食物，辣椒、鹿血是热性食物，而鸭肉、兔肉性凉，田螺、黑鱼性寒。温性能养，热性散寒，凉性清热，寒性泻火，适应了各种体质、不同病症的调养、治疗需求。又如酸、苦、甘、辛、咸，不同的味，有不同的归经，能发挥特有的作用。

　　元代医家朱丹溪，曾用不同的食物调治噎膈患者。嘱一人饮新鲜牛奶，每次一小杯，每日5~7次，频频喝下，结果1个多月后，疾病不再发作；嘱另一人服韭菜汁，每次半盏，每日3次，没过几天他的病情也稳定下来了。牛奶性平和，韭菜性热。牛奶宜于寒热属性不明显者食用，韭菜就不同了，热性的食物仅适用于寒性病证者。不同的病人食用不同属性的食物，是促进疾病康复的保证。朱氏的案例是根据食性来选用食物的典型。

　　有人诉述对某些食物非常敏感，如牛奶、苹果，吃下去就会腹痛腹泻；也有人说喝了几次鹿茸酒出现了肛裂、大便出血等症状。这是什么原因？无他，是食物的性味与身体状况相悖而已。

　　同一种疾病，有寒热属性，治疗用药需要"寒者热之""热者寒之"，用寒性的药物治疗热性病证，用热性的药物治疗寒性病证。对证用药，对证选食，就是选食之秘、取效之道。

本书将常用食物和国家发布的药食两用之品，按温热凉寒四性归类，介绍其性味、功用，举例讲述食物的养生保健和祛病康复用法，力求方便大众认识食物，合理选食。

书稿就要付梓了，很高兴收到浙江寿仙谷珍稀植物药研究院李明焱院长和浙江省中医药学会王晓鸣秘书长为本书撰写的序言。感谢李院长、王秘书长对书稿的肯定，他们的肯定是对中医科普的支持，是对食疗养生的推介，更是对我的鼓励和鞭策，在此深表敬意！

施仁潮

2021年3月于武汉

注：★表示国家发布的既是食品又是药品的食材。

　　★★表示国家发布的要求在限定范围和剂量内使用的既是食品又是药品的食材。

识四性五味用好食材

　　"古者，民茹草饮水，采树木之实，食蠃蚌之肉"（《淮南子·修务训》）。食物是人类赖以生存的基本物质，野菜、果实、螺蚌之肉即是前人果腹的食材。原始人类在寻找食物的过程中，发现有些动、植物既可充饥又有一定的愈疾作用，于是有了"药食两用"的认识。

　　空腹食之为食物，患者食之为药物。东汉名医张仲景《伤寒杂病论》中介绍治疗杂症医方，其中就用到了姜、甘草、山药、大枣等。唐代《备急千金要方》、宋代《圣济总录》、元代《饮膳正要》、明代《本草纲目》、清代《随息居饮食谱》中，更是对药食两用之品做了详细介绍。

　　几乎所有的食物都可作为药物，用来祛病保健，而中药书载述的许多药物可作为食物果腹，药物与食物有时真的难以划分。为了引导民众正确认识，合理选用，避免无病吃药，国家对既是食品又是药品的药食两用之品做了规定，先后发布了4批药食两用之品名录。

食物与药食两用之品

食物是能够满足人体正常需求，并可供食用的物质，可以是植物、动物、真菌，亦可是发酵产品，如酒类等。人们借由采集、耕种、畜牧、狩猎、渔猎等不同的方式获得食物。

人类防治疾病的经验表明，食物与药物同出一源，有时难以划分，几乎所有的食物都可作药用，祛病保健；中药书载述的许多药物亦可作为食物食用。

"空腹食之为食物，患者食之为药物"。药食两用之品是指即是食品又是中药材的物质，其可以有效地预防疾病，并可做辅助治疗。

1994年以来，我国先后发布了4批药食同源之品的目录。2020年1月2日，国家卫健委、国家市场监督管理总局发布《关于对党参等9种物质开展按照传统既是食品又是中药材的物质管理试点工作的通知》，对党参、肉苁蓉等9种物质，开展按照传统既是食品又是中药材的物质生产经营试点工作，根据各地试点实施情况，国家卫健委将会同国家市场监督管理总局研究论证将上述物质纳入药食同源之品目录管理的可行性。

2012年公示：丁香、八角、茴香、刀豆、小茴香、小蓟、山药、山楂、马齿苋、乌梢蛇、乌梅、木瓜、火麻仁、代代花、玉竹、甘草、白芷、白果、白扁豆、白扁豆花、龙眼肉（桂圆）、决明子、百合、肉豆蔻、肉桂、余甘子、佛手、杏仁、沙棘、芡实、花椒、红小豆、阿胶、鸡内金、麦芽、昆布、枣（大枣、黑枣、酸枣）、罗汉果、郁李仁、金银花、青果、鱼腥草、姜（生姜、干姜）、枳子、枸杞子、栀子、砂仁、胖大海、茯苓、香橼、香薷、桃仁、桑叶、桑椹、橘红、桔梗、益智仁、荷叶、莱菔子、莲子、高良姜、淡竹叶、淡豆豉、菊花、菊苣、黄芥子、黄精、紫苏、紫苏子、葛根、黑芝麻、胡椒、槐花、蒲公英、榧子、酸枣仁、鲜白茅根、鲜芦根、蝮蛇、橘皮、薄荷、薏苡仁、薤白、覆盆子、藿香。

2014年新增15种：人参、山银花、玫瑰花、夏枯草、当归、西红花、芫荽、松花粉、粉葛、油松花粉、布渣叶、山奈、草果、姜黄、荜茇。在限定使用范围和剂量内可作药食两用。

2018年新增9种：党参、肉苁蓉、铁皮石斛、西洋参、黄芪、灵芝、天麻、山茱萸、杜仲叶。在限定使用范围和剂量内可作药食两用。

食物通常由碳水化合物、脂肪、蛋白质等构成。食物的各种功能与人体健康状态的维持、疾病的康复有着密切关联。

中医认识和分析药物，遵守的是四气五味理论。药有酸苦咸甘辛五味，又有寒热温凉四气，实际应用时，利用性味之所偏，或祛除病邪、调理脏腑功能，或补虚扶羸、平衡阴阳，从而维护健康。

从本质上说，食物也有药物的基本特征，即有寒热温凉属性，只是它的性味没有药物那么明显和剧烈罢了。但是，选用食物与选用药物的道理是相通的，食物的寒、热、温、凉属性直接影响到疾病的治疗与康复。病性属寒的当选用热性食物，病性属热的当选用寒性食物。

　　属寒的病证必须选用偏热性的食物，属热的病证必须选用偏寒性的食物，做到"对证选食"，才可望取得预期效果。反之，若寒性病证食用寒凉食物，热性病证食用温热食物，结果只能是雪上加霜、火上加油，使病情加重。

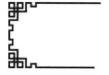

食物的寒热温凉

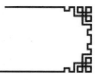

食物按性来区分，有温、热、凉、寒的不同，又叫"四性"。

温性的有猪肚、猪肝、火腿、羊肉、羊肾、鹿肉、鹿胎、鸡肉、麻雀、蛇等动物类食物，糯米、高粱、刀豆、洋葱、韭菜、葱白、芥菜、芦笋、大蒜、韭菜籽、南瓜、栗子等植物类食物；有鲢鱼、鳝鱼、鳙鱼、草鱼、海参、虾、鲍鱼、蚶、淡菜等水产类食物，有杏、杨梅、山楂、桃、樱桃、龙眼肉、荔枝、石榴、槟榔、椰子等水果类食物，有小茴香、红糖、豆油、醋、酒、丁香、玫瑰花、桂花、茉莉花、红曲等调料类食物。

热性食物种类并不多。按钱柏文等主编的《中国食疗学》，仅辣椒、胡椒两种。杨永良主编的《中医食疗学》中，将花椒、棉籽油两种归入其中。《中药大辞典》中介绍，鹿血属于热性中药，而该药多用作膳食的原料。一些温性偏重的食物，食用后会出现"上火"的症状，通常也被视作热性的，如羊肉、韭菜、葱、姜、大蒜等，体质或病证属热的，食用时要审慎选择。

温性和热性是同一类，热者温之甚，热比温在程度上要更进一步。温性、热性食物有温阳散寒的食疗作用，寒性体质及寒性病证者宜于选用。表现为面色苍白，口淡不渴，即便口渴也喜欢喝热水，怕冷，手足不温，小便清长，大便稀溏，舌质淡，脉沉迟的，可以选食。

凉性的有猪肤、鸭肉、兔肉、鸡蛋、鸭蛋、青蛙、蛤士蟆等动物类食物，有小麦、大麦、荞麦、粟米、薏苡仁、绿豆、豆腐、芹菜、苋菜、菠菜、黄花菜、莴苣、菱肉、油菜、萝卜、冬瓜、丝瓜、茄子、枸杞头、马兰头、苜蓿、荠菜、猴头菇等植物、真菌类食物；有梨、枇杷、橘子、罗汉果、苹果、草莓等水果类食物，亦有芝麻油等调料类食物。

寒性的有猪肠、猪髓、螺蛳、田螺、蛏、黑鱼、河蚌、河蟹、蜗牛等动物类食物，有绿豆芽、黄豆芽、空心菜、茭白、竹笋、莼菜、莲藕、慈菇、黄瓜、苦瓜、苦菜、番茄、马齿苋、蒲公英、败酱草、鱼腥草、荸荠、魔芋、芦根等植物、真菌类食物；有紫菜、海带、牡蛎、蛤蜊等水产类食物，有柿子、西瓜、甜瓜、柚子、猕猴桃、甘蔗、香蕉、桑椹等水果类食物，亦有食盐、酱油等调料类食物。

凉性和寒性是同一类，寒者凉之甚，寒比凉在程度上要更进一步。凉性、寒性的食物有清热泻火解毒的食疗作用，热性体质及热性病证者宜于食用。凡表现为面红目赤，口干口苦，喜欢冷饮，小便短黄，大便干结，舌红苔黄燥，脉数的，可多选食。

平性的有鲤鱼、猪肉、鲫鱼、鸽肉等动物类食物，有粳米、玉米、黄豆、豆腐皮、豆浆、豆腐乳、赤小豆、黑大豆、蚕豆、豇豆、豌豆、香椿、胡萝卜、白菜、包心菜、茼蒿、甘薯、马铃薯、山药、茯苓、银耳、香菇等植物、真菌类食物；有乌贼等水产类食物，有李子、梅子、柠檬、橄榄、葡萄等水果类食物，亦有砂糖等调料类食物。

平性食物，介于寒热之间，通常具有健脾开胃、补益的作用，由于其性平和，一般热证和寒证都可以食用，尤其对那些素体虚弱，或久病阴阳亏损，或病证寒热错杂者，较为适宜。

食物中温与热、凉与寒只是程度上的不同，没有本质的区别。而有些食物，温或热、凉或寒，难以截然分开，为简便起见，人们通常把食物归纳为寒、热两类，而在寒热之间增加了平性。这种分类是将凉性重的归于寒，温性重的归于热，将凉性或温性不明显的食物归于平。这样，也就有了寒性、平性和热性的食物分类。

食物的酸苦甘辛咸

食物有不同的味，分酸、苦、甘、辛、咸5种，又称"五味"。

五味是中药学基本理论的组成部分，是中医学用来解释、归纳中药药理作用和指导临床用药的理论依据。同理，食物的五味也是解释、归纳食物效用和选择食疗配方的重要依据。

中药的酸、苦、甘、辛、咸五味分别有收、降、补、散、软的药理效用。中药学重要著作《本草备要》说："凡药酸者能涩能收，苦者能泻能燥能坚，甘者能补能和能缓，辛者能散能润能横行，咸者能下能软坚。"食物的五味也具有同样的效用。

酸味食物有醋、番茄、马齿苋、赤小豆、橘子、橄榄、杏、枇杷、桃子、山楂、石榴、乌梅、荔枝、葡萄等。酸味有收敛固涩的作用，虚劳汗出，泄泻，小便频多，滑精，咳嗽经久不愈，以及各种出血病证，均宜选食。但酸味固涩容易敛邪，使病证变得缠绵难愈。感冒汗出、急性肠炎泄泻、咳嗽初起等，治疗中多不用酸味药物，饮食上也当注意回避酸味食物。

苦味食物有苦瓜、茶叶、杏仁、百合、白果、桃仁等。苦味有清热泻火、燥湿解毒的作用，可用于治疗热证、湿证。热证表现为胸中烦闷、口渴多饮水、烦躁、大便秘结、舌红苔黄、脉数的为实热，宜清热泻火，可选用苦瓜、茶；表现为午后潮热、两颧潮红、咳嗽胸胁作痛的为虚热，宜养阴降火。湿证表现为四肢浮肿、小便短少、气短咳逆的，宜燥湿，可选用白果。苦味清火，易伤胃气，不宜多吃，尤其脾胃虚弱者更宜谨慎。

辛味食物有姜、葱、大蒜、香菜、洋葱、芹菜、辣椒、花椒、茴香、豆豉、韭菜、酒、肉桂等。辛味有发散、行气、行血等作用，多用于治疗感冒表证及寒凝疼痛。遇感冒、寒性疼痛，食用辛味食物有辅助治疗的效果。同是辛味食物，有属于热性的，也有属于寒性的。生姜、葱，辛而热，适宜于恶风寒，骨节酸痛，鼻塞，流清涕，舌苔薄白，脉浮紧的风寒感冒；豆豉辛而寒，适宜于身热，怕风，汗出，头胀痛，咳嗽痰稠，口干咽痛，苔黄，脉浮数的风热感冒。辛味食物大多发散，易伤津液，食用时要防止汗出伤津。

甘味食物甚多，有莲藕、茄子、番茄、茭白、萝卜、丝瓜、马铃薯、荸荠、黄花菜、南瓜、胡萝卜、白菜、芹菜、冬瓜、黄瓜、豇豆、黑大豆、黄豆、薏苡仁、荞麦、高粱、龟肉、鳖肉、鲤鱼、鲫鱼、田螺、虾、羊肉、鸡肉等。甘即甜，甘味有补益和中、缓和拘急的作用，可用作治疗虚证。头晕目糊，少气，懒于讲话，疲倦乏力，脉虚无力，为气虚证，宜补气；身寒怕冷，蜷卧嗜睡，为阳虚，宜补阳；腹痛，筋脉拘急，为虚寒，宜温寒，均可选用甘味食物。气虚的可选用牛肉、鸭肉、红枣等有补气作用的食物，阳虚的可选用羊肉、虾等有温阳作用的食物。甘味有壅阻、助湿的可能，胃口差者不宜多食。

常用咸味食物有盐、紫菜、海带、海蜇、海参、猪肉、大麦等。咸味有软坚散结、泻下、补益阴血的作用，可用于治疗瘰疬、痰核、痞块、热结便秘、阴血亏虚等病证。在治疗用药的同时，合理选用咸味食物，能起到辅助治疗的作用。在甲状腺癌的治疗过程中，常配合海带、海藻，咸以软坚，帮助软化肿块。民间将食盐炒热，用布包裹，熨脐，治疗寒性腹痛，也是中医"咸以软坚"理论的实际应用。从保健要求来说，应少咸多淡，盐尽量少一点，饮食尽量淡一些。盐的主要成分的是Na^+，大量的Na^+进入体内会影响内分泌调节，增加血管抵抗力，引起高血压，进而导致冠状动脉供血不足。世界卫生组织建议每人每天食盐量不超过6克。

医圣张仲景曾经说过："所食之味，有与病相宜，有与身为害；若得宜则益体，害则成疾"。了解不同食物所具有的性味，有助于确切地选用食物，这也是取得预期效果的基本保证。能否用食物养生保健，祛病延寿，关键在于识食性，知食味，按性味理论合理选用。

慧眼识食性

食物多多，用食性来概括，不外乎温、热、寒、凉。

温性、热性食物有温阳、散寒的食疗作用，适宜于寒性体质及寒性病证者。凉性、寒性食物有清热、泻火、解毒的食疗作用，适宜于热性体质及热性病证者。

而许多食物性偏平和，又可单列为一类，称平性食物。这一类食物的食性介于寒热之间，具有健脾、开胃、补益的作用，由于其性平和，一般热证和寒证都可以食用。

本章介绍凉性食物50种，寒性食物58种，温性食物90种，热性食物7种，平性食物95种。在凉、寒、温、热、平归纳分类下，介绍每一种食物的功用，有助于读者识食性，知功用，合理选食。

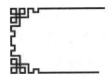

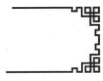

慧眼识食性

凉性食物

 ## 小麦

【性味】性凉，味甘。

【功用】养心除烦，健脾厚肠，除热止渴。

【祛病保健应用】以淮产者为佳，中药名"淮小麦"。用于心烦不适，少寐多梦，心中烦热，口干咽燥。《金匮要略》甘麦大枣汤治妇人脏躁。现代治疗更年期综合征，小麦60克，甘草15克，大枣10枚，水煎服。小儿口腔炎，将小麦面烧成灰，取2份，另取冰片1份，混合研细，吹在口腔疮面上，每日2~3次。治疗汤火伤、疮疖及妇人乳痈不消，陈小麦1千克，加水浸3天后捣烂，滤去渣，滤液沉淀后晒干，用小火炒至焦黄后加工成极细粉末，加醋调成糊状外敷；已溃者敷在疮口四周。

> **小麦苗、浮小麦与麦麸**
>
> 识食心得
>
> 小麦苗：小麦的嫩茎叶，性寒，味辛，除烦热，疗黄疸，解酒毒。《备急千金要方》：生小麦苗捣绞取汁，饮六七合，昼夜三四饮。
>
> 浮小麦：小麦淘洗时浮起者，焙干用。涩敛，凉心，止虚汗盗汗，治骨蒸劳热。
>
> 麦麸：含有丰富的维生素B_1和蛋白质，有营养神经的功效，可治疗脚气病和末梢神经炎。

大麦

【性味】性凉，味甘、咸。

【功用】清热利水，和胃宽肠。

【祛病保健应用】功用与小麦相似，性凉而滑腻，更胜小麦。用于小便淋沥涩痛、汤火伤及噎膈等。炒焦大麦泡水代茶，有清暑解渴的作用。大麦含尿囊素，以0.4%~4%溶液局部应用能促进化脓性创伤及顽固性溃疡愈合，可用于胃溃疡和慢性骨髓炎。《本草衍义》介绍，有人患缠喉风，食不能下，将大麦面作稀糊，令咽之，以助胃气。

生麦芽、炒麦芽和焦麦芽

识食心得

大麦粒用水浸泡后，保持适宜的温度、湿度，待幼芽长至约0.5厘米时，晒干或低温干燥，即成麦芽。生用称生麦芽，功能健脾和胃、疏肝行气，主治脾虚食少，乳汁淤积。将麦芽炒至棕黄色即炒麦芽，功能行气消食回乳，多用于食积不消，妇女断乳。将麦芽炒至焦褐色即焦麦芽，功能消食化滞，用于食积不消，脘腹胀痛。一般用量9~15克，回乳用炒麦芽60克。

荞麦

【性味】性凉，味甘、酸。

【功用】开胃消积，解毒疗疮。

【祛病保健应用】用于肠胃积滞、食积泄泻，以及痢疾、丹毒、瘰疬、灼伤、淋病和妇女白带增多等。《简便单方》治绞肠痧痛，荞麦面1撮，炒黄，水调服。《坦仙皆效方》治噤口痢，用荞麦面每服2钱，砂糖水调下。《本草纲目》济生丹治疗男子白浊、女子赤白带下，荞麦炒焦，研成细粉，用鸡蛋清调和，丸成梧桐子大小，每次服50丸，用淡盐开水送下。

荞麦治积滞

识食心得

《本草纲目》：荞麦最降气宽肠，故能炼肠胃滓滞，而治浊带及泄痢腹痛上气之疾。

《简便方》：肚腹微微作痛，出即泻，泻亦不多，日夜数行者，用荞麦面一味作饭，连食三四次即愈。予壮年患此两月，瘦怯尤甚，用消食化气药，俱不效，一僧授此而愈，传用皆效，此可征其炼积滞之功矣。

粟米

【**性味**】性凉，味甘、咸。

【**功用**】补虚损，健脾胃，清虚热。

【**祛病保健应用**】用于小儿腹泻、消化不良，妇女产后体虚，并有助于糖尿病、消化道肿瘤患者康复。

> **粟米养肾气**
>
> 《本草衍义补遗》：粟，所谓补肾者，以其味咸之故也。
>
> 《本草纲目》：粟之味咸淡，气寒下渗，肾之谷也。肾病宜食之，虚热消渴泄痢，皆肾病也。渗利小便，所以泄肾邪也。
>
> 《名医别录》：粟米主养肾气，去胃脾中热，益气。
>
> 《滇南本草》：主滋阴，养肾气，健脾胃，暖中。治反胃，小儿肝虫，或霍乱吐泻，肚疼痢疾，水泻不止。

识食心得

绿豆

【**性味**】性寒，味甘。

【**功用**】清热解毒，清暑利水，消肿治痘。

【**祛病保健应用**】绿豆能祛暑热，利小便，辅助治疗暑热小便短涩。能解有机磷农药中毒、酒毒、烟毒等。绿豆壳做枕头，有清火之用，高血压病头痛头晕者，枕之能缓解症状。

> **绿豆用法有讲究**
>
> 退热解小毒宜煎汁饮；解大毒宜生用研末，冷水调下，吐后再服，使毒物倾囊吐出。
>
> 《遵生八笺》绿豆汤：绿豆淘净，下锅加水，大火一滚，取汤停冷，色碧，食之解暑。如多滚则色浊，不堪食矣。
>
> 《圣济总录》绿豆汁：治消渴，小便如常，绿豆二升，净淘，用水一斗，煮烂研细，澄滤取汁，早晚食前各服一小盏。

识食心得

豆腐

【性味】性凉，味甘。

【功用】生津润燥，清热解毒，调和脾胃。

【祛病保健应用】有助于内热咽痛、口臭、痰黄、便秘、皮肤斑疹等病症的康复。豆腐的制作过程中使用了含钙的凝固剂，使钙元素含量增高，有助于缺钙者保健，并有防癌作用。

> 识食心得
>
> 大豆加工成豆腐，蛋白质的消化率提高。大豆中含有大量的植物蛋白，但人体对它的消化吸收率较低，整粒熟大豆的蛋白质消化率仅为65.5%，而加工成豆腐后，蛋白质的消化率可提高至96%。

芹菜

【性味】性凉，味甘、微苦。

【功用】清热解毒，平肝凉血，利水通淋。

【祛病保健应用】芹菜茎及全根加水煮服，或取带叶芹菜洗净后用凉开水冲洗过，绞汁服用，对高血压引起的头晕、目眩等有效果。用鲜奶煮芹菜可以中和芹菜中的酸性物质，对防治痛风有帮助。芹菜能促进胃肠蠕动，使宿便排出，对降低血中胆固醇，降血压，降血脂有好处，并有助于祛除暑热，去酒毒。

> **挑芹菜有诀窍**
>
> 识食心得
>
> 叶子颜色深的芹菜口感较老，但营养高。同一品种的芹菜，茎长、细的一般比较嫩，而茎短、粗的比较老。炒用或凉拌可挑叶子颜色较浅的芹菜，味会比较淡，所含粗纤维少，吃起来比较嫩。做馅儿可挑叶子颜色较深的芹菜，味会比较浓，所含粗纤维略多，吃起来比较老。

苋菜

【性味】性凉，味甘。

【功用】清热透疹，利尿通淋。

【祛病保健应用】用于麻疹不透、尿道炎、膀胱炎，以及妇女产前产后痢疾。《滇南本草》：治大小便不通，祛寒热，能通血脉，逐瘀血。《寿亲养老新书》有紫苋粥，将紫苋菜水煮取汁，入粳米煮粥食用，用于"产前后赤白痢"，或用作湿热泻痢的辅助治疗。

识食心得

苋菜营养价值高

"六月苋当鸡蛋，七月苋金不换"。民间视苋菜为补血佳蔬，称它为"长寿菜""补血菜"。苋菜中赖氨酸含量达2.8%；钙、铁含量极高，高出菠萝1倍多，而且没有草酸等干扰矿物质吸收的物质。苋菜可用作营养早餐，或制成儿童食品，补充营养。

菠菜

【性味】性凉，味甘。

【功用】清热除烦，通利肠胃。

【祛病保健应用】用于肠胃积热、胸膈烦闷、便秘、夜盲、消渴引饮。能促进胰腺分泌胰岛素，帮助消化，辅助治疗糖尿病。《食疗本草》："利五脏，通肠胃热，解酒毒"。

识食心得

菠菜烧煮有诀窍

菠菜含有草酸，会干扰人体对钙、铁等无机盐的吸收。在某些情况下，还可能生成草酸钙结晶，导致尿路结石形成。此外，草酸还会妨碍小肠对铁的吸收，阻碍血红蛋白生成，引起贫血。烹调时可采取相应的措施，去掉草酸。可先将菠菜放入沸水中焯2~3分钟，然后再热炒、冷拌或做汤食用。这样处理，约90%的草酸会溶于水中而被除去。欲用菠菜补血，防治贫血，还应配合富含蛋白质的瘦肉、鱼等烹饪同食。

黄花菜

【**性味**】性凉，味甘。

【**功用**】利湿热，宽胸膈，养血补虚。

【**祛病保健应用**】用于老年性头晕、耳鸣，营养不良性水肿，月经量少，痔疮出血。情志不舒，烦热少寐者，常食可清热除烦，安睡。鲜黄花菜中含有的秋水仙碱进入人体，经胃肠道缓慢吸收后，会被逐渐氧化成二秋水仙碱，引起中毒。一般发生在进食后4小时以内，表现为恶心呕吐、腹痛腹泻、头昏头痛、口渴咽干等。秋水仙碱只存在于鲜黄花菜中，干黄花菜在加工时经清水充分浸泡，其中的秋水仙碱已溶解，食用后一般不会发生中毒现象。避免中毒关键在于不吃鲜黄花菜。鲜黄花菜应先用开水烫过，沥干水后再进行烹制。

利胸膈，舒郁滞

识食心得

黄花菜即萱草花，又叫金针菜。它是百合科植物萱草、黄花萱草或小萱草的花蕾。

《本草图经》说它安五脏，利心志，明目，利胸膈。

《医醇剩义》载有萱草忘忧汤：治忧愁太过，忽忽不乐，洒淅寒热，痰气不清。桂枝五分，白芍一钱五分，甘草五分，郁金二钱，合欢花二钱，陈皮一钱，贝母二钱，半夏一钱，茯神二钱，柏子仁二钱，金针菜一两，煎汤代水。

莴苣

【**性味**】性凉，味甘、苦。

【**功用**】清热利水，通乳汁，理气化痰。

【**祛病保健应用**】用于小便赤热短少、尿血、乳汁少或乳汁不通、咳吐脓痰。莴苣味道清新，略带苦味，可增强胃液和消化酶的分泌，增加胆汁排泄，刺激胃肠蠕动，增强消化力，对消化功能衰退、胃中酸度降低和便秘等有辅助治疗作用。莴苣热量低，维生素、矿物质含量较高，蛋白质、碳水化合物等含量较低，适宜于肥胖、动脉硬化症及高脂血症、高血压者食用。

莴苣茎叶助抗癌

莴苣茎叶中含有一种芳香烃羟化酯物质，能够分解食物中的致癌物质亚硝胺，防止癌细胞形成，对于肝癌、胃癌、肠癌等有一定的防治作用。所以，吃莴苣叶还有助于防癌保健。

菱肉

【性味】性凉，味甘。

【功用】清暑解热，除烦止渴。

【祛病保健应用】用于痔疮出血、痢疾及肿瘤防治。其乙醇浸出液对癌细胞有一定抑制作用，有抗癌的作用。水煎取浓汁服用，有助于慢性萎缩性胃炎伴肠硬化、肝硬化、食道癌、胃癌、宫颈癌的康复。

菱壳助抗癌

老菱的外壳有抗癌作用。菱壳晒干后研成粉末，加适量蜂蜜，冲入沸水，制成菱蜜茶服用，可用于辅助治疗肿瘤。

油菜

【性味】性凉，味甘。

【功用】活血化瘀，解毒消肿，宽肠通便。

【祛病保健应用】用于游风丹毒、手足疖肿、乳痈、习惯性便秘、老年人缺钙。含有大量胡萝卜素和维生素C，有助于增强机体免疫力。油菜为低脂肪蔬菜，且含有膳食纤维，有助于降血脂，可防治便秘和肠道肿瘤，能增强肝脏的排毒机制，对皮肤疮疖、乳痈的治疗有帮助。

油菜叶捣汁治丹毒

油菜在古代称芸薹。贞观七年三月，孙思邈患多饮，至夜觉身体骨肉疼痛，至晓头痛，额角有丹如弹丸，肿痛，目不能开，痛苦几毙。此时，他忽然想到本草书籍有芸薹治风游丹肿的记载，遂取叶捣敷，随手即消，其验如神。近代有人用油菜叶捣汁涂擦，也有人取油菜籽研细末，调芝麻油敷患处，治疗丹毒疮痒。

萝卜

【性味】性凉，味甘、辛。

【功用】下气消食，化痰止咳，清热利尿。

【祛病保健应用】含有防治咳喘的有效成分，急、慢性支气管炎咳嗽痰多气喘者可多食用。含有淀粉酶和芥子油成分，能帮助消化，促进吸收，治疗饮食积滞。能降低胆固醇，有助于减少冠心病、高血压的发生。萝卜含有纤维木质素、维生素及酶类物质，有一定的抗癌作用。它还含有一种抗肿瘤、抗病毒的活性物质，能刺激细胞产生干扰素，对人的离体食管癌、胃癌、鼻咽癌、宫颈癌等的癌细胞均有显著的抑制作用。

萝卜缨、地骷髅与萝卜子

萝卜缨：即萝卜菜，煎汤含漱可治疗咽喉疼痛。

地骷髅：即长在地里的隔年老萝卜，有清利消肿的作用。

萝卜子：化痰下气，降压作用显著。

冬瓜

【性味】性凉，味甘、淡。

【功用】清热利水，消肿解毒，润肺生津，消痰止咳。

【祛病保健应用】用于胀满，脚气，痰喘，暑热烦闷，消渴，泻痢，痈肿，痔漏等，并能解鱼蟹毒、酒毒。祛痰利水湿，有助于支气管炎、肺脓疡、支气管肺炎等的康复。含钠量低，含糖量少，适宜于水肿、糖尿病患者食用。冬瓜利尿，能使滞留在体内的水湿祛除，有助于水肿者康复。含有丙醇二酸，能抑制糖类转化为脂肪，可以防止脂肪在体内堆积，起到减肥降脂的作用，肥胖、高脂血症者宜于食用。

冬瓜子与冬瓜皮

冬瓜子含有丰富的亚油酸、组氨酸及胡芦巴碱等，有去面部黑斑、润养肌肤的作用。

冬瓜皮是清热解毒利湿药物，是常用的利水消肿中药。

丝瓜

【**性味**】性凉，味甘。

【**功用**】清热化痰，利水消肿，凉血解毒，通经络。

【**祛病保健应用**】用于肺热痰喘咳嗽、胃中灼热疼痛、口苦口臭、尿黄、痔疮出血、疔疮痈肿等。老丝瓜干枯后的丝瓜络有通经络的作用，善走经络而去经络间郁火，对于风湿痹证属于湿热阻滞者有一定的治疗作用。

丝瓜藤汁美容法

《每日新闻》曾报道，80岁的平林英子脸上没有一丝皱纹，用的就是丝瓜藤汁美容法。据说方法传自她的母亲。其母常用此法，活到90岁时脸上的皱纹依然很少。

方法：在离地60厘米处，拦腰切断丝瓜藤，弃上端的藤不用，将下端的藤蔓切口向下弯曲，把干净的瓶子套在切口处接取瓜藤汁。采得的藤汁先放置一夜，然后用纱布过滤，装瓶备用。临用时加少许甘油，混合后涂面。用来增强肌肤的润滑性，保护皮肤，抚平脸上的皱纹。

茄子

【**性味**】性凉，味甘。

【功用】清热利尿，活血散瘀，祛风通络，宽肠利气。

【祛病保健应用】用于小便短少、痔疮出血、黄疸型肝炎、口腔溃疡、毒虫咬伤、乳腺炎、跌打肿痛。能降低血液中胆固醇的浓度，防治冠心病，有助于抗癌保健。

茄子助抗癌

茄子含有抗癌物质龙葵碱，并含胡芦巴碱、水苏碱、胆碱、紫苏苷等其他活性物质，有助于抗癌保健。

枸杞头

【性味】性凉，味苦、甘。

【功用】清热补虚，养肝明目，止带。

【祛病保健应用】《食疗本草》介绍，枸杞头能坚筋耐老，除风，补益筋骨，去虚劳。阳气衰弱，腰脚疼痛，视力减退，夜盲，妇女带下者，宜食用。初春摘取枸杞嫩苗，放在沸水中煮一下，以去苦味，加佐料炒食。食之爽口，辅助治疗阴虚内热，咽干喉痛，以及肝火上炎，头晕目糊等。

枸杞头的用法

枸杞头别名地仙苗、甜菜、枸杞尖、天精草、枸杞苗、枸杞菜。内服煎汤，鲜者60~240克；外用煎水洗患处或捣汁滴眼。

马兰头

【性味】性凉，味辛。

【功用】清热凉血，利尿消肿。

【祛病保健应用】用于慢性咽喉炎、咯血、鼻出血、牙龈出血、痔疮出血、肌肤紫斑、水肿、小溲涩痛、乳腺炎等。《本草纲目》：用治痔漏云有效，春夏取生，秋冬取干者，不用盐醋，白水煮食，并饮其汁；或以酒煮，焙研糊丸，米饮日日服之。仍用煎水入盐少许，日日熏洗之。

马兰根药用

马兰根擅长清热解毒，凉血止血，可用于鼻出血、牙龈出血、咯血、皮下出血，以及咽喉肿痛等，并用于湿热黄疸及小便淋痛等症。

苜蓿

【性味】性凉，味辛。

【功用】清热利湿，通淋化石。

【祛病保健应用】用于膀胱结石、浮肿。苜蓿素有轻度的抗氧化作用，可防止肾上腺素氧化，并有轻度雌激素样作用。全草提取物能抑制结核杆菌的生长，并对小鼠脊髓灰质炎、白质炎有效。

《本草纲目》：苜蓿，主治脾胃间邪热气、小肠各种热毒。用根捣汁煎饮，可治石淋。

《食疗本草》：患疸黄人，取根生捣，绞汁服之良。又，利五脏，轻身。洗去脾胃间邪气，诸恶热毒。少食好，多食当冷气入筋中，即瘦人。亦能轻身健人，更无诸益。彼处人采根作土黄也。又，安中，利五脏，煮和酱食之，作羹亦得。

荠菜

【性味】性凉，味甘。

【功用】解毒消肿，健脾消食，明目降压，凉血止血，利水通淋。

【祛病保健应用】用于吐血、尿血、痢疾、水肿、乳糜尿、肾炎、目赤疼痛等。能增加毛细血管抵抗力，润泽皮肤，降血压，抗癌健身。含有的荠菜酸有止血作用，高血压引起的眼底出血者可多食用。含有大量的粗纤维，可增加肠蠕动，促进毒素排泄。烹制前将荠菜用沸水略焯，有助于去除苦涩味。

荠菜妙用

治痢疾：荠菜叶烧存性，蜜汤调服，或用荠菜60克，水煎服。

治水肿：荠菜根30克，车前草30克，水煎服。

治肿满，腹大，四肢枯瘦，小便涩浊：炒葶苈子、荠菜根各等分，加工成粉末，蜜丸，陈皮煮水送服。

治内伤吐血：荠菜30克，蜜枣30克，水煎服。

治崩漏及月经过多：荠菜30克，龙芽草30克，水煎服。

治小儿麻疹火盛：鲜荠菜30~60克，白茅根120~150克，水煎服，代茶饮用。

猴头菇

【性味】性凉，味甘。

【功用】利五脏，助消化，健胃补虚，益肾精。

【祛病保健应用】用于胃及十二指肠溃疡、神经衰弱、慢性肝炎、食道癌、胃癌、眩晕、阳痿等。有助于年老体弱者滋补强身。

猴头入名菜

自古有"山中猴头，海味燕窝"之说。猴头菇为齿菌科真菌猴头菌的子实体。幼小时呈白色，成熟后变成毛茸茸的黄棕色实体，从形色上看像金丝猴头，故而得名。猴头菇在我国华北、东北、中南地区均有分布，夏秋季采收。人工培育的子实体多在菌龄3个月以上，子实体长成时取下，晒干或鲜用。

草菇

【性味】性寒，味甘。

【功用】补脾益胃。

【祛病保健应用】用于脾胃气弱，免疫力低下；可促进伤口愈合；能缓解夏季暑热，心烦。现代又用于防治糖尿病、高血压和肿瘤。

草菇性寒，体质偏寒或病证属寒者，可加辣椒烧炒。

青椒炒草菇：新鲜草菇200克，青、红辣椒各1个，生姜、葱、食用油、食盐、生抽适量。把草菇洗净，切成片状，放沸水锅内焯水；青红辣椒洗净，去籽，切成片。炒锅中放油烧热，先下草菇翻炒，炒匀后下青、红椒，放生抽、高汤和食盐，翻炒至熟即可起锅。

竹荪

【性味】性凉，味甘。

【功用】补气养阴，润肺止咳，清热利湿。

【祛病保健应用】竹荪富含多种氨基酸、维生素等，可补充人体必需的营养，提高免疫力，起到滋补强壮作用。它能减少腹壁脂肪的积存，收到降血脂和减肥的效果，有助于高血压、神经衰弱患者保健。

唐代《酉阳杂俎》即有竹荪入馔的记载。清代《素食说略》"竹松"条："或作竹荪，出四川。滚水淬过，酌加盐、料酒，以高汤煨之。清脆腴美，得未曾有。或与嫩豆腐、玉兰片色白之菜同煨尚可，不宜夹杂别物并搭馈也。"竹荪脆嫩爽口，香甜鲜美，以之为主要原料烹饪的竹荪芙蓉、竹荪响螺汤、竹荪扒凤燕、竹荪烩鸡片等，都是有名的美味佳肴。

发菜

【性味】性寒，味甘。

【功用】清热解毒，化痰止咳，利尿渗湿。

【祛病保健应用】发菜是著名的山珍，李渔《闲情偶记》有关于发菜的记载："菜有色相最奇，而为《本草》《食物志》诸书之所不载者，则西秦所产生之头发菜是也。浸以滚水，拌以姜醋，其可口倍于藕丝、鹿角菜。"《本草求真》说发菜"去内热"。它是高蛋白、低脂肪食物，营养价值高，适宜于慢性支气管炎、支气管扩张、高血压、冠心病、高脂血症、动脉硬化、肥胖症、佝偻病患者，以及营养不良、手术后康复者食用。

> 发菜音"发财"，唐代商人请厨师将发菜做成钱币形状，寓意"发财"，取名"酿金钱发菜"。
>
> 用料：发菜100克，鸡蛋皮2张，鸡脯肉150克，蛋清3个，黄蛋糕少许。
>
> 做法：将发菜用温水泡开，淘洗净，放沸水中焯一下后捞出，加盐、味精和绍酒拌匀备用。将鸡脯肉斩成泥，加清水、蛋清、湿淀粉拌匀，放盐、味精搅拌至发起，倒入熟猪油50克搅匀，制成"酿子"。最后，将蛋皮摊开，先抹一层酿子，摊上一层发菜，再抹一层酿子，酿子上加一层黄蛋糕，卷起上笼，蒸约3分钟取出，切成形如钱币大小的片，装入汤碗，浇入鸡汤上桌。

橘子

【性味】性凉，味甘、酸。

【功用】开胃理气，止渴生津。

【祛病保健应用】可提高肝脏的解毒能力，加速胆固醇转化，降低血胆固醇和血脂的含量。可调节人体新陈代谢，尤其对老年人及心血管病患者有益。既能理气，又能生津，胃中气滞、胸腹胀闷、呕逆少食者宜食用。胃阴不足而出现胃中隐痛，或灼热不适、嘈杂似饥、口干食少、大便干结者，亦可多食用。

【注意】橘子中的有机酸会刺激胃黏膜，引起胃蠕动异常，影响食物的消化，因此不宜多吃。

橘核功效佳

橘核理气散结止痛，可用于治疗疝气、睾丸肿痛、乳痈、腰痛。

《本草汇言》说它是疏肝，散逆气，下寒疝之药。

《四川中药志》载其能温通下焦滞气，治小肠疝、睾丸肿硬及小腹痛。

《食物中药与便方》载其治妇女乳房起核，乳癌初起。青橘叶、青橘皮、橘核各15克，以黄酒与水合煎温服，每日2次。

《奇效良方》立安散，治腰痛，炒杜仲、炒橘核等分为细末，每服2钱，不拘时，用盐酒调服。

梨

【性味】性凉，味甘、微酸。

【功用】润肺消痰，清热生津，解疮毒、酒毒。

【祛病保健应用】用于肺热痰滞，久咳不止，眼赤肿痛，大便秘结。对咽喉有保养作用，喉痛失音、口干舌燥者可多吃，经常用嗓子的人可多吃。热病口渴、唾液黏滞、中暑、酒后烦渴、咳嗽、眼目红肿、大便秘结者，均宜食用。

识食心得

梨助抗癌

梨有抑制致癌物质亚硝胺形成、保护肝脏等作用。可改善肿瘤患者发热、口干咽燥、咽喉肿痛、大便秘结等症状。

苹果

【性味】性凉，味甘。

【功用】生津润肺，除烦解暑，开胃醒酒，止泻。

【祛病保健应用】含大量的苹果酸，有助于降低血中胆固醇的含量，缓解动脉硬化；含丰富的类黄酮，能抑制低密度脂蛋白氧化，有助于心脑血管保健；含有防治高血压的理想物质钾盐，有利于降血压；含磷、铁等元素，有补脑养血、宁神安眠作用；味道醇香，能镇静安神，消除压抑情绪；食用后在体内代谢呈碱性，能中和过多的酸性物质，有效地消除疲劳；含具有收敛作用的果胶和鞣酸，并含有能刺激肠壁，增加肠蠕动的有机酸，慢性腹泻和便秘者均宜食用。

苹果既能止泻又能通便

苹果含有丰富的纤维素、鞣酸、果酸等。纤维素可促进肠蠕动，从而使大便畅解，再加上苹果的有机酸成分刺激肠壁，增进肠蠕动，可望祛除便秘苦痛。苹果中的鞣酸、果酸等成分能抑制肠道非正常的活动，从而起到止泻的作用。苹果干粉15克，于空腹服下，对治疗单纯性慢性泄泻有一定的作用。

 # 枇杷

【**性味**】性凉，味甘、酸。

【**功用**】润肺止渴，和胃降逆。

【**祛病保健应用**】用于肺痿咳嗽、吐血、衄血、燥渴、呕逆。《滇南本草》：治肺痿痨伤吐血，咳嗽吐痰，哮吼，又治小儿惊风发热。

痰湿重者慎枇杷

《随息居饮食谱》说其多食助湿生痰，脾虚滑泄者忌之。

《本经逢原》：必极熟，乃有止渴下气润五脏之功；若带生味酸，力能助肝伐脾，食之令人中满泄泻。

 # 草莓

【**性味**】性凉，味甘、酸。

【**功用**】润肺生津，清热健脾，补血益气，凉血解毒，和胃解酒。

【**祛病保健应用**】用于体虚贫血、食欲不振、肺热咳嗽、咽喉肿痛，以及小便短赤、大便秘结、痔疮、疮疖等。含有天冬氨酸，有一定的减脂作用。含有胺类物质，对白血病、再生障碍性贫血患者的康复有帮助。含有丰富的果胶和维生素，对胃肠病和贫血患者具有一定的调补作用，亦可预防坏血病，防治动脉硬化、冠心病、高血压、脑出血等。

多食草莓有助于心脏健康

英国研究人员对9.3万人进行了长达18年的跟踪调查，结果发现，每周吃蓝莓或草莓至少3份（1份约半杯）的人比其他参试者心脏病发病率低。研究者认为，年轻时多吃富含花青素的水果、蔬菜，更有助于降低日后患心脏病的风险。花青素有助于提高高密度脂蛋白的水平，同时还可以减少与心脏病有关的体内炎症。

 无花果

【**性味**】性凉，味甘。

【**功用**】清热生津，健脾开胃，解毒消肿。

【**祛病保健应用**】用于消化不良、食欲不振、泄泻、痢疾和妇人乳汁稀少。肺热干咳、咽痛可与金银花、菊花同煎服用。鲜品捣烂加热，涂布上敷患处，可治疗疮肿疼痛。鲜果汁局部涂擦可治疗脚癣。

无花果小验方

治咽痛：无花果7个，金银花15克，水煎服。

治肺热音嘶：无花果15克，水煎，调冰糖服。

治干咳、久咳：无花果9克，葡萄干15克，甘草6克，水煎服。

治大便秘结：鲜无花果适量，嚼食；或干果捣碎煎汤，加蜂蜜适量，空腹时温服。

治消化不良性腹泻：炒无花果、炒山楂、炒鸡内金各9克，厚朴4.5克，水煎服。

治久泻不止：无花果5~7枚，水煎服。

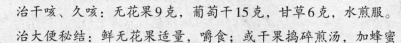 **猪肤**

【**性味**】性凉，味甘。

【**功用**】治少阴下痢、咽痛。

【**祛病保健应用**】《长沙药解》：猪肤利咽喉而消肿痛，清心肺而除烦满。《随息居饮食谱》：猪肤甘凉清虚热，治下利、心烦、咽痛。《伤寒论》猪肤汤以猪肤为主，加用白蜜，熬煮后温服，治疗少阴病下利、咽痛、胸满、心烦。

> 《冯氏锦囊秘录》：猪肤，多餐令人虚肥，动风发痰，但虚损精血不足者，暂供口吻，补之以味也。仲景论猪肤汤，取性甘寒，气先入肾，少阴客热燥气，可以解之，总血肉之类，借充口腹。若调养得所，则为长养气血之需。

鸭肉

【**性味**】性凉，味甘、微咸。

【**功用**】滋阴养胃，利水消肿。

【**祛病保健应用**】用于暑热清补，养阴补虚，有利于阴虚者病后康复。

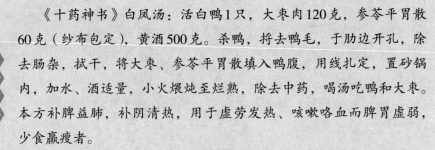

古方中的鸭肉

> 《十药神书》白凤汤：活白鸭1只，大枣肉120克，参苓平胃散60克（纱布包定），黄酒500克。杀鸭，将去鸭毛，于肋边开孔，除去肠杂，拭干，将大枣、参苓平胃散填入鸭腹，用线扎定，置砂锅内，加水、酒适量，小火煨炖至烂熟，除去中药，喝汤吃鸭和大枣。本方补脾益肺，补阴清热，用于虚劳发热、咳嗽咯血而脾胃虚弱、少食羸瘦者。
>
> 《后肘方备急》清炖雄鸭：青头雄鸭1只，切块，加水煮至肉烂熟，略加食盐调味。饮浓汤后盖以厚被取汗，用于利水消肿。

兔肉

【**性味**】性凉，味甘。

【**功用**】补中益气，清热止渴。

【**祛病保健应用**】用于消渴羸瘦、胃热呕吐、便血。兔肉不会增肥，所以被称为"美容肉"。常吃兔肉，有利于人体细胞的代谢，可助儿童发育，助老人延寿。

《本草纲目》：兔肉补中益气，止渴健脾，凉血，解热毒，利大肠。

《海上集验方》治消渴羸瘦，小便不禁：兔1只，剥去皮，去爪、五脏等，加水炖煮使烂，骨肉相离，漉出骨肉，取汁服之。

鸡蛋

【性味】性凉，味甘。

【功用】补肺养血，滋阴润燥。

【祛病保健应用】用于气血不足、热病烦渴、胎动不安。鸡蛋白具有清热解毒、利咽润肺、滋养肌肤的功用，可用于咽喉肿痛、中耳炎、外感风热所致声音嘶哑，以及某些药物中毒。外敷患处可治烫伤、烧伤、流行性腮腺炎等。鸡蛋黄养血滋阴益智，心血不足，失眠烦热者可多食用。蛋黄中的卵磷脂可增强记忆力，改善人的精神状态，对预防老年痴呆有一定的作用。鸡蛋黄尚含有高密度脂蛋白，对防治心脑血管病有益。民间还将蛋黄用于乳头皲裂、下肢皮肤溃疡等。

鸡蛋壳与凤凰衣

鸡蛋壳：鸡蛋的外壳，能制酸、止痛，研末外用可用于外伤止血，内服可用于胃溃疡反酸、胃炎疼痛，并能补钙。

凤凰衣：蛋壳内衬的薄皮，性平，味甘、淡，有滋阴润燥、润肺止咳的作用，可用于久咳气喘、咽痛失音、淋巴结核、溃疡不敛、目生翳障、头目眩晕、创伤骨折等。

鸭蛋

【性味】性凉，味甘。

【功用】大补虚劳，滋阴养血，润肺美肤。

【祛病保健应用】用于咳嗽、喉痛、齿痛、慢性腹泻。鸭蛋中的蛋白质含量与鸡蛋相当，而矿物质总量远胜鸡蛋，尤其铁、钙含量极为丰富，能预防贫血，促进骨骼发育。鸭蛋用盐腌透，有清凉、明目、平肝功效。

肺阴不足，肺气上逆，痉咳阵作，咳声无力，可吃冰糖鸭蛋羹。50克冰糖加沸水溶化，待冷后打入2个鸭蛋，调匀，上笼用武火蒸15~20分钟，趁温服食。

肺阴亏虚，干咳少痰，口燥咽干，用鸭蛋银耳汤：鸭蛋1~2个，银耳10克，冰糖适量。将银耳洗净，放锅中，加水适量，先以武火煮沸，再用文火煨炖至银耳汤变浓，将鸭蛋打入碗中，与冰糖一并倒入银耳汤中，稍煮即可食用。

青蛙

【性味】性凉，味甘。

【功用】清热解毒，补虚益胃，利水消肿。

【祛病保健应用】用于劳热、浮肿、疳疾、水臌、噎膈、痢疾、虾蟆瘟、小儿热疮。《日用本草》：治小儿赤毒热疮，脐肠腹痛，疳瘦肚大，虚劳烦热，胃气虚弱。

治浮肿：青蛙去内脏，煮熟，加白糖食用。

治浮肿，咳嗽痰中带血：砂仁、莱菔子各9克，置青蛙腹中，缝好，外用黄泥包裹，烧存性，去泥研末，分作3次，黄酒冲服。

治噎膈反胃：青蛙7只，泥封，火烧存性，研末分次服用。

蛤士蟆

【性味】性凉，味甘。

【功用】润肺养胃，滋阴补肾，补脑益智。

【祛病保健应用】用于身体虚弱，病后失调，神疲乏力，心悸失眠，盗汗不止，痨嗽咯血。有降血脂、增强机体抗氧化能力、延缓衰老、辅助抗癌、调节体内激素平衡、抗疲劳、增强免疫力、提高机体耐力、镇静、抗焦虑、提高脑组织细胞的供氧及利用氧的能力、增强性功能等作用。

治神经衰弱：蛤士蟆油50克，燕窝25克，隔水蒸服。

治肺结核咯血：蛤士蟆油和银耳各适量，蒸熟食用。

体弱补益：清水500毫升，冰糖200克。将50克清水泡发好的蛤士蟆油放在碗里，再置于锅中蒸20分钟，待蛤士蟆油蒸透食用。

燕窝

【性味】 性凉，味甘。

【功用】 养阴补肺，化痰止咳，益气开胃。

【祛病保健应用】 燕窝入肺补气，入肾滋水，入胃养中，且有补而不燥、润而不滞的优点，被赞为至平至美之味。《本草从新》说它大养肺阴，化痰止嗽，补而能清，为调理虚损之圣药，一切肺虚不能清肃下行者皆可治之。《岭南杂记》将燕窝、梨、冰糖蒸食，用于治疗痰气膈阻。补肺可取燕窝3克，加冰糖炖食。炖煮时加用鲜百合100克，能加强补肺清火之力；加用藕节100克，可供有出血倾向者食用。病后体虚，神疲乏力，头晕眼花，心悸不宁，失眠，气短，动即汗出者，可将燕窝6克用温水泡开后，加人参3克、冰糖适量，炖烂后分2次吃下。腰膝酸软，头晕目糊，视物昏暗，梦中遗精者，用燕窝6克、枸杞子15克，加冰糖炖食。

传统名菜攒丝燕窝，以燕窝配鸡肉丝、香菇丝，颜色美观，味道鲜美，营养丰富，适宜于咳喘、自汗、气短、噎膈等虚损不足者食用。

做法：将燕窝18克放碗中，加温水泡发，轻轻捞出，用镊子拣去毛和根，用净水冲两三遍，然后将冷水沥尽，放适量食用碱，加适量开水，用筷子拌匀，待燕窝泡发，沥去水，再用开水冲洗两三次，随即用洁净纱布挤去水分备用。取鸡肉、香菇，切成丝，分别放沸水锅中氽熟，捞出后用鸡清汤煨入味，然后依次码在碗中，扣在汤钵内，再将燕窝盖在上面。将锅置旺火上，放入鸡清汤、盐，烧开后撇去浮沫，把汤倒入盛放燕窝及配料的汤钵内即成。

茶叶

【性味】性凉，味甘、苦。

【功用】清头目，除烦渴，利尿，止泻。

【祛病保健应用】用于头痛、目昏、嗜睡、心烦口渴、痢疾、小便不利、水肿等。可用于防治高血压、冠心病、糖尿病及放疗引起的白细胞减少症。含有的茶多酚类有抗菌、消炎、增强毛细血管的韧性、抗辐射损伤等作用，有助于抗癌。能消除人体中有害的盐类及体内积累的毒素，预防胆结石、肾结石和膀胱结石的形成，防治痛风、瘰疬。

茶叶冲饮助治病

感冒发热、咳嗽痰黄、咽痛，茶叶3克、食盐1克，开水冲泡饮服，每日4~6次。

暑热心烦、口渴喜饮、小便黄而短少，茶叶、淡竹叶各6克，开水冲焖片刻，乘热饮用，每日2~3次。

头痛而胀，甚至头痛如裂、面红眼赤、口渴、小便黄，茶叶6克、菊花10克，开水冲泡饮服，每日2~3次。

喘咳久治不愈，银耳3克、核桃肉10克、冰糖30克，加水炖至银耳熟烂，冲入泡好的茶水(用茶叶3克)，一次服下，每日1次，连服7~10日。

食积腹中胀痛，嗳腐纳差，茶叶10克、炒山楂粉末10克、红糖15克，开水冲泡10分钟后饮服。

腹泻经久不愈，茶叶6克、乌梅2个、红糖15克，加沸水冲泡，加盖焖10分钟后顿服，每日2~3次，连服3日。

痛经，茶叶3克、生姜2片、红糖10克，开水冲泡5分钟，时时饮用。

芝麻油

【性味】性凉，味甘。

【功用】润燥通便，解毒生肌。

【祛病保健应用】用于身体虚弱、头发早白、贫血萎黄、津液不足、大便燥结、头晕耳鸣等。黑芝麻对于慢性神经炎、末梢神经麻痹均有疗效。由于有降低胆固醇的作用，血管硬化、高血压患者食之有益。其性甘凉而滑利，常用于热结肠燥便秘，并可作调和剂外敷，用于慢性单纯性鼻炎、肿毒初起、梅花秃癣、疮肿、秃发等。

芝麻油的辨别

辨颜色：纯芝麻油呈淡红色或红中带黄，掺菜籽油的呈深黄色，掺棉籽油的呈黑红色。

水试法：用筷子蘸一滴芝麻油滴到平静的水面上，纯芝麻油会呈现出无色透明的薄薄的大油花，掺假的则会出现较厚较小的油花。

小蓟 ★

小蓟为菊科植物刺儿菜的干燥地上部分，夏、秋两季花开时采割，除去杂质，晒干，洗净，稍润，切段，干燥后用。

【性味】性凉，味甘、苦。

【功用】凉血止血，祛瘀消肿。

【祛病保健应用】用于衄血、吐血、尿血、便血、崩漏下血、外伤出血、痈肿疮毒。治疗热毒所致疮疡，小蓟与蒲公英、金银花等同用；治疗瘀血所致产后子宫收缩不全及血崩，小蓟与三七粉等同用。内服4.5~9克。外用鲜品适量，捣烂敷患处。

小蓟治疗肝炎

小蓟干品1两或鲜品2两，水煎0.5~1小时，过滤汁后加糖，睡前顿服。以20~30天为1个疗程，部分病程较短的以7~10天为1个疗程。治疗221例无黄疸型和黄疸型肝炎而无严重肝功能不良或恶性肝炎之征象者，急性肝炎有效率为77.9%，迁延性肝炎有效率为42.8%~69%，慢性肝炎有效率为2%。治疗后患者头晕、倦怠、失眠、腹胀等症状都有改善。肝区疼痛多数减轻，肝肿大有明显缩小，肝功能也有不同程度的好转趋势，尤其是黄疸指数、胆红素、转氨酶的改善较为明显。

余甘子★

余甘子为大戟科植物余甘子的干燥成熟果实。冬季至次春果实成熟时采收，除去杂质，干燥后用。

【性味】性凉，味甘、酸、涩。

【功用】清热凉血，消食健胃，生津止咳。

【祛病保健应用】用于血热血瘀，消化不良，腹胀，咳嗽，喉痛，口干等。血热血瘀所致出血、疼痛，与丹皮等同用。脾失健运所致的消化不良，腹胀，与佛手片、山楂等同用。风热所致咳嗽、喉痛、口干等病症，与麦冬、生地、蝉蜕等同用。

识食心得

治感冒发热、咳嗽、咽喉痛、口干烦渴、维生素C缺乏症，鲜果10~30个，水煎服。

治食积呕吐、腹痛、泄泻，余甘子5~10枚，嚼食；或盐浸果液1汤匙，开水冲服。

治高血压病，余甘子鲜果5~8枚生食，日服2次。

罗汉果★

罗汉果为葫芦科植物罗汉果的干燥果实。秋季果实由嫩绿变深绿色时采收，晾数天后低温干燥。

【性味】性凉，味甘。

【功用】清肺润肠，清热消暑，生津止咳。

【祛病保健应用】用于百日咳，痰火咳嗽，血燥便秘。对急性气管炎、急性扁桃体炎、咽喉炎、急性胃炎、糖尿病和肥胖症等都有效用。罗汉果开水浸泡，是一种极好的清凉饮料，既可提神生津，又可预防呼吸道感染。痰热所致的咳嗽，与桑白皮同用。急、慢性咽喉炎及失音，罗汉果干1个、玉蝴蝶3克，开水冲泡饮服。热积便秘，罗汉果干1个，开水冲泡饮服。

罗汉果根和罗汉果毛

罗汉果根捣碎，敷于患处，可以治顽癣、痛肿、疮疖和无名肿毒。果毛可疗刀伤。

淡豆豉★

淡豆豉为豆科植物大豆的成熟种子的发酵加工品。

【性味】性凉，味苦、辛。

【功用】解表，除烦，宣发郁热。

【祛病保健应用】大豆经煮熟和发酵后，其硬纤维组织被解体，营养成分更容易被吸收。淡豆豉可用于感冒、寒热头痛、烦躁胸闷、虚烦不眠等。它有很强的杀菌能力，能杀灭肠道内的腐败菌，并有促进代谢和净化血液的作用。可用于断奶乳胀、血痢不止、小儿胎毒，以及发热后烦躁、失眠。与葱、姜、红糖煎汤，可用于病毒引起的胃肠功能混乱。外感风寒或风热所致发热、恶风寒、头痛，与金银花、连翘等同用。心火偏亢所致的失眠，与肉桂、茯神、菖蒲、远志等同用。断奶乳胀，淡豆豉150克，水煎，服一小碗，余下的药汁用来洗乳房。

治风热感冒，或温病初起，发热，微恶风寒，头痛口渴，咽痛等症，淡豆豉与金银花、连翘、薄荷、牛蒡子等药同用，如银翘散。

治风寒感冒初起，恶寒发热、无汗、头痛、鼻塞，常配葱白，如葱豉汤。

治外感热病，邪热内郁胸中，心中懊恼，烦热不眠，淡豆豉与清热泻火除烦的栀子同用，如栀子豉汤。

菊苣 ★

菊苣为菊科植物毛菊苣或菊苣的地上部分或根。夏、秋二季采割地上部分或秋末挖根，除去杂质，晒干，切段用。

【性味】性凉，味微苦、咸。

【功用】清肝利胆，健胃消食，利尿消肿。

【祛病保健应用】用于黄疸、胃痛食少、水肿尿少。湿热所致急性肾炎、黄疸、胃肠功能紊乱，与车前子、蒲公英等同用。肾性水肿，与猪苓、茯苓等同用。脾虚所致的食欲不振，与焦神曲、炒麦芽等同用。

> **识食心得**
>
> 《新疆中草药手册》：清肝利胆，治黄疸型肝炎，菊苣3钱水煎服，并用适量煎水洗身。
>
> 《中国民族药志》菊苣木香散：治消化不良，胸腹胀闷，菊苣根6份，土木香3份，小茴香1份，共研细粉，每次3~5克，每日3次，饭前温开水送服。

葛根 ★

葛根为豆科植物野葛的干燥根。秋、冬二季采挖，多趁鲜切成厚片或小块，干燥。

【性味】性凉，味甘、辛。

【功用】解肌退热，生津，透疹，升阳止泻。

【祛病保健应用】用于外感发热头痛、项背强痛、口渴、消渴、麻疹不透、热痢、泄泻、高血压、颈项强痛。治疗风热外感所致的头痛发热、皮疹，可用葛根汤；治疗湿热所致细菌性痢疾，可用葛根芩连汤；治疗气滞血瘀所致的高血压、颈项强痛，与桂枝、桑枝、白芍等同用。

> **识食心得**
>
> **葛根小验方**
>
> 治热毒下血，或因吃热物发动：生葛根2斤，捣取汁1升，并藕汁1升，相和服。

治心热吐血不止：生葛根汁半升，顿服。

治鼻衄，终日不止，心神烦闷：生葛根，捣取汁，每服一小盏。

治妊娠热病心闷：葛根汁2升，分作三服。

治卒干呕不息：捣葛根，绞取汁，服1升瘥。

治酒醉不醒：葛根汁2升，饮之，取醒，止。

治烦躁热渴：葛粉4两，拌入泡过一夜的粟米水中，煮熟，加米汤同服。

薄荷 ★

薄荷为唇形科植物薄荷的干燥地上部分。夏、秋二季茎叶茂盛或花开至三轮时，选晴天，分次采割，晒干或阴干。除去老茎及杂质，略喷清水，稍润，切短段，低温干燥备用。

【性味】性凉，味辛。

【功用】宣散风热，清头目，透疹。

【祛病保健应用】用于风热感冒、风温初起、头痛、目赤、喉痹、口疮、风疹、麻疹、胸胁胀闷。风热所致的咳嗽咳痰，薄荷研粉，制成水蜜丸服用。风热所致的皮肤瘙痒，薄荷、蝉蜕各等分，研粉，每次3克，用黄酒调服。鼻出血，鲜薄荷叶榨汁滴鼻，或以干品水煮，浸棉花塞鼻。入煎剂宜后下。

薄荷的品种

目前已知的薄荷超过500种，我国现有12种，其中最为人知的是胡椒薄荷和绿薄荷，还有苹果薄荷、橘子薄荷、香水薄荷等。

留兰香薄荷：茎、叶经蒸馏可提取留兰香油，可入药也可食用。

胡椒薄荷：叶缘锯齿深而锐，薄荷气味明显，具有芳香、清凉味，叶子可作为蔬菜，凉拌、烹炒都可。

柠檬薄荷：闻起来有一种淡淡的柠檬香味，花、叶泡茶，具有放松心情、助睡眠和促进消化的功用。

苹果薄荷：茎叶带小毛绒，全株均被覆绒毛，有苹果的香味，

叶子可以用来制作苹果薄荷果冻或蒸粉

香水薄荷：可以当茶喝，提神醒脑。香味浓郁，也用来去除异味。

巧克力薄荷：茎与叶脉呈深褐色，气味烈，提神清脑，可用于制作茶点、咖啡、甜点。

薏苡仁★

薏苡仁为禾本科植物薏米的干燥成熟种仁。秋季果实成熟时采割植株，晒干，打下果实，再晒干，除去外壳、黄褐色种皮及杂质，收集种仁用。

【性味】性凉，味甘、淡。

【功用】健脾渗湿，除痹止泻，清热排脓。

【祛病保健应用】用于水肿、脚气、小便不利、湿痹拘挛、脾虚泄泻、肺痈、肠痈、扁平疣等。对缓解放疗、化疗毒副反应，减少肿瘤胸腹水，改善胃肠道消化吸收功能均有帮助。治疗扁平疣，薏苡仁30克，研成细粉，每日1次，每次6克，用开水冲泡温服。治疗湿热所致的关节痛，与牛膝、羌活等同用。

识食心得　薏苡仁含有的薏苡仁酯是有效的抗癌成分，可用于防治胃癌、宫颈癌，能缓解癌症病灶，提高生存质量。薏苡仁的乙醇或水提取物对实验动物的多种恶性肿瘤有一定的抑制作用，有些成分可使肿瘤细胞细胞核分裂停止于中期。

西洋参★★

西洋参为五加科植物西洋参的根。西洋参因原产于美国、加拿大等西方国家而得名。目前西洋参在我国多处已有栽培，且质量亦优。

【性味】性凉，味甘、微苦。

【功用】补气养阴，清热生津。

【祛病保健应用】用于气虚阴亏、内热、咳喘痰血、虚热烦倦、消渴、口燥咽干。西洋参补而偏凉，凡欲用人参而不受人参之温补者，多可用之。

【注意】中阳衰微，胃有寒湿者忌服。

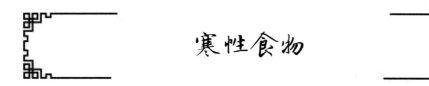

西洋参性凉而补

龙眼洋参膏：龙眼肉50克、西洋参30克、白糖60克，一并熬膏服用，用于虚劳体弱、失眠健忘、神经衰弱、心悸怔忡、肺虚久咳、虚热烦倦及孕妇产前、产后滋补。

西洋参茶：取西洋参片放茶杯内，冲入沸水，加盖焖10分钟以上，时时饮用，最后可将西洋参片嚼下。

洋参银耳煲：西洋参5克、银耳30克、冰糖50克。隔水炖至熟烂，作点心吃。

寒性食物

 绿豆芽

【性味】性寒，味甘。

【功用】清热解毒，利水消肿。

【祛病保健应用】用于暑热烦渴，热毒泻痢，疮毒肿痛，并能解酒毒、有机磷农药中毒。含有干扰素的诱生剂，能刺激机体产生干扰素，有抗病毒感染和抑制肿瘤的效用。含有丰富的维生素E，能保护上皮细胞。是维生素B_{17}的重要来源，可起到预防癌症的作用。长期吸烟者、经常接触有毒物质者，常吃些绿豆芽，可解毒保健。

旺火急炒，保护营养成分

绿豆芽中的维生素易在烹调中破坏丢失，烧炒时采用旺火急炒，稍加点醋，能使其中的维生素少氧化，减少营养损失。

黄豆芽

【性味】性寒，味甘。

【功用】清热利湿，消肿除痹，祛黑痣，治疣赘。

【祛病保健应用】用于疳积泻痢、腹胀羸瘦、疮痈肿毒、外伤出血、寻常疣等。含有一种酶，可阻碍致癌物质亚硝胺在体内的合成，有抗癌保健作用。

烹制诀窍

识食心得

烹调时加少量食醋，能减少黄豆芽中维生素B的丢失。烹调要迅速，或用油急速快炒，或用沸水略焯后立刻取出调味食用，以减少营养损耗。加热豆芽要掌握好时间，八成熟即可。没熟透的豆芽略带点涩味，加醋即能去除。

 空心菜

【性味】性寒，味甘。

【功用】清热凉血，解毒消肿，润肠通便。

【祛病保健应用】用于食物中毒、小儿胎毒、疔疮痈毒、丹毒、便秘、尿血、痢疾，以及鼻衄、毒虫咬伤等。含有维生素A，能抑制某些致癌物质的活性；其纤维素可增强肠蠕动，有利于缓解便秘。紫色的空心菜还有胰岛素样成分，可用于防治糖尿病及高血压引起的头痛。

识食心得

治鼻血不止：空心菜数根，和糖捣烂，热水冲服。

治淋浊、小便下血、大便下血：鲜空心菜洗净，捣烂取汁，和蜂蜜酌量服之。

治皮肤湿痒：鲜空心菜，水煎数沸，候微温洗患处，日洗1次。

治蛇咬伤：空心菜洗净捣烂，取汁约半碗，和酒服之，渣涂患处。

治蜈蚣咬伤：鲜空心菜，加食盐少许，共搓烂，擦患处。

茭白

【性味】性寒，味甘。

【功用】解热毒，除烦渴，催乳，利大小便。

【祛病保健应用】用于产后缺乳、心胸烦热、消渴、便秘、黄疸、痢疾、目赤、风疮。《本草拾遗》：去烦热，止渴，除目黄，利大小便，止热痢，解酒毒。

> 识食心得
>
> 高血压大便秘结，心胸烦热，茭白30~60克，旱芹菜30克，水煎服。
>
> 热病烦渴，小便不利，茭白200克，白菜250克，切碎煮汤食用。
>
> 产后乳汁不通，茭白50克，通草10克，猪蹄1只，同炖汤食用。

竹笋

【性味】性寒，味甘。

【功用】清热消痰，利尿消肿，止泻痢。

【祛病保健应用】用于痰热咳嗽、浮肿腹水，以及糖尿病、疮疡、麻疹透发不畅、风疹等。能促进肠道蠕动，使粪便排出；加速胆固醇代谢，降低血中胆固醇，防治高脂血症、高血压、冠心病、肥胖、糖尿病、肠癌及痔疮。

> 识食心得
>
> **提防"刮肠篦"**
>
> 竹笋虽甘美，但过量食用会引起腹胀、腹痛等消化不良症状，民间有"刮肠篦"的说法。胃溃疡、胃炎、消化不良者应慎食。

莼菜

【性味】性寒，味甘。

【功用】清热利水，消肿解毒。

【祛病保健应用】莼菜煮汤，滑腻而美，清热解渴，能防治暑热、痱疖、酒毒，并能调养心神，促使胃液分泌，可辅助防治慢性肝炎，对抗癌健身有帮助。

莼菜鲜品与瓶装

莼菜分鲜品与瓶装。每年5~11月可买到莼菜鲜品，菜色碧绿，滑嫩清香；瓶装者色黄，视觉效果较差。

莲藕

【性味】性寒，味甘。

【功用】清热润肺，凉血行瘀。

【祛病保健应用】为清暑生津之佳品，有助于防治热病烦渴、吐血、小便出血、痢疾，可解酒毒、鱼蟹毒。老藕加工制成的藕粉洁白细嫩，味甘性平，适宜于病中及病后身体虚弱者食用。

莲藕助减肥

莲藕有利尿作用，能促进体内废物排出；含有黏液蛋白和膳食纤维，能与人体内胆酸盐、食物中的胆固醇及甘油三酯结合，使其从粪便中排出，从而减少人体对脂类的吸收。可以将鲜藕洗净，去皮，切成薄片，加白醋、少量糖，拌匀食用。也可将鲜藕与香菜、鲜姜丝同用，加芝麻油、花椒油、糖、白醋一起拌匀食用。

慈菇

【性味】性微寒，味苦。

【功用】清热解毒，润肺止咳，利尿通淋，行血，消痈肿。

【祛病保健应用】煮熟去皮即可食用，也可切片炒菜。用于小便淋沥、咳嗽、痰中带血等。慈菇叶和花可用于治疗疮疖、瘙痒诸症，并有助于防治食物中毒、药物中毒、肺结核、恶疮丹毒、毒蛇咬伤等。

　　炸慈菇片：慈菇切片，倒油锅里炸一下，沥油，撒上辣椒粉和盐即成。

　　慈菇炒肉片：先把慈菇片焯到半熟，和肉片炒，加汤焖煮收汁，放盐和酱油调味食用。

　　慈菇焖鸡、焖排骨：先用干辣椒、姜、蒜炝锅，下鸡块或排骨，同慈菇炒香，加水焖煮到鸡块或排骨熟烂，调好味出锅，撒上葱花即成。

 # 黄瓜

【性味】性凉，味甘。

【功用】清热止渴，利水解毒，滑肠。

【祛病保健应用】用于小儿积食热痢、咽喉肿痛、小便不利、四肢浮肿等。鲜黄瓜捣烂，涂敷患处，能治疗汤火伤及痱子。黄瓜加蜂蜜腌渍食用，有助于治疗热痢、腹泻。老黄瓜挖去籽，内填芒硝，阴干后研成极细末，吹咽喉或点眼，能治疗咽喉肿痛及眼睑红肿。黄瓜的藤、叶、根均有清凉解毒的功效，可用于治疗黄水疮、痢疾、腹泻。

黄瓜助美容

　　黄瓜能促进机体的新陈代谢，使肠内毒素通过粪便及时排出，有助于降脂减肥。能扩张皮肤毛细血管，促进血液循环，起到润肤美容效果。鲜黄瓜汁涂抹皮肤，能滋润皮肤，减少皱纹。

苦瓜

【性味】性寒，味苦。

【功用】清暑涤热，明目解毒。

【祛病保健应用】去瓤切碎，加水煎煮食用，能解烦热口渴。鲜苦瓜捣烂绞汁，开水冲服，可用于痢疾腹痛。清炒苦瓜，有助于祛烦热，缓解目赤眼疼。苦瓜晒干切细，与绿茶同泡代茶饮，可用于中暑发热、小便不利。

苦瓜治消渴

《随息居饮食谱》：青则苦寒涤热，明目清心，可酱可腌；熟则色赤，味甘性平，养血滋阴，润脾补肾。

《泉州本草》说苦瓜"主治烦热消渴引饮"。苦瓜中所含苦瓜苷有降血糖作用，苦瓜提取物能与胰岛素的抗体及受体结合，有类似胰岛素的作用。

苦瓜降糖汤：鲜苦瓜200克，枸杞子10克，猪瘦肉50克。将苦瓜洗净，切开去瓤，切片；枸杞子拣去杂质，洗净；猪肉洗净，切成肉丁，放入锅内，加水适量，并加生姜，用中火炖煮，肉熟后投入枸杞子、苦瓜，烧沸后加盐调味即可。

苦菜

【**性味**】性寒，味苦。

【**功用**】清热解毒，消肿排脓，止痢，消炎。

【**祛病保健应用**】易生痱子、疮疖、乳痈者宜于食用。善消脓肿，可用于急慢性咽喉炎、急慢性扁桃体炎、慢性气管炎、血淋尿血、妇人乳痈红肿疼痛等。有促进肝细胞再生、改善肝功能等作用，适宜于病毒性肝炎患者食用。含有抗肿瘤成分，白血病者可多吃。

苦菜煮汤：将苦菜茎叶洗净，沥干，加水煮食，食用时加糖或盐调味即可。

苦菜凉拌：洗净的苦菜用沸水焯1分钟沥出，用冷水冲一下，加辣椒油、盐、香油、醋、蒜泥等。也可根据口味拌成风味各异的小菜。

苦菜做馅：将苦菜嫩茎叶洗净焯水后，稍攥，剁碎，加佐料调成馅，可包饺子或包子。

番茄

【**性味**】性微寒，味甘、酸。

【功用】生津止渴。

【祛病保健应用】能增加胃液酸度，分解脂肪，促进消化，帮助吸收，调整胃肠功能，对热病口渴、中暑烦热及胃热口苦、食欲减退有辅助治疗作用。有显著的止血、降压及利尿作用，肝炎、高血压、中暑、夜盲症、牙龈出血者可多食用。

番茄抗癌

番茄中含多量维生素C，有助于满足癌症患者对维生素C的特殊需求。它还含有一种与β胡萝卜素密切相关的抗氧化剂——番茄红素，有抑癌作用。有报道称，多吃番茄可预防肿瘤，对于防治前列腺癌尤为有效。

败酱草

【性味】性微寒，味辛、苦。

【功用】清热解毒，消痈排脓，活血祛瘀。

【祛病保健应用】对流感病毒有明显的抑制作用，对金黄色葡萄球菌、白色葡萄球菌、类白喉杆菌有轻度抑制作用，并有促进肝细胞再生，防止肝细胞变性的作用。可用于防治流感、流行性腮腺炎、急性化脓性扁桃体炎、肺炎、急性阑尾炎、胆道感染、急性胰腺炎、痢疾等。

《卫生易简方》治产后腹痛，败酱草150克，加水煮，取汁服用。

《硕虎斋省医语》治赤眼障痛并胬肉攀睛，败酱草、荆芥、决明子、木贼草、白蒺藜，水煎服。

《闽东本草》治吐血，败酱草煎汤服；治赤白痢疾，鲜败酱草100克，冰糖25克，开水炖服；治蛇咬，败酱草250克，煎汤顿服，另用鲜败酱草捣烂外敷。

荸荠

【性味】性寒，味甘。

【功用】清热，生津，化痰，明目。

【祛病保健应用】可作水果生吃，用于热病伤津、风火赤眼、黄疸湿热、咽喉肿痛、大便下血等。生津养胃，能消积，治疗消化不良，调治胃肠病。与海蜇相配，有清热解毒、化痰消积、开胃健脾的作用，可用于防治支气管炎及呼吸系统、消化系统肿瘤。

提防姜片虫

识食心得

荸荠长在水田中，常受姜片虫侵染，食用不当，姜片虫幼虫进入体内，会寄居在肠内，摄取营养，并会引起肠黏膜炎症。煮熟后剥皮食用即可避免。如要生食，应注意刷洗干净，用沸水烫过后去皮再吃。

 魔芋

【性味】性寒，味辛。

【功用】行瘀消肿，解毒抗癌。

【祛病保健应用】用于痰嗽、积滞、疟疾、闭经、跌打损伤、痈肿等。高膳食纤维可促进肠蠕动，清除肠壁上的沉积物，清洁肠胃，防治便秘、痔疮、胆结石、大肠癌等。能调节体内胰岛素的平衡，适宜于糖尿病患者食用。

识食心得

治颈淋巴结核：魔芋9~15克，加水煮3小时以上，去渣取汁服用。

治流行性腮腺炎：魔芋用醋磨浓汁，涂患处，日涂四五次。

治痈疖初起：魔芋、生甘草各等量，研细末，用菜籽油或麻油调敷。

治腹中痞块：魔芋60克，放猪肚内，炖食。

治跌打扭伤肿痛：鲜魔芋适量，加韭菜、葱白、甜酒酿各少许，同捣烂，敷患处，干则更换。

甘蔗

【性味】性寒，味甘。

【功用】清润肺胃，生津止渴。

【祛病保健应用】用于发热口渴，胃反呕吐，干呕不止，虚热咳嗽等。热病伤津、口渴咽干、唇燥舌红，可与梨汁、荸荠汁、芦根汁等同用。伤暑口渴，可榨汁与西瓜汁混合饮服。

《山清家供》甘蔗莱菔汤：甘蔗200克，鲜萝卜150克，切碎，加水煮至萝卜烂熟，去渣取汁服用。清热除烦，解酒毒，化食下气，用于酒食过度，烦热面赤，呕逆少食。

《梅师集验方》甘蔗生姜汁：甘蔗250克，生姜15克，分别切碎，略捣绞汁，和匀服用。用于阴液不足，胃气上逆，反胃呕吐，或噎膈饮食不下。

《董氏方》蔗浆粱米粥：甘蔗500克，切碎略捣，绞取汁液，加粱米60克，加水煮成稀粥，用于脾肺不足，阴虚肺燥，烦热咳嗽，咽喉不利。

 香蕉

【性味】性寒，味甘。

【功用】清热，止烦渴，润肺肠，解毒。

【祛病保健应用】用于热病烦渴、发热、口渴、便秘、便血、小儿食积及酒醉、热疖肿毒等。能缓和胃酸对胃黏膜的刺激，其所含5-羟色胺可使胃酸浓度降低，对药物诱发的胃溃疡有防治作用；能润肠，增加胃肠蠕动，使排便畅通；能吸附肠道内细菌和毒素，抑制肠内细菌和真菌，辅助治疗肠道感染。

虚寒者慎食

香蕉性寒，体质偏虚寒者慎食。脾胃虚寒，进食不当即腹泻者不宜食用。香蕉能促进胃肠蠕动，空腹食用会加快肠胃运动，也不宜。

柿子

【性味】性寒,味甘、涩。

【功用】润肺化痰,生津止渴,润肠通便。

【祛病保健应用】胃热阴津不足,慢性支气管炎痰热内阻者可多食用。富含的果胶是一种水溶性的膳食纤维,有良好的润肠通便作用,对于缓解便秘,保持肠道正常菌群生长等有很好的作用。有助于降低血压,软化血管,增加冠状动脉流量,并能改善心血管功能。

【注意】柿子中含有较高的单宁酸,特别是青皮的生柿子,遇到胃液中的游离酸就会凝结成块,渐聚渐大,形成胃石。胃石症表现为上腹饱胀、烧灼感、疼痛,时有恶心、呕吐,会吐出一块一块的硬渣子。凡体质属寒或病证属寒,胃中痞闷不舒,喜热喜按,不思进食,呕恶,大便溏薄者,慎吃柿子。

柿饼、柿霜和柿蒂

柿饼:柿子晒干加工成饼状即为柿饼,性平味甘,能和胃肠,止痔血,可治大便下血和吐血。柿饼熟食可治泄泻、痢疾;生食可治便秘、痔疮出血。

柿霜:柿饼表面上的白霜,性凉味甘,能清热润燥,止咳嗽,防治喉痛、口疮、口角炎。

柿蒂:柿子的蒂头,为和胃降逆药,可用于治疗胃肠功能紊乱、胃溃疡、胃炎、贲门癌等。

柚子

【性味】性寒,味甘、酸。

【功用】生津止渴,化痰止咳,消食和胃。

【祛病保健应用】用于胃脘胀痛、咳嗽多痰、孕妇呕恶等,并用于醒酒。含有柚皮苷,有抗炎作用。含有多种维生素,维生素C的含量尤为丰富,有助于心血管保健。

治老年性咳嗽气喘：开水泡柚子皮，代茶饮用。

治肺热咳嗽：柚子 100 克，大生梨 100 克，蜂蜜少许，柚子和梨洗净后煮烂，加蜂蜜或冰糖调服。

治痰气咳嗽：柚子去皮除核，切片放白酒内浸泡一夜，煮烂，拌入蜂蜜，时时含咽。

治冻疮：柚子皮 50 克，水煎后浸泡冻疮。

治消化不良：柚子皮 15 克，鸡内金、山楂各 10 克，砂仁 5 克，水煎服。

治急性乳腺炎：柚果肉 200 克，青皮 50 克，蒲公英 30 克，水煎服。

猕猴桃

【性味】性寒，味甘、酸。

【功用】解热，止渴，通淋。

【祛病保健应用】用于烦热、消渴、黄疸、石淋、痔疮等。《食疗本草》：取瓤和蜜煎，去烦热，止消渴。《本草拾遗》：主骨节风，瘫缓不随，长年变白，痔病，调中下气。《开宝本草》：止暴渴，解烦热，下石淋。

高血糖者可食

猕猴桃具有抗糖尿病的功能。它含有铬，有治疗糖尿病的药用价值。它能刺激孤立组细胞分泌胰岛素，可以降低糖尿病患者的血糖。其粉末与苦瓜粉混合，可以调节血糖水平。

西瓜

【性味】性寒，味甘。

【功用】清热解暑，除烦止渴，利小便。

【祛病保健应用】用于调治暑热烦渴、热盛津伤、小便不利、急慢性咽喉炎、口疮等。能快速补充体内需要的糖和液体，增进机体的新陈代谢，有利于代谢废物的排出。是天然的优良利尿剂，可将体内多余的液体排出体外，对防治心脏病有效。含有瓜氨酸和精氨酸，能促进肝中尿素形成，有良好的利尿作用，对肝硬化腹水有辅助治疗效果。

用好西瓜皮

西瓜皮含苹果酸、番茄素、维生素C等多种对人体有益的营养物质，有清热利尿、消炎退肿、降血压等作用，对肾炎、高血压等有辅助治疗作用。西瓜皮性味甘寒，对中暑发热、小便不利、水肿，以及湿热黄疸有治疗保健作用。

治高血压：西瓜翠衣12克，决明子9克，煎汤代茶饮。

治口腔炎、口腔溃疡：西瓜翠衣炒微焦，加冰片少许，研极细末，敷患处；也可用蜂蜜调敷。

治慢性咽炎：西瓜皮洗净捣汁，加盐少量，频频含咽。

治目赤、口疮：西瓜皮晒后盐腌或酱渍食用。

防暑、醒酒：新鲜西瓜取青皮煎汤代茶饮，或生吃白瓤部分。

治肾炎水肿：西瓜皮40克，白茅根40克，煎汤服用。

治糖尿病口渴、尿量多而混浊：西瓜皮30克，冬瓜皮30克，天花粉10克，水煎代茶。

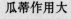 甜瓜

【性味】性寒，味甘。

【功用】清暑热，解烦渴，利小便。

【祛病保健应用】《食疗本草》：止渴，益气，除烦热，利小便，通三焦壅塞气。《嘉祐本草》：主口鼻疮。《滇南本草》：治风湿麻木，四肢疼痛。

瓜蒂作用大

甜瓜的果柄即瓜蒂，能治食物中毒、食积不化、痰盛湿阻、急慢性肝炎、肝硬化。甜瓜蒂含苦毒素，具有催吐作用，能刺激胃黏膜引起呕吐，可用于食物中毒的急救。中医用作吐药，用于治疗胸膈痰症、宿食停聚和食物中毒。

猪肠

【性味】性微寒，味甘。

【功用】清暑热，解烦渴，利小便。

【祛病保健应用】用于便血、血痢、痔疮、脱肛。《本草图经》：主大小肠风热。《本草纲目》：润肠治燥，调血痢脏毒。

> 识食心得
>
> **洗猪肠的方法**
>
> 首先用淀粉抓捏，将肠黏膜去掉，要多重复抓捏几次；接着再撒盐，搓揉数遍，然后再用清水洗净。可以再闻闻味道，如还有异味，可以重复以上步骤，再进行清洗。

猪髓

【性味】性寒，味甘。

【功用】补精髓，益肾阴。

【祛病保健应用】用于肾阴不足、阴虚内热、骨蒸盗汗、遗精，或腰脊酸软、下肢痿弱、消渴、疮疡。

> 识食心得
>
> 《随息居饮食谱》：补髓养阴，治骨蒸劳热，带浊遗精，宜为衰老之馔。
>
> 《本草便读》：凡阴虚骨蒸，五心烦热，脊痛脊凸等症，皆可用之。
>
> 《海上名方》：治头疮及久不瘥疮，猪筒骨中髓，腻粉和为剂，复纳骨中，火煨香熟取出。先以温盐水浴疮，乃敷之。

河蟹

【性味】性寒，味咸。

【功用】清热散血，养筋益气。

【祛病保健应用】用于跌打损伤、疮痈硬肿等。蟹壳含有大量甲壳素，能增强抗肿瘤药物的作用。

吃蟹的窍门

吃河蟹时，以姜醋蘸食，既能增鲜味，又可减寒凉。吃河蟹中毒者，可以紫苏叶30克，生姜30克，水煎温服；捣生姜取汁服亦有效。

 ## 螺蛳

【性味】性寒，味甘。

【功用】清热，利水，明目。

【祛病保健应用】用于黄疸、水肿、淋浊、消渴、痢疾、目赤翳障、痔疮、肿毒等。

《本草纲目》：醒酒解热，利大小便，消黄疸水肿，治反胃、痢疾、脱肛、痔漏。

《玉楸药解》：清津利水，泄湿除热，治水胀满，疗脚气、黄疸、淋沥、消渴、疮疾、瘰疬、眼病、脱肛、痔瘘、痢疾及一切疔肿。

 ## 田螺

【性味】性寒，味甘、咸。

【功用】利尿通淋，清热止渴。

【祛病保健应用】用于小便淋漓涩痛、水肿、消渴饮水、痔疮、便血、目赤肿痛、疔疮肿毒。田螺所含蛋白质高达18%，而脂肪含量则不到1%，适宜于肥胖及血脂、血压偏高者食用。含有丰富的维生素B_1，可用于治疗脚气病。

让田螺更干净

食用田螺，以吐尽泥沙为好。为了能够更快地让田螺吐尽泥沙，最好的方法是多喂养几天，勤换清水。在喂养田螺的水里加几片生姜或滴几滴芝麻油效果更好。烹制前，洗净田螺，用剪刀或钳子剪去尾端。

 蛏

【**性味**】性寒，味甘。

【**功用**】清热除烦，利湿通乳，清暑止痢。

【**祛病保健应用**】用于产后虚损、烦热口渴，以及湿热水肿、痢疾。《医林纂要》：解渴醒酒，除烦去热；干食补心滋阴。《泉州本草》：清热解毒，利小便，消水肿，退胸中邪热，主治湿热水肿，中暑血痢。

清洗蛏子的方法

在盆里放一些水，用筷子将蛏子与盆底隔开，这样蛏子在水中会吐出沙子，沙子会沉到盆底。而筷子上的蛏子再吸进来的水是干净的。在蛏子吐完沙子后，再把它放到淡盐水中，反复搓洗，或用筷子向同一个方向搅拌，清洗蛏子壳上的脏东西，然后控干即可。

 蛤蜊

【**性味**】性寒，味咸。

【**功用**】滋阴，利水，退黄，止淋。

【**祛病保健应用**】用于消渴、水肿、黄疸、痰积、癖块、瘿瘤、崩漏、带下、痔疮。《本草经集注》：煮之醒酒。《本草求原》：消水肿，利水，化痰，治崩带，瘿瘤，五痔。《本草经疏》：其性滋润而助津液，故能润五脏，止消渴，开胃也；咸能入血软坚，故主妇人血块及老癖为寒热也。

辨蛤蜊

拿起蛤蜊轻敲，若为"砰砰"声，表示蛤蜊是死的；若为较清脆的"咯咯"声，则蛤蜊是活的。捧起一把蛤蜊，上下颠一下，如果听到"咳咳"的声音，是空壳或泥壳；听到"咔咔"的声音，就是有肉的。蛤蜊最好提前一天用水浸泡，使其吐净泥沙。蛤蜊等贝类本身极为鲜味，烹制时不要放味精，不宜多放盐，以免鲜味流失。

 # 黑鱼（乌鳢）

【性味】性寒，味甘。

【功用】补脾利水，清热解毒，活血通络。

【祛病保健应用】利水作用强，可用于肝硬化腹水。能辅助治疗脾胃虚弱，水湿停滞，肢体困重，脘腹痞满。并有助于疮疖、顽癣、痔疮、筋骨痛的防治。

黑鱼治体虚水肿

黑鱼有利水不伤正的特点，体虚水肿，肝硬化臌胀者可食用。

治体虚水肿：黑鱼1条(约500克)，去鳞及肠杂，洗净，加水用文火煮熟，再加冬瓜、葱白，文火煮半小时，调好味，佐餐食用。

治肝硬化臌胀：黑鱼1条（约500克），去鳞及肠杂，洗净，另取胡椒末、大蒜放鱼腹内，再将鱼放锅中，加赤小豆250克、萝卜250克、葱适量，放水，用文火煮熟，空腹吃鱼、赤小豆、萝卜，喝汤。

河蚌

【性味】性寒，味甘、咸。

【功用】清热滋阴，明目解毒，平肝安神，利尿。

【祛病保健应用】用于热毒内盛，目赤肿痛，痔疮出血，妇女带下味腥及血崩等，并能祛酒毒。热病小便不利，急性肾炎水肿、尿路感染亦宜食用。有助于防治肝阳上亢型高血压、黄疸型肝炎、胆囊炎和糖尿病。与龟炖煮，或与肉炖煮，滋阴中又能补虚，适用于阴虚体弱者解毒祛邪。

河蚌取肉4个步骤

第1步清水养。河蚌买回家后，放在淡盐水中养两三天，使其吐尽泥沙。

第2步剖开取肉。将河蚌用清水漂洗干净，一手握紧河蚌，使蚌口朝上，另一手持小刀紧贴一侧的肉壳壁刺入，用力刮断河蚌的吸壳肌，然后抽出小刀，再用同样方法刮断另一端的吸壳肌，打开蚌壳，即可将肉完整取出。

第3步剔肉。摘除灰黄色的鳃和背后的泥肠。

第4步清洗蚌肉。将剔好的蚌肉用食盐揉搓几下，洗净黏液，再次漂洗，刮去腐质，然后用清水洗净。

紫菜

【**性味**】性寒，味甘、咸。

【**功用**】化痰软坚，清热利水。

【**祛病保健应用**】含有的粗纤维能清理肺腔中滞留的黏液、积气和腐败物，可辅助治疗肺脓疡吐腥臭痰，并可用于防治甲状腺肿大、水肿、慢性支气管炎。

紫菜是微量元素的宝库

紫菜含碘量为菌藻类之冠，磷、硒、铁等元素含量在动植物中也在最高之列，被营养学家誉为"微量元素的宝库"。这些元素对人体骨骼、血液、神经等的生长均有益处。对于体内微量元素渐渐丢失的中老年人及发育旺盛的小儿来说，常食紫菜很有好处。

海带

【性味】性寒，味咸。

【功用】清热解毒，软坚散结，利水化痰。

【祛病保健应用】用于水肿、高血压、支气管炎、乙型脑炎、颈淋巴结肿、单纯性甲状腺肿等。含有大量不溶于水的褐藻胶类物质，能与镉元素结合使其排出体外，用于治疗重金属元素镉中毒引起的疼痛。含有丰富的甘露醇，能促进排尿，可使体内毒素及时排出，对乙型脑炎、急性青光眼及各种原因引起的脑水肿等有良效。

识食心得

抗癌作用

海带含有大量的粗纤维，可促进胃肠蠕动，加速胆固醇的代谢和排泄。它能缩短致癌物质与肠组织的接触时间，有助于预防肠道肿瘤。它含有钴和硒，有助于防治乳腺癌。

 # 蜗牛

【性味】性寒，味咸。

【功用】清热解毒，散结消肿，利尿平喘，通乳汁。

【祛病保健应用】用于鼻出血、咽喉肿痛、哮喘、疮痈肿毒等，糖尿病、腮腺炎、痔疮、脱肛、疝气、尿潴留者亦宜食用。

识食心得

《本草图经》：凡用蜗牛，以形圆而大者为胜。久雨晴，竹林池沼间多有出者，其城墙阴处有一种扁而小者，无力，不堪用。治小便不通。

《简易方论》：蜗牛捣贴脐下，以手摩之，加麝香少许更妙。

《吉林中草药》：蜗牛15克，水煎，日服3次。

《青岛中草药手册》：鲜蜗牛20个，鲜马齿苋30克，捣泥糊状，敷脐处，至排尿为止。

食盐

【性味】性寒，味咸。

【功用】清火，凉血，解毒。

【祛病保健应用】用于食停上脘，心腹胀痛，胸中痰癖，大小便不通，齿龈出血，喉痛，牙痛，目翳，疮疡，毒虫螫伤。

> 识食心得
>
> 《随息居饮食谱》：补肾，引火下行，润燥祛风，清热渗湿，明目，杀虫，专治脚气，点滴重坠，敷蛇虫伤。
>
> 《肘后备急方》治阳脱虚证，四肢默冷，不省人事，或小腹紧痛，冷汗气喘，盐炒热，熨脐下气海。
>
> 《食疗本草》治脚气疼痛，每夜用盐擦腿膝至足，用淹少时，以热汤泡洗。

酱油

【性味】性寒，味咸。

【功用】解热、除烦、解毒。

【祛病保健应用】炒、煎、蒸、煮或凉拌菜肴时，加入适量酱油，能增味、生鲜、添香、润色，增进食欲。酱油的主要原料是大豆，大豆及其制品因富含硒等矿物质而有防癌的作用。酱油含有多种维生素和矿物质，可降低人体胆固醇，降低心血管疾病的发病率，并能减少自由基对人体的损害。

>
>
> **辨酱油质量**
>
> 买酱油看质量，看颜色。质量好的酱油摇起来会起很多的泡沫，不易散去，且好酱油往往有一股浓烈的酱香味，尝起来味道鲜美。而劣质酱油摇动只有少量泡沫，并且容易散去，尝起来则有些苦涩。

代代花 ★

代代花为芸香科属植物代代花的果实。7~8月摘取未成熟的绿色果实，自中部横切为两半，晒干或烘干。

【性味】性微寒，味苦、酸。

【功用】行气宽中，消食，化痰。

【祛病保健应用】用于胸闷腹胀痛、食积化痰、痰饮、脱肛。胃寒气滞所致的消化不良，与佛手、干姜等同用。气逆所致的奔豚气痛，与旋覆花、广木香等同用。气滞所致的高血压，代代花15克，开水冲泡，当茶饮用。

> **识食心得**
>
> 治胸腹胀满：代代花适量，沸水冲泡代茶饮；或代代花、玫瑰花、厚朴花各3克，水煎服。
>
> 治脘腹作痛：代代花3克，制香附、川楝子、白芍各9克，水煎服。

玉竹 ★

玉竹为百合科植物玉竹的干燥根茎。秋季采挖，除去须根，洗净，晒至柔软后反复揉搓，晾晒至无硬心，晒干；或蒸透后揉至半透明，晒干。

【性味】性微寒，味甘。

【功用】养阴润燥，生津止渴。

【祛病保健应用】用于肺胃阴伤，燥热咳嗽，咽干口渴，内热消渴。肝肾阴虚所致的糖尿病，与山药、麦冬等同用。阴虚干咳，玉竹15~30克，与猪肉同煮食用。抗衰老，与何首乌、山萸肉等同用。

> **识食心得**
>
> 治发热口干，小便涩：玉竹煮汁饮用。
>
> 治小便淋沥涩痛：芭蕉根200克，玉竹50克，水煎取汁，入滑石末9克，搅令匀，食前分为3份服之。
>
> 治虚证，肢体酸软，自汗，盗汗：玉竹15克，丹参7.5克，水煎服。

治赤眼涩痛：玉竹、赤芍、当归、黄连各等分，煎汤熏洗。

治眼见黑花，赤痛昏暗：玉竹加工成粗末，每次取3克，薄荷2片，生姜1片，蜜少许，同煎服用。

治虚咳：玉竹与猪肉同煮食用。

治贫血萎黄，气阴两伤，病后体弱：玉竹、首乌、黄精、桑椹各10克，水煎服。

决明子★

决明子为豆科植物钝叶决明或小决明的干燥成熟种子。秋季采收成熟果实，晒干，打下种子，除去杂质。

【性味】性微寒，味甘、苦、咸。

【功用】清热明目，润肠通便。

【祛病保健应用】用于目赤涩痛，羞明多泪，头痛眩晕，目暗不明，大便秘结。高脂血症，决明子30克，水煎服。高血压，决明子15克，炒黄，水煎代茶饮。热结便秘，与火麻仁、玄参等同用。

识食心得

治目赤肿痛：决明子炒研，茶调，敷两太阳穴，干则易之；亦治头风热痛。

治雀目：决明子100克，地肤子50克，捣研成细粉，于食后用清粥饮调下3克。

治高血压：决明子15克，炒黄，水煎代茶饮。

治小儿疳积：决明子9克，研末，鸡肝1具捣烂，白酒少许，调和成饼，蒸熟食用。

治多年失明：决明子研为末，每服1匙，饭后服，稀粥送下。

治青盲雀目：决明子、地肤子共研为末，加米饮汤做成丸子，如梧子大，每服二三十九，米饮汤送下。

治背疮初起：决明子1升捣碎，生甘草50克，加水煮，分2次服下。

鱼腥草 ★

鱼腥草为三白草科植物蕺菜的新鲜全草或干燥地上部分。夏季茎叶茂盛，花穗多时采割，除去杂质，晒干。

【性味】性微寒，味辛。

【功用】清热解毒，消痈排脓，利尿通淋。

【祛病保健应用】对多种病菌有明显的抑制作用；所含的钾盐及槲皮素有利尿作用，用于肺炎、气管炎、肺脓疡、尿路感染、热毒痈肿、痔疮肿痛等。病毒性肺炎、支气管炎、感冒，鱼腥草、厚朴、连翘各9克，研末，另取桑枝30克，煎水冲服。肺痈吐脓吐血，鱼腥草、天花粉、侧柏叶各等分，水煎服。不宜久煎。鲜品用量加倍，水煎或捣汁服。外用适量，捣敷或煎汤熏洗患处。

病毒性肺炎、支气管炎、感冒，鱼腥草、厚朴、连翘各10克，桑枝30克，水煎服。

肺病咳嗽盗汗，鱼腥草60克，猪肚1个，一并炖汤，去鱼腥草后食用。

肺痈吐脓吐血，鱼腥草、天花粉、侧柏叶各等分，煎取汁服用。

慢性鼻窦炎，鲜鱼腥草捣烂，绞取自然汁，每日滴鼻数次，另用鱼腥草20克，水煎服。

痢疾，鱼腥草30克，山楂炭15克，水煎取汁，加蜜糖服用。

热淋、白浊、白带，鱼腥草50克，加水煎服。

妇女外阴瘙痒，肛痛，鱼腥草适量，煎汤熏洗。

痔疮，鱼腥草30克，水煎服，同时取其渣熏洗。

痈疽肿毒，鱼腥草晒干，研成粉末，用蜂蜜调敷。

疔疮作痛，鱼腥草捣烂敷之，痛一二时，不可去草，痛后一二日愈。

单纯疱疹、疖痛及创口感染，取鱼腥草500克，加水煎煮，局部湿敷。

菊花 ★

菊花为菊科植物菊的干燥头状花序。9~11月花盛开时分批采收，阴干或焙干，或熏蒸后晒干。药材按产地和加工方法不同，分为亳菊、滁菊、贡菊、杭菊。

【性味】性微寒，味甘、苦。

【功用】散风清热，平肝明目。

【祛病保健应用】用于风热感冒、头痛眩晕、目赤肿痛、眼目昏花。辅助治疗冠心病、高血压、动脉硬化症、高脂血症及肥胖。治疗肝肾阴虚所致高血压，与决明子、钩藤等同用；亦可治疗肝肾阴虚所致的腰酸、头晕等。

菊花茶、菊花酒及菊花枕

菊花的用法很多，李白的"东篱菊也黄……谁解助茶香"，说的是用菊花来泡茶。《荆楚岁时记》有"饮菊花酒可令人长寿"的记载，说的是用菊花浸酒。菊花质地柔软，气味芳香，清爽舒适，宜于做枕。菊花枕适宜于内热偏盛者枕用。

槐花 ★

槐花为豆科植物槐的干燥花及花蕾，前者习称"槐花"，后者习称"槐米"。夏季花开放或花蕾形成时采收，及时干燥，除去枝、梗及杂质。

【性味】性微寒，味苦。

【功用】凉血止血，清肝泻火。

【祛病保健应用】用于便血、痔血、血痢、崩漏、吐血、衄血、肝热目赤、头痛眩晕。血热所致的银屑病，与地肤子、白鲜皮、苦参等同用。热毒所致的便血、痔血等病证，与蒲公英、野菊花、无花果等同用。湿热所致的白带过多，与牡蛎、白果等同用。

治衄血不止，槐花、乌贼骨各等分，半生半炒，加工成粉末，吹鼻。

治舌出血不止，槐花晒干研末，敷舌上，或火炒出火毒，为末敷之。

治赤白痢疾，槐花9克，炒白芍6克，炒枳壳3克，甘草1.5克，水煎服。

治便血，槐花、荆芥穗等分，为末，酒冲服3克。

治痔疮出血，槐花100克，地榆、苍术各75克，甘草50克，均微炒，加工成粉末，每日早晚食前服6克。

治小便尿血，炒槐花、郁金各50克，研粉，每次服6克，用淡豆豉汤送下。

治血崩，陈槐花50克，百草霜25克，研成粉末，每服9克，温酒调下。

牡蛎 ★

牡蛎为牡蛎科动物长牡蛎、大连湾牡蛎或近江牡蛎的贝壳。全年均可捕捞，去肉，洗净，晒干，碾碎用。煅牡蛎为净牡蛎煅至酥脆。

【性味】性微寒，味咸。

【功用】重镇安神，潜阳补阴，软坚散结。

【祛病保健应用】用于惊悸失眠、眩晕耳鸣、瘰疬痰核、癥瘕痞块。煅牡蛎收敛固涩，用于自汗盗汗、遗精崩带、胃痛吞酸。虚证多汗，与玉屏风散等同用。心神不宁，失眠多梦，遗精频，与龙骨、龟甲、酸枣仁等同用。胃酸过多，与海螵蛸、浙贝同用。

水中牛奶

牡蛎肉质软嫩，色乳白，煮成的汤酷似牛奶，其营养丰富，可与牛奶媲美，被称为"水中牛奶"。每100克牡蛎干品含有蛋白质45~57克、脂肪7~11克，及多种维生素。含碘量比牛奶和蛋黄高200

倍。其含锌量甚高，为食品之冠。所含钙有利于儿童骨骼与牙齿的生长，并能防治小儿佝偻病；同时能维持神经、肌肉等的正常功能。它还含有海洋生物特有的多种活性物质。牡蛎提取物的低分子部分能显著抑制血小板聚集，并能改善高血糖症状。牡蛎不但对心血管疾病有很好的防治作用，也可促进智力的发育，并有助于皮肤纤维细胞的形成，使皮肤细腻密实而有美容效用。

马齿苋★

马齿苋为马齿苋科植物马齿苋的干燥地上部分。夏、秋两季采收，除去残根及杂质，洗净，略蒸或烫后晒干。

【性味】性寒，味酸。

【功用】清热祛湿，散血消肿，利尿通淋。

【祛病保健应用】用于热毒血痢、痈肿疔疮、湿疹、丹毒、蛇虫咬伤、便血、痔血、崩漏下血等，对防治细菌性痢疾、急性胃肠炎、急性尿路感染、尿道炎、肾炎水肿、乳腺炎、痈肿疮疖等有帮助，并能防治冠心病。热毒所致的菌痢、肠炎，与蒲公英、茯苓等同用。血热毒积所致的阑尾炎、腹痛，与金银花、野菊花等同用。血热所致的痔疮便血，与无花果、丹皮、生地等同用。

马齿苋防治冠心病

有研究表明，经常食用马齿苋的人心脏病和癌症发病率低。研究人员分析有效成分发现，马齿苋富含 α–亚麻酸，能抑制人体内血清总胆固醇和甘油三酯的生成，是保护心脏的有益物质。经常食用马齿苋可预防血小板聚集、冠状动脉痉挛和血栓形成，从而能有效防治冠心病。

百合★

百合为百合科植物卷丹、百合或细叶百合的干燥肉质鳞叶。秋季采挖，洗净，剥取鳞叶，置沸水中略烫，干燥后用。

【性味】性微寒，味甘、微苦。

【功用】养阴润肺，清心安神。

【祛病保健应用】用于阴虚久咳，痰中带血，虚烦惊悸，失眠多梦，精神恍惚。能调节免疫功能，有补益的作用，对防治慢性支气管炎、病毒性心肌炎、慢性肝炎、慢性胃炎、风湿热、痛风、肿瘤有帮助。肺阴亏虚所致的咳嗽、阴虚所致的失眠，皆可服食。

辨识百合

百合有人工栽培的，也有野生的。人工栽培的鳞片阔而薄，味不甚苦；野生的鳞片小而厚，味较苦。一般以瓣匀肉厚、色黄白、质地坚、筋少的为佳，可生用，也可蜜炙用。《新疆中草药手册》载百合治阴虚火旺所致的支气管扩张、咯血，百合100克、白及200克、蛤粉100克、百部50克，共为细末，炼蜜为丸，每次服用5克，每日3次。

昆布★

昆布为海带科植物海带或翅藻科植物昆布（鹅掌菜）的干燥叶状体。夏、秋二季采捞，除去杂质，漂净，稍晾，切宽丝，晒干后入药。

【性味】性寒，味咸。

【功用】软坚散结，消痰，利水。

【祛病保健应用】用于瘿瘤、瘰疬、睾丸肿痛、痰饮水肿。痰气互结所致的甲状腺疾病，与夏枯草、川楝子等同用。痰热所致的高血压，与决明子、菊花等同用。热结便秘，昆布60克，温水浸泡几分钟后，放入锅中，加水煮熟后，取出昆布冷却，拌入少许葱、姜末，加盐、醋、酱油适量食用。

治颈下卒结囊，渐大欲成瘿：昆布、海藻各等分，研粉，蜜丸如杏核大，含化后咽汁，日四五次。

治瘿气初结，咽喉中壅闷，不治即渐渐肿大：槟榔9两，海藻2两，昆布3两，研成细粉，炼蜜和丸，如小弹子大，常含一丸咽津。

金银花★

金银花为忍冬科植物忍冬的干燥花蕾或初开的花。夏初花开放前采收，干燥后入药。

【性味】性寒，味甘。

【功用】清热解毒，凉散风热。

【祛病保健应用】用于痈肿疔疮、喉痹、丹毒、热毒血痢、风热感冒、温病发热。风热犯肺所致的咳嗽咽痛，金银花15克，甘草3克，煎水含漱。风热所致的荨麻疹，新鲜金银花50克，水煎服。热毒所致的婴幼儿腹泻，与蒲公英等同用。

预防乙脑、流脑，金银花、连翘、大青叶、芦根、甘草各9克，水煎代茶饮，每日1剂，连服3~5天。

治痢疾，金银花焙枯存性，取15克，用蜂蜜水调服。

治一切内外痈肿，金银花120克，甘草90克，水煎顿服，能饮者用酒煎服。

栀子★

栀子为茜草科植物栀子的干燥成熟果实，其根也可入药。9~11月果实成熟呈红黄色时采收，除去果梗及杂质，蒸至上气，或置沸水中略烫，取出，干燥。

【性味】性寒，味苦。

【功用】泻火除烦，清热利尿，凉血解毒。

【祛病保健应用】用于热病心烦、黄疸尿赤、血淋涩痛、血热吐衄、风火牙痛、目赤肿痛、火毒疮疡、跌打损伤。心烦不宁，与淡豆豉同用，如栀子豉汤。湿热所致的急性黄疸型肝炎，与茵陈、黄柏同用，如茵陈蒿汤。急性扭挫伤，山栀子捣碎，研粉，以温水调成糊状，加入少许乙醇，包敷伤处，3~5天更换1次，如肿胀明显可隔天更换1次。

治伤寒发汗吐下后，虚烦不得眠，心中懊侬，栀子14个，香豉4合，水煎服。

治伤寒身黄发热，栀子15个，炙甘草1两，黄柏2两，加水煮取汁温服。

治湿热黄疸，山栀4钱，鸡骨草、田基黄各1两，水煎，分3次服。

治尿淋，血淋，鲜栀子2两，冰糖1两，水煎服。

治小便不通，栀子仁14枚，盐花少许，独头蒜1枚，捣烂，摊纸花上贴脐，或涂阴囊上，良久即通。

治口疮、咽喉中塞痛，食不得，大青叶4两，山栀子、黄柏各1两，白蜜半斤，水煎取汁，下蜜煎服。

治胃脘火痛，大山栀子7枚炒焦，水1盏，煎七分，入生姜汁饮用。

治鼻中衄血，山栀子烧灰吹之。

治赤白痢并血痢，山栀子仁28枚，水煎服。

治妇人子肿湿多，炒山栀子为末，米饮吞下，或丸服。

治疮疡肿痛，山栀子、蒲公英、银花各12钱，水煎服。

胖大海★

【性味】性寒，味甘。

【功用】清热润肺，利咽解毒，润肠通便。

【祛病保健应用】用于肺热声哑、干咳无痰、咽喉干痛、热结便闭、头痛目赤。风热所致的急性扁桃体炎，胖大海4~8枚，放碗中，冲入沸水，闷盖半小时左右，徐徐服完；间隔4小时，如法再泡服1次。风热病邪引起的干咳失音，胖大海5枚，甘草3克，炖茶饮服，老幼体弱者加冰糖少许。

治干咳失音，咽喉燥痛，牙龈肿痛，因于外感者，胖大海5枚，甘草1钱。炖茶饮服，老幼者可加入冰糖少许。

治大便出血，胖大海数枚，开水泡发，去核，加冰糖凋服。

桑叶 ★

桑叶为桑科植物桑的干燥叶。除去杂质，搓碎，去柄，筛去灰屑用。

【性味】性寒，味甘、苦。

【功用】疏散风热，清肺润燥，清肝明目。

【祛病保健应用】用于风热感冒、肺热燥咳、头晕头痛、目赤昏花。风热所致上呼吸道感染，可配伍菊花，如桑菊饮。咽喉红肿、牙痛，桑叶10~15克，水煎服。肝风内动所致的眩晕，与天麻、石菖蒲等同用。

治风眼下泪，腊月不落桑叶，煎汤日日温洗，或入芒硝。

治肝阴不足，眼目昏花，咳久不愈，肌肤甲错，麻痹不仁，嫩桑叶去蒂，洗净，晒干，为末；500克，黑胡麻子淘净，200克，擂碎，熬浓汁，和白蜜500克，炼至滴水成珠，入桑叶末为丸，如梧桐子大。每服9克，空腹时盐汤送下。

治咽喉红肿，牙痛，桑叶煎服。

治摇头风，舌伸出，流清水，连续摇头，桑叶水煎服。

治手足麻木，不知痛痒，霜降后桑叶煎汤频洗。

桑椹 ★

桑椹为桑科植物桑的干燥果穗。4~6月果实变红时采收，晒干，或略蒸后晒干用。

【性味】性寒，味甘、酸。

【功用】补肝，益肾，息风，滋阴。

【祛病保健应用】用于眩晕耳鸣、心悸失眠、须发早白、津伤口渴、内热消渴、血虚便秘。还常用于高血压、糖尿病、贫血、神经衰弱等。心肾衰弱所致的不寐、习惯性便秘，鲜桑椹50~100克，水煎服。须发早白，与黑芝麻、制何首乌等同用。《素问病机气宜保命集》文武膏治瘰疬，取桑椹适量，熬膏食用。《濒湖集简方》治阴证腹痛，桑椹风干过，为末，每服三钱，热酒下，取汗。

鲜桑椹洗净，捣取汁，饮服1盏，能解酒醉。

鲜桑椹水煎服，可治疗心肾虚弱所致的失眠、头晕、目花及习惯性便秘。

鲜桑椹绞取汁，缓火熬成薄膏，可治疗肝肾不足引起的眩晕耳鸣、失眠多梦、头发早白；亦可用作颈项部慢性淋巴结炎，或淋巴结核的辅助治疗。

鲜桑椹水煎服，对风湿性关节炎有辅助治疗作用。

淡竹叶 ★

淡竹叶为禾本科植物淡竹叶的干燥茎叶。夏季未抽花穗前采割，晒干。

【性味】性寒，味甘、淡。

【功用】清热除烦，利尿。

【祛病保健应用】用于热病烦渴、小便赤涩淋痛、口舌生疮。湿热下注所致的尿血，淡竹叶、白茅根各9克，水煎服。湿热下注所致的热淋，淡竹叶、灯心草各9克，海金沙15克，水煎服。心火上炎所致的咽喉肿痛，与夏枯草、马勃等同用。

防治咽喉痛，淡竹叶水煎，代茶饮用。

治口舌糜烂，鲜淡竹叶30克，车前草15克，甘草3克，水煎服。

治火热牙痛、牙龈溃烂，淡竹叶50克，生姜5克，食盐2克，生石膏30克，水煎，频频含咽。

治发热心烦口渴，淡竹叶10~15克，水煎服。

治热病口渴、心烦不安、口糜舌疮，淡竹叶、白茅根、金银花各15克，水煎服，每日1剂。

治肺炎高热咳嗽，淡竹叶30克，麦冬15克，水煎冲蜜服，日2~3次。

治尿路感染，淡竹叶12~15克，叮咚藤、凤尾草各30克，灯心草10克，水煎服，每日1剂。

治尿血，淡竹叶12克，鲜茅根30克，仙鹤草15克，水煎服。

治血淋、小便疼痛，淡竹叶、生藕节各30克，生地15克，水煎服，每日2次。

治膀胱炎，淡竹叶15克，灯心草10克，叮咚藤6克，水煎服。

蒲公英★

蒲公英为菊科植物蒲公英、碱地蒲公英或同属数种植物的干燥全草。春至秋季花初开时采挖，除去杂质，洗净，晒干用。

【性味】性寒，味微苦、甘。

【功用】清热解毒，凉血消肿，散结消痈。

【祛病保健应用】用于疔疮肿毒、乳痈、瘰疬、目赤、咽痛、肺痈、肠痈、湿热黄疸、热淋涩痛，现代用于防治咽喉炎、急性扁桃体炎、腮腺炎、胃肠炎、胆囊炎、病毒性肝炎、泌尿系感染、诸疮肿毒。治疗急性乳腺炎，蒲公英60克，香附30克。治疗慢性胃炎、胃溃疡，蒲公英根、地榆根各等分，研末，每服6克，每日3次，生姜汤送服。《救急方》治多年恶疮及蛇蜇肿毒，蒲公英捣烂，贴敷用。治目赤红肿，取蒲公英30克，黄芩10克，水煎，熏洗患眼。

识食心得

《上海常用中草药》：清热解毒，利尿，缓泻。治疗感冒发热、扁桃体炎、急性咽喉炎、急性支气管炎、流火、淋巴腺炎、风火赤眼、胃炎、肝炎、骨髓炎。

《随息居饮食谱》：清肺，利嗽化痰，散结消痈，养阴凉血，舒筋固齿，通乳益精。

白茅根★

白茅根为禾本科植物白茅的干燥根茎。春、秋二季采挖，洗净，晒干，除去须根及膜质叶鞘，干燥，除去碎屑用。

【性味】性寒，味甘。

【功用】凉血止血，清热利尿。

【祛病保健应用】用于血热吐血、衄血、尿血、热病烦渴、黄疸、水肿、热淋涩痛、急性肾炎水肿。湿热下注所致的急性肾炎、膀胱炎，与八正散同用。肝胆湿热所致的急性肝炎、胆囊炎，与茵陈蒿汤同用。血热所致的吐血、尿血等，与生地、生地榆等同用。

> 治血热鼻衄，白茅根汁饮之。
>
> 治鼻衄不止，茅根加工成粉末，用米泔水送服。
>
> 治吐血不止，白茅根水煎服。
>
> 治喘，白茅根、桑白皮等分，水煎温服。
>
> 治胃反，食即吐出，上气，芦根、白茅根细切，水煎服。
>
> 治小便热淋，白茅根水煎服。
>
> 治小便出血，白茅根水煎频服。
>
> 治劳伤溺血，白茅根、干姜，加水、蜂蜜煎服。
>
> 治血尿，白茅根、车前子水煎，加白糖服用。
>
> 治乳糜尿，鲜白茅根水煎，加糖代茶饮用。

芦根★

芦根为禾本科植物芦苇的新鲜或干燥根茎。全年均可采挖，除去芽、须根及膜状叶，去杂质，洗净，切段用，或晒干用。

【性味】性寒，味甘。

【功用】清热生津，除烦，止呕，利尿。

【祛病保健应用】用于热病烦渴、胃热呕哕、肺热咳嗽、肺痈吐脓、热淋涩痛。胃阴亏虚所致的萎缩性胃炎，与天花粉、麦冬、玄参等同用。肺胃阴虚所致的糖尿病，与增液汤同用。热性便秘，与麻子仁、麦冬、玄参、生地等同用。

五汁饮清热生津

五汁饮，方出《温病条辨》，由鲜芦根汁、梨汁、荸荠汁、麦冬汁、藕汁组成，临时斟酌多少，取各味和匀凉服，不甚喜凉者，炖煮后温服，清热生津，用于温病口渴甚，吐白沫，黏滞不快者。

山银花★★

山银花为忍冬科植物灰毡毛忍冬、红腺忍冬、华南忍冬或黄褐毛忍冬的干燥花蕾或初开的花。夏初花开放前采收。

【**性味**】性寒，味甘。

【**功用**】清热解毒，疏散风热。

【**祛病保健应用**】用于痈肿疔疮、喉痹、丹毒、热毒血痢、风热感冒、温热发病。治疗风热犯肺所致的感冒、咳嗽等，与桑叶、菊花等同用。治疗热毒所致的皮肤疮疖、牙龈肿痛等，与野菊花、蒲公英、夏枯草等同用。预防流行性脑脊髓膜炎，与夏枯草、大青叶等同用。

2020年版《中国药典》分列忍冬与灰毡毛忍冬，其中忍冬被列为金银花唯一的药源植物，而灰毡毛忍冬被列于山银花中。

忍冬（金银花）甘，寒。归肺、心、胃经，清热解毒，疏散风热，用于痈肿疔疮、喉痹、丹毒、热毒血痢、风热感冒、温热发病。

灰毡毛忍冬（山银花）在性味、归经、功能、主治、用法、用量中的描述与忍冬一字不差，完全一致，说明它们在临床应用时是可以相互替代的。

夏枯草★★

夏枯草为唇形科植物夏枯草的干燥果穗。夏季果穗呈棕红色时采收，除去杂质，晒干用。

【性味】性寒，味辛、苦。

【功用】清火，明目，散结，消肿。

【祛病保健应用】用于目赤肿痛、目珠夜痛、头痛眩晕、瘰疬、瘿瘤、乳痈肿痛、甲状腺肿大、淋巴结核、乳腺增生、高血压。治疗肝火上炎所致的甲状腺结节等，与小金丸同用。治疗肝火上炎所致的目赤肿痛、头痛眩晕，与天麻钩藤饮同用。《草医草药简便验方汇编》治热毒所致的急性扁桃体炎，咽喉疼痛，用鲜夏枯草全草50~100克，水煎服。

夏枯草性凉，降火作用显著，但副作用明显，脾胃虚弱的人服用会出现便溏腹泻。所以湿重、脾胃虚弱的人要慎用。

铁皮石斛★★

【性味】性微寒，味甘。

【功用】滋阴，养胃，生津。

【祛病保健应用】可治疗热病伤津、口干烦渴、病后虚热、阴伤目暗。石斛与麦冬、沙参、生地等品配伍，用于阴虚内热，口干燥渴以及胃阴不足，舌绛少津等。鲜石斛清热生津之功更佳，热病肺胃火炽，津液已耗，舌绛干燥或舌苔变黑，口渴思饮者宜用之。石斛散用石斛、仙灵脾各30克，苍术15克，研成粉末，每服3克，空腹用米饮汤调服，每日两次，治疗眼目昼视精明，暮夜昏暗，视不见物。《本草纲目拾遗》：清胃除虚热，生津，已劳损，以之代茶，开胃健脾。

【注意】石斛的有效成分不易煎出，水煎时鲜品宜切成小段，拍松后入煎；干品宜水浸透后煎2小时以上。

抑制肿瘤

体外培养肿瘤细胞株实验结果表明，石斛中的有效成分对肿瘤细胞株K-562的生长具有明显的抑制作用，其细胞增殖抑制率在50%左右。石斛多糖联合脐带血LAK细胞能增强对肿瘤细胞的杀伤作用。石斛的乙醇提取物有抗肿瘤活性，对小鼠肝癌、艾氏腹水癌的作用最好，抑瘤率分别为50.82%、62.25%。从小鼠的体重、精神状态、毛发脱落等情况来看，其毒副作用远低于一般肿瘤化疗药物。石斛能明显改善头颈部放疗后的口干症状，保护唾液腺的分泌功能。石斛能使放、化疗的肿瘤病人降低的外周白细胞回升至正常水平。

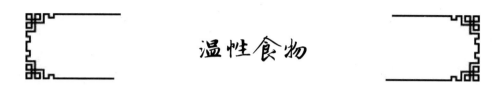

温性食物

糯米

【**性味**】性温，味甘。

【**功用**】补中益气，健脾止泻，止虚汗。

【**祛病保健应用**】用于消渴、自汗不止、脾虚泄泻，有助于肺结核、神经衰弱、病后产后的康复。对食欲不佳、腹胀腹泻、尿频、盗汗有一定的缓解作用。

治乏力疲劳，糯米500克、黄酒1000毫升、鸡蛋2个，一并放碗中，隔水蒸熟，一天分多次吃。

治虚劳不足，糯米入猪肚内蒸干，捣作丸子，日日服食。

治消渴，糯米、桑白皮各50克，加水煮，不拘时饮用。

治自汗不止，糯米、小麦麸同炒，加工成粉末，每次服9克，米饮汤送下。

治慢性结肠炎，糯米500克、怀山药50克，共炒熟，研成细末，每早晨起服小半碗，加白糖、胡椒末少许，开水冲服。

高粱

【**性味**】性温，味甘。

【功用】健脾益胃，温中消积，涩肠胃，止吐泻。

【祛病保健应用】用于小便不通、妇女倒经、腹泻等。煮粥食用，适宜于小儿消化不良，脾胃气虚，大便稀溏等。亦有利于缓解体内钙质的消耗，对防治骨质疏松有帮助。

> 治小儿消化不良，红高粱50克、大枣10个。大枣去核炒焦，高粱米炒黄，共研细末。2岁小孩每服6克，3~5岁小孩每服9克，每日服2次。
>
> 治疗小儿消化不良，取高粱碾第2遍后的糠，除净硬壳等杂质，置锅中加热翻炒，至呈黄褐色，有香味时取出放冷。温水冲服，每天3~4次，每次1.5~3克。

平菇

【性味】性微温，味甘。

【功用】补脾除湿，缓和拘挛。

【祛病保健应用】平菇能降血脂，防止动脉粥样硬化，并有提高免疫力、抑制肿瘤的作用，适宜于慢性肝炎、慢性胃炎、胃及十二指肠溃疡、高脂血症、高血压病、肥胖者食用。能祛风散寒，舒筋活络，可用于防治手足麻木、腰腿痛。

> 平菇，又名侧耳、糙皮侧耳、蚝菇、黑牡丹菇。选购时要注意，含水适量，表面结构完整，闻起来没有酸味的平菇质量佳。平菇可以炒、烩、烧。鲜品出水较多，极易炒老，烹饪时要注意掌握好火候。
>
> 平菇炒蛋：将平菇洗净，撕成条；另取尖椒切成丝；鸡蛋打匀炒至微熟。锅内放少许油，放葱、姜末炒香，再入平菇、青椒丝，炒到平菇出水，放盐调味，入鸡蛋翻炒几下随即出锅。

洋葱

【性味】性温，味甘、辛。

【功用】健脾理气，化痰消脂。

【祛病保健应用】用于胸闷痞满、咳嗽痰多、食少腹胀。可防治高脂血症、创伤性溃疡、滴虫性阴道炎。

避免洋葱的刺激气味

洋葱可烹调出浓郁的香味，但切洋葱时其散发出的强烈刺激性气体会刺激眼睛。这是由于洋葱中散发出来的二烯丙基二硫化物和二烯丙基硫醚与泪水结合生成了微量的硫酸和乙醛。切洋葱时，为了避免眼睛受刺激，可把洋葱浸在水里切，这样气体就会溶解在水里，不会挥发至空气中刺激眼睛。

韭菜

【性味】性温，味辛。

【功用】温中补肾，行气解毒。

【祛病保健应用】用于肾阳虚、腹冷痛、反胃、胸痹疼痛。吐血、便血，内有血瘀者亦可食用。捣烂外敷，治疗痈疮肿毒、跌打损伤。

韭菜的食疗配方

韭菜125克、虾100克，炒熟食用，可温阳散寒，提高性功能。

韭菜400克、核桃肉100克，加芝麻油炒熟食用，治疗阳虚肾冷，腰膝冷痛。

鲜韭菜绞汁加红糖搅和，每次饮服30~60克，每日2~3次，治气滞血瘀，胸胁作痛，胃脘疼痛。

生韭菜洗净，开水泡过，捣烂取汁，每次1匙，和入鲜牛奶100克，缓缓咽服，每日3~5次，用于治疗噎膈反胃。

韭菜50克，洗净，切细，加黄酒200克，煮沸取汁，乘热温服，治急性腰扭伤。

葱白

【**性味**】性温，味辛。

【**功用**】发表，通阳，解毒，杀虫。

【**祛病保健应用**】可用于风寒感冒、阴寒腹痛。配金银花、野菊花解毒，可用于痈疮肿毒。

葱白阿胶蜜治肠燥便秘

葱白善通阳气，主治大小便不通；阿胶、蜂蜜有滋阴补血、益气补虚的作用。三者同用，对年老体弱、小儿虚羸及血虚气弱引起的肠燥便秘有较好的防治作用。

葱白15克，阿胶10克，蜂蜜15克。先将葱白洗净，切段，放锅内，加水400毫升，煎至200毫升，再加入阿胶，边煎边搅，至阿胶烊化，冲入蜂蜜，趁温一次服下。

芥菜

【**性味**】性温，味辛。

【**功用**】宣肺豁痰，温中利气。

【**祛病保健应用**】用于漆疥瘙痒、牙龈肿烂、久咳痰多清稀。《食疗本草》：主呃逆，下气，明目，去头面风。

芥菜饭

某天，乾隆皇帝微服私访，到了一农户家中。农户热情好客，请乾隆皇帝吃便饭。做饭时米缸里的米不够吃，又没有菜。他灵机一动，从后门出去，到菜园里采来一把碧绿幼嫩的芥菜，加点佐料，煮成一锅绿中夹白的芥菜饭。乾隆皇帝闻到这芳香扑鼻的芥菜饭，食欲大增，吃得津津有味，赞不绝口。

芥菜饭有多种做法。方法一：粳米如常法煮饭，在焖锅时将洗净切好的芥菜放入，焖熟后食用。方法二：粳米如法煮饭至熟，另起油锅炒芥菜，拌入米饭同炒至熟食用。

芦笋

【性味】性微温，味甘。

【功用】清热解毒，生津利水，抗痨抗癌。

【祛病保健应用】可增进食欲，帮助消化，缓解疲劳。用于热病口渴、淋病、小便不利。对维护毛细血管形态、弹性及生理功能有较好的作用。高血压、血管硬化、糖尿病、膀胱炎、肝硬化、肺结核患者可多食用。

> 识食心得
>
> 芦笋含抗癌有效成分天门冬酰胺及抗癌微量元素硒，对各种肿瘤均有防治作用，故被称为"防癌治癌的蔬菜"。芦笋可以促使人体内细胞生长正常化，有防止癌细胞扩散的功能，对白血病、乳腺癌、肺癌均有辅助治疗作用。

 # 大蒜

【性味】性温，味辛。

【功用】行滞气，暖脾胃，消癥积，解毒杀虫

【祛病保健应用】用于夜啼腹痛、面青冷。气薰烈，能通五脏，达诸窍，去寒湿，辟邪恶，消痈肿，化癥积肉食。

> **大蒜汁合牛乳治消化道肿瘤**
>
> 识食心得
>
> 将牛乳100毫升放锅内煮沸后放凉，冲入大蒜汁3毫升，搅匀后喝下，每日2次，有助于防治消化道肿瘤。大蒜中含有的大蒜素有抑制癌细胞、激活人体巨噬细胞、增强机体免疫力等作用。吃大蒜可以抑制胃内某些细菌生长，阻止食物中的硝酸盐转变为致癌物质亚硝酸，从而起到预防癌症的作用。

韭菜籽

【性味】性温，味辛、甘。

【功用】温肾壮阳，固精。

【祛病保健应用】用于阳痿、遗精、遗尿、尿频、白带过多、腰膝酸软。与菟丝子等研粉服用，补肾泄浊，主治虚劳肾亏，小便白淫，尿末漏精，梦遗滑泄，夜尿频数。合枸杞子等组成的补肾通精汤，能治疗不射精。配红参、枸杞子、鹿茸等浸酒饮用，可治疗阳虚精亏，性功能低下、性冷淡。

治顽固性呃逆：韭菜籽干品研末服，每次9克，每日2次。

治痢疾：韭菜籽研末，加白糖拌匀，用陈米饮送服。

治妇人带下及男子肾虚冷梦遗：韭菜籽醋煮后焙干，研成粉末，炼蜜为丸，空心用温酒送服。

治白浊茎痛：韭菜籽15克，车前子9克，以酒代水煎服。

治玉茎强硬不痿，精流不住，时时如针刺，捏之则痛：韭菜籽、补骨脂各等分，研成细粉，每服9克，水煎服，每日3次。

治小儿遗尿：韭菜籽研成细粉，与面粉制成面饼，蒸熟食用。

南瓜

【性味】性温，味甘。

【功用】补中益气，温中平喘。

【祛病保健应用】用于哮喘、肺痈、蛔虫病。南瓜中的果胶可保护胃肠道，使其免受粗糙食物的刺激，有防治溃疡的作用；还能和体内过剩的胆固醇黏结在一起，从而降低血液胆固醇的含量，防治动脉硬化。南瓜还有较好的抗毒作用，能黏结和消除体内的铅、汞等有毒金属，降低亚硝酸盐的致癌性，增强肝肾细胞的再生能力。

南瓜与糖尿病

南瓜含有的果胶与淀粉混食时，会提高胃内容物的黏稠度，减慢糖类的吸收；果胶在肠道内又会形成一种胶状物质，延缓肠道对糖及脂质的吸收，从而控制血脂和血糖的升高，对高脂血症、糖尿病有一定的防治作用。

杏

【性味】性微温，味甘、酸。

【功用】止渴生津，止泻。

【祛病保健应用】用于暑热伤津、慢性泄泻。杏能润肺生津止渴，阴津不足，口渴咽干者可食之。慢性支气管咳喘患者食之可止咳平喘。《滇南本草》：治心中冷热，止渴定喘，解瘟疫。杏还可制作成杏干嚼食，嚼食时唾液的分泌增多，嚼下杏干的同时也咽下了宝贵的津液，对身体的益处远远超过杏本身的功用。

杏助抗癌

识食心得

杏中含有丰富的维生素A原及维生素C，是抗癌的物质基础。杏仁中含有的苦杏仁苷的热水提取物对人宫颈癌细胞JTC-26抑制率为50%~70%；对致癌真菌黄曲霉菌、杂色曲霉菌及毒素黄曲霉素B_1的抑制率为100%。杏仁中的扁桃苷对小鼠乳腺癌也有治疗作用。

杨梅

【性味】性温，味酸、甘。

【功用】生津解渴，和胃消食，止痢。

【祛病保健应用】用于暑热烦渴、腹中胀满。可促进食物消化，缓解食积胃痛、食欲不振、烦呕等胃肠道症状。解酒毒，用于酒后吐泻。可涩肠止血，用于痢疾、衄血等。

杨梅酒的做法

识食心得

将杨梅装入广口瓶内，倒入高度白酒，没过杨梅2~3厘米，密封2个月后即成杨梅酒。杨梅配上辛辣的白酒，能促进肠胃消化，使气血和通。喝杨梅酒有助于防治中暑、痢疾、消化不良、纳呆少食、胃脘胀满。

桃

【性味】性微温，味酸、甘。

【功用】生津润肠，活血消积，止喘降压，丰肌美肤。

【祛病保健应用】用于暑热口渴、虚劳咳喘。补血活血，生津涤热，令人肥健，好颜色。含有较高的糖分，能改善皮肤弹性，并使皮肤红润。瘦弱者吃桃子，可强壮身体，丰肌美肤。

桃花助美容

《备急千金要方》细腰身方：桃花阴干，研作末服用。

《太平圣惠方》治斑点方：桃花与梅花各等分，浸水中，取水洗面。

《琐碎录》太平公主面药：桃花研末，以乌骨鸡血调和涂擦，用来美白。

李时珍认为桃花走泄下降，利大肠甚快，用来治壮实之人的水饮肿满、积滞、大小便闭塞不畅，有功而无害。桃花可通过导下痰湿而起到较好的减肥作用。就使面部悦泽红润而言，大概还在于它促进了皮肤的新陈代谢，使皮肤得到滋养。

《千金翼方》桃花酒：桃花盛开时收集桃花250克，晒干，连同白芷30克一并浸入1000克白酒中，一个月后饮用。每晚饮用30克。并可蘸取少许酒在掌心擦热后按摩面部，消除黄褐斑。

樱桃

【性味】性温，味酸、甘。

【功用】止渴生津，祛风湿，透疹。

【祛病保健应用】用于冻疮、瘫痪、疹发不出、烧烫伤。《滇南本草》：治一切虚证，能大补元气，滋润皮肤。樱桃可补充体内铁元素，促进血红蛋白再生，既可防治缺铁性贫血，又可增强体质，健脑益智。

识食心得

米酒浸泡的樱桃可治风湿性关节炎、腿脚不利。樱桃酒外涂可治烧伤、汗斑，去皱消斑，使面部皮肤红润嫩白。樱桃核加醋炒后研粉，开水送服，有助于治疗疝气痛。

 荔枝

【性味】性温，味酸、甘。

【功用】生津养血，健脾止泻，温中理气。

【祛病保健应用】用于病后体虚脾虚泄泻、呃逆不止、食少、瘰疬、外伤出血，亦可用于女性痛经、崩漏、贫血。

【注意】多食易致发热、牙龈肿痛，故阴虚火旺者慎用。

识食心得

治贫血，面色萎黄，少气乏力，妇女月经量少，干荔枝肉10枚，红枣10枚，水煎服。

治脾胃虚弱，大便溏泄，干荔枝肉5枚，扁豆30克，加水炖煮服食。

治思虑过度，劳伤心脾，心悸不宁，失眠，健忘，干荔枝5枚，山药15克，莲子10克，大枣8枚，加水炖煮服食。

治妇女虚弱，血虚崩漏，干荔枝肉10克，水煎服。

治脾虚久泻，干荔枝肉10枚，大枣5枚，加水煎服。

治白细胞减少，荔枝干肉15克，补骨脂15克，猪瘦肉60克，共炖煮食用，每日1次。

治淋巴结核，鲜荔枝10枚，肉、核一起捣烂如泥，敷于患处，每日换药1次，10日为1个疗程。

石榴

【性味】性温，味酸、涩。

【功用】生津化食，涩肠，止血止咳。

【祛病保健应用】用于久痢久泻、肺结核咳嗽、咽喉炎口干、音哑、口舌生疮。冠心病、高血压、遗精者可多食用。饮酒后食之，有助于解酒。

石榴皮与石榴花

石榴皮有明显的收敛功能，能涩肠止泻，治疗腹泻。它含有碱性物质有驱虫功效。《中国药物大辞典》载石榴皮涩肠，止泻，驱虫，治久泻、久痢、便血、脱肛、滑精、崩漏、带下、虫积腹痛、疥癣。石榴皮之所以能治疗腹泻、痢疾，是因为其对痢疾杆菌、大肠埃希菌有较好的抑制作用。

石榴花治鼻衄、中耳炎、创伤出血，泡水洗眼有明目的效果。

槟榔

【性味】性温，味苦、辛。

【功用】杀虫，破积气，利水。

【祛病保健应用】用于姜片虫、绦虫、蛔虫引起的食积满闷、脘腹痛、疟疾等。《本草纲目》载其治泻痢后重，心腹诸痛，大小便气秘，疗诸疟，御瘴疠。

治痰涎：槟榔研成粉末，开水送服3克。

治泛酸：槟榔200克，陈皮100克，细捣为散，空腹，用蜂蜜水送服3克。

治小儿头疮，积年不瘥：槟榔水磨，以纸衬，晒干，以生油调涂之。

治聤耳出脓：槟榔研末吹之。

治腰痛：槟榔为末，酒送服3克。

治小便涩痛：用煨槟榔、赤芍药各半，每取9克，另取灯心草煮水送服。

椰子

【性味】性温，味甘。

【功用】补益脾胃，强心利尿，杀虫消疳。

【祛病保健应用】用于鼻出血。可驱姜片虫、绦虫。身体虚弱，脾胃功能差，食欲不振者，可将椰肉切碎，加入适量的鸡肉和糯米，蒸熟后食用。椰汁中加入冬瓜子，饮之可泻肺火，治咳嗽。

识食心得

椰子助美容

椰汁补充细胞内液，扩充血容量，滋润皮肤，驻颜美容。椰子还能够有效地补充人体的营养成分，提高机体的抗病能力。

核桃肉

【性味】性温，味甘。

【功用】补肾强腰，固精缩尿，润肠通便。

【祛病保健应用】用于腰脊酸软、精神疲乏、遗精早泄、小便余沥不尽等。腰膝酸痛、头晕目眩、遗精、遗尿、尿频、自汗、盗汗、妇女带下、月经不调，合五味子、山萸肉熬糖食用。虚损羸瘦、腰脊酸痛、畏寒肢冷、性功能减退，与鹿茸、杜仲等一并熬膏食用。

识食心得

胆石症患者多吃核桃

胆结石的形成与饮食有关，食物中的黏蛋白与人体胆汁中的钙离子和非结合型胆红素结合成胆石支架和晶核便形成了胆结石。核桃肉中含有一种叫丙酮酸的物质，能阻止黏蛋白与钙离子、非结合型胆红素结合，并能胆结石溶解、消退和排出。因此，胆石症患者宜常吃核桃，多吃核桃。

栗子

【性味】性温，味甘。

【功用】补脾健胃，补肾强筋，活血止血。

【祛病保健应用】用于脾胃虚寒引起的慢性腹泻，肾虚所致的腰膝酸软、小便频数，以及金疮、折伤肿痛等。病后虚弱、手足酸软麻木，可以配适量红糖，加水煮食。栗子200克，放热灰中煨熟或煮熟，剥皮食用，可用于肾虚引起的久婚不育、腰腿无力、尿频等症。

> 治慢性腹泻：栗子肉50克，猪肚1只。栗子剖开，猪肚洗净切成小块，同放锅中，加水足量，用文火炖煮至栗酥肚熟，调好味食用。
>
> 治肾虚腰膝酸痛：栗子肉50克，猪肾1只。栗子对剖，猪肾剖开去脂膜洗净，一并入锅，加清水足量，煮至栗酥肾熟，调好味食用。
>
> 治慢性支气管炎，喘咳日久，气短乏力：栗肉100克、猪脚1对。栗子剖开，猪脚洗净，放锅中，加水足量，用文火炖煮1小时，调好味食用。
>
> 小儿先天不足，肾气虚弱，脚软无力，学步较迟，可每日吃风干栗子2枚，也可磨粉每日坚持食用。

松子

【性味】性温，味甘。

【功用】润肠通便，润肺止咳。

【祛病保健应用】质润气香，甘润入肠，有润肠通便作用，对防治津枯肠燥便秘有益。入肺而有润肺止咳之功，能治肺燥咳嗽。

熬制松子膏

> 松子、枸杞子、金樱子、麦门冬各120克，一并加水煎取汁，连煎3次，取3次汁混合，文火浓缩，加炼蜜150克收膏。也可将松子捣烂，于收膏时合炼蜜一并调入。每日早晚各用沸水调服2匙。本膏补益中兼以固涩，适宜于眩晕健忘，或记忆力下降，不耐思考者服用。

｜猪肚

【性味】性温，味甘。

【功用】补虚损，健脾胃。

【祛病保健应用】治虚劳羸弱、泄泻、下痢、消渴、小便频数、小儿疳积。《本草经疏》：猪肚为补脾胃之要品，脾胃得补，则中气益，利自止矣。《日华子本草》云其主补虚损，骨蒸劳热，血脉不行，皆取其补益脾胃则精血自生，虚劳自愈，根本固而后五脏皆安也。

> **识食心得**
>
> 猪肚多连着猪油，烹制前宜剔除净。猪肚不易烧熟，可放高压锅内，加水适量，烧约半小时，待冷后取出，按所需切成丝或片，然后配制食用。食疗方用的猪肚可根据需要用药汁烩炒；也可直接将各药合猪肚炖食；或将所用药物直接装入猪肚内，放锅中加水炖煮。

｜猪肝

【性味】性温，味甘、苦。

【功用】补肝，养血，明目。

【祛病保健应用】用于血虚萎黄、夜盲、目赤、浮肿、脚气。贫血可配菠菜煮汤食用；目昏眼干、夜盲，配鸡蛋、葱白煮汤食用。

> **吃猪肝先去毒**
>
> 猪肝是猪体内最大的毒物中转站、解毒器官，各种有毒的代谢产物和混入食料中的有毒物质都会聚集在肝脏中，猪肝食前要先去毒。买回的鲜猪肝应用流动水冲洗 10 分钟，然后放在水中浸泡 30 分钟。烹调时间不能太短，应该用急火炒 5 分钟以上。

｜火腿

【性味】性温，味咸。

【功用】健脾开胃，生津益血。

【祛病保健应用】用于虚劳怔忡、纳差、虚痢、久泻。《藏药秘诀》：生津，益血脉，固骨髓，壮阳，止泄泻、虚痢、蓐劳、怔忡，开胃安神。《随息居饮食谱》：补脾开胃，滋肾生津，益气血，充精髓，治虚劳怔忡，止虚痢泄泻，健腰脚，愈滑疮。

火腿治久泻

陈火腿脚爪1只，洗净，放锅中，加清水足量，用小火炖煮1日，至火腿烂熟为度，用于治疗久泻。民间常把火腿作为补养和调味的佳品。

羊肉

【性味】性温，味甘。

【功用】补虚劳，祛寒冷，温补气血；益肾气，补形衰，开胃健力；补益产妇，通乳治带，助元阳，益精血。

【祛病保健应用】慢性支气管炎、支气管哮喘、贫血、产后气血两虚、腹部冷痛、体虚畏寒、营养不良、腰膝酸软、阳痿早泄，以及一切虚寒病症，宜于食用。与山药、生姜、大枣同用可辅助治疗脾胃虚寒所致的反胃、身体瘦弱、畏寒等。与杜仲、枸杞子、黄芪、核桃肉同用可治疗肾阳虚所致的腰膝酸软冷痛、阳痿，以及妇女产后血虚经寒所致的腹冷痛。

去羊肉膻味

把羊肉洗净，切作块，沥干水，倒入炒锅，用旺火干煸，边煸边把渗出的血水滗掉。当锅内冒白烟，带血的水已滗不出来，肉微有焦香味时，喷上醋、料酒，继续翻煸，让膻味和醋、酒一起挥发，直到闻不出醋或酒味。然后放酱油，翻炒均匀，使每一块羊肉都沾上酱油，再加水和适量的盐，调好咸淡，在炒锅内烧开后盛入砂锅焖烧。在盛入砂锅时，并放一两颗茴香，待烧开后改用文火焖，使锅内汤汁保持小沸滚，一般半小时就可以了。肉已酥烂后放入半汤匙白糖，改用旺火，烧煮两三分钟即成。

羊肾

【性味】性温，味甘。

【功用】补肾气，益精髓。

【祛病保健应用】羊肾能温肾阳，补肾气，益精髓。治肾虚劳损，腰脊疼痛、足膝痿弱、阳痿、遗精、小便频数，加肉苁蓉、陈皮炖煮。治肾阳虚，阳痿、阴冷、宫寒不孕、腰膝冷痛、小便频数，加核桃肉、枸杞子烧煮。治阳痿遗精，腰膝酸软，加杜仲、五味子煮汤食用。

羊肾粥温阳补虚

羊肾1只，枸杞叶250克，羊肉60克，粳米100克。将羊肾剖开，去筋膜洗净，切细；羊肉用温水洗净，切细；枸杞叶洗净，加水煎煮取汁。粳米淘净，放锅内，加羊肾、羊肉及枸杞叶煎汁，并加水足量，煮作粥。待粥将成，加葱段及精盐，稍沸即可。羊肾粥祛寒补虚，壮阳温肾，适宜于体质虚寒，表现为面黄少华、食欲不振、口泛清涎、形寒怕冷、脘腹胀痛、腰背酸重、阳痿、便溏、小便清长者服食。

 # 鹿肉

【性味】性温，味甘。

【功用】补五脏，强筋骨，调血脉。

【祛病保健应用】用于肾精亏损，气血不足，阳痿、早泄、梦遗、滑精、面色无华、神疲乏力、腰脊酸痛。配用核桃肉烧煮食用，对于肾元亏虚的阳痿、早泄、腰膝酸软、精少有治疗作用。

鹿肉黄芪汤：鹿肉120克切块，黄芪30克，大枣10个，加水炖煮至肉熟透，喝汤食肉。气血不足，虚羸少气或产后缺乳者宜食。

鹿肉杜仲汤：鹿肉120克切块，杜仲12克，加水炖煮至肉熟透，加食盐、胡椒调味，喝汤食肉，用于肝肾不足、阳虚精少、腰背酸痛、脚膝乏力、阳虚尿频。

鹿筋

【**性味**】性温，味淡、微咸。

【**功用**】补劳损，续绝伤，壮筋骨。

【**祛病保健应用**】鹿筋含有丰富的胶原蛋白，有助于强筋骨，可辅助治疗风湿痹痛，手足无力，腰脊疼痛，步履艰难，手指麻木，并有助于宫寒、阳痿、遗精的防治。《唐本草》：主劳损续绝。《本经逢原》：大壮筋骨，食之令人不畏寒冷。

> 鹿筋为鹿科动物梅花鹿或马鹿的筋。干燥的鹿筋细长，呈金黄色或棕黄色，光泽而透明，长45～65厘米，粗1.5～2厘米。质坚韧，味微腥。
>
> 红烧鹿筋：鹿筋400克，香菇50克，冬笋50克。将鹿筋洗净，切长条，入开水锅内汆透，捞出控净；香菇、冬笋斜切成0.3厘米厚的薄片。锅中放油烧热，入葱段、姜片煸香，烹入料酒，放鹿筋条，并加适量水，用小火焖至汁浓，加香菇片、冬笋片，放盐、酱油、白糖、蚝油烧3分钟，拣去葱段、姜片，勾芡即可。

 鹿胎

【**性味**】性温，味甘、咸。

【**功用**】益肾壮阳，补血调经，生精补髓。

【**祛病保健应用**】主治肾虚精亏，体弱无力，腰腿酸软。鹿胎丸多用于治疗宫寒不孕；鹿胎膏养血益气，调经祛寒，主治冲任虚损，腰腿酸痛，经血不调，不孕，脐腹冷痛，气血虚弱，心悸头眩，气短乏力，形体瘦弱等。

> 鹿胎膏，由鹿胎配用鹿角胶、熟地黄、茯苓、人参、白术、当归、川芎、白芍、甘草熬制而成。养血益气，调经祛寒，适宜于治疗冲任虚损、腰腿酸痛、月经不调、宫冷不孕、脐腹冷痛、心悸不宁、头眩、气短乏力、形体瘦弱。

鸡肉

【**性味**】性温，味甘。

【**功用**】温中益气，补精益髓。

【**祛病保健应用**】虚损积劳、病后体虚、产后虚羸、乳少者宜于食用。对脾胃虚弱之神疲食少，肾虚之小便频数、耳聋等有康复保健作用。

癌症病人能否吃鸡肉

识食心得

鸡肉中蛋白质含量较高，100克鸡肉含蛋白质20克左右。乌骨鸡肉中还含有人体新陈代谢所需的核酸。因而癌症病人可以吃鸡肉。但癌症病人消化吸收能力差或肝功能减退、肾功能减退时，不宜摄入过量的蛋白质，否则容易引起氮质血症，此时，所有高蛋白食物都应限制，鸡肉也不例外。

海参

【**性味**】性温，味咸。

【**功用**】补益气阴，补肾益精。

【**祛病保健应用**】可提高性功能，用于肾虚阳痿、梦遗、尿频、精少、腰腿酸软等。

怎样泡发海参

识食心得

先将干海参用冷水浸泡一天，剖开肚腹，取出内脏，洗净，然后放入保温瓶中，倒入沸水，盖紧瓶盖，约5小时后倒出，挑出发透的嫩小海参，泡在冷水中备用。将个儿大有硬心的放回保温瓶，冲入沸水再浸5小时，直至发透为止。泡发海参时要注意，水中勿沾上油，油会影响海参吸水膨胀，降低出品率，还会使海参腐烂；也不要用盐水发海参，海参在盐水中不易发透。发好的海参最好马上食用，久放易变质。

| **对虾**

【性味】性温，味甘。

【功用】补肾，助阳气。

【祛病保健应用】提高性功能，治性功能低下、肾虚内寒、阳痿不起、遗精、腰膝酸软。

提防吃鱼、虾引起腹痛

识食心得

有的人，特别是小儿，吃鱼、虾后会出现腹痛，皮肤出现风疹块，有剧烈的痒感。鱼、虾类的蛋白质属致敏物质，一般人不会过敏。但易过敏者食用后会产生血管活性物质，引起皮肤真皮的小血管扩张，通透性增加，致血浆蛋白从血中漏出，进入真皮层，形成风团，使皮肤出现淡红色、大小不等的风疹块。与此同时，胃肠黏膜也会出现水肿，平滑肌蠕动加强，产生痉挛性收缩，出现腹痛。

 | **鲍鱼**

【性味】性温，味甘、咸。

【功用】滋阴清热，补肝明目。

【祛病保健应用】用于肝热上逆、头晕目眩、骨蒸劳热、青盲内障、高血压眼底出血等。可辅助治疗月经不调、大便秘结等。

干鲍鱼

识食心得

干鲍鱼是相当名贵的食品。受气候影响，不同地方的干鲍加工技术有所不同，但一般都需要经过晾晒、盐渍、水煮、烘干、吊晒等一系列复杂而精细的处理。加工完成的干鲍，放置时间越长风味越别致。鲍鱼在干制储藏过程中，其物理化学性质发生变化，内部出现溏心效果，风味上要超过鲜鲍鱼。

蚶

【性味】性温，味甘、咸。

【功用】补益气血，健脾益胃，散结消痰。

【祛病保健应用】消癥瘕痞块，去老痰积结，治胃痛泛酸。《医林纂要》：补心血，散瘀血，除烦醒酒，破结消痰。

> 识食心得
>
> 治痰火喘嗽：蚶壳洗净，放炭火上焙烧，去火毒后研粉，制丸，开水送服。
>
> 治气虚水肿浮胀：大蒜研烂，以蚶粉和为丸，开水送服。
>
> 治胃痛：瓦楞子10个，蚶壳10个，火煅，研成细末，用生姜汤送下。
>
> 治虚热遗精：炒黄柏、知母、蚶粉各等分，以青黛为衣，制丸服用。
>
> 治汤火伤：蚶壳烧研为末，油调涂之。
>
> 治肺痈：蚶以童便煅研，用甘桔汤送服。

 # 淡菜

【性味】性温，味咸。

【功用】补肝肾，益精血，消瘿瘤。

【祛病保健应用】用于虚劳羸瘦、眩晕、盗汗、阳痿、腰痛、吐血、崩漏、带下、瘿瘤、疝瘕。

> 识食心得
>
> 《本草汇言》：淡菜，补虚养肾之药也。
>
> 《本草拾遗》：主虚羸劳损，因产瘦瘠，血气结积，腹冷、肠鸣、下痢、腰疼、带下、疝瘕。
>
> 《随息居饮食谱》：补肾，益血填精，治遗带崩淋、阳痿阴冷、消渴、瘿瘤。

带鱼

【性味】性温，味咸。

【功用】补虚，解毒，止血。

【祛病保健应用】有助于病后体虚、产后乳汁不足、疮疖痈肿、外伤出血、血虚头晕、气短乏力、食少羸瘦、营养不良、皮肤干燥的防治。含丰富的不饱和脂肪酸，具有降低胆固醇的作用；含有丰富的镁元素，对心血管系统有很好的保护作用，有利于预防高血压、心肌梗死等心血管疾病；带鱼的鳞和银白色油脂层中还含有抗癌成分6－硫代鸟嘌呤，对辅助治疗白血病、胃癌、淋巴癌等有益。常吃带鱼还可养肝补血、泽肤养发健美。

识食心得

红烧带鱼的做法

红烧带鱼是一道经典的菜式，吃起来干香脆口，让人回味无穷。将带鱼剖开去内杂，洗净，切成段，在带鱼表面划几刀便于入味；将带鱼表面沾上一层薄薄的干面，再把多余的面粉抖掉；不粘锅烧热放油，油热后放入带鱼煎至两面金黄；盛出多余的油，放大料和花椒煎出香味，烹入料酒，放葱、姜、蒜，轻轻翻炒出香味，倒入酱油，加白糖、醋，改用小火，将鱼煎约10秒钟，翻面再煎10秒钟，至带鱼上色后倒入清水大火烧开，加盐，转成小火炖约15分钟，至汤汁收尽起锅。

鲢鱼

【性味】性温，味甘。

【功用】健脾，利水，温中，益气，通乳，化湿。

【祛病保健应用】脾胃虚弱之食欲减退、瘦弱乏力、慢性腹泻者宜于食用。有助于慢性肾炎、肝炎、水肿的康复。

鲢鱼去腥

鱼去鳞剖腹洗净后，放盆中，倒入黄酒腌制可除去腥味，并能使味道鲜美。也可将鲜鱼剖开后洗净，放入牛奶中泡一会儿，既可除腥，又能增加鲜味。也可将25克盐和5000毫升水混匀，把活鱼放入淡盐水里。

 ## 鳙鱼

【性味】性温，味甘。

【功用】疏肝解郁，健脾利肺，补虚弱，祛风寒，益筋骨。

【祛病保健应用】用于风寒头痛、脾胃虚寒、食少乏力、肾虚下寒。对心血管系统有保护作用，并能调理脾胃，润泽皮肤。

鳙鱼头大而肥，又叫胖头鱼、大头鱼。它属高蛋白、低脂肪、低胆固醇鱼类，富含磷脂及叶素。脑髓中含量尤其高，常食能益智、助记忆。鱼脑中含有人体所需的鱼油，而鱼油中富含多量不饱和脂肪酸，可以起到提高、改善大脑功能的作用。

 ## 草鱼

【性味】性温，味甘。

【功用】暖胃和中，平降肝阳，祛风，治痹，截疟，益肠，明眼目。

【祛病保健应用】用于虚劳、风虚头痛、高血压头痛、久疟。身体瘦弱、食欲不振者食之，可以开胃、滋补。对血液循环有利，是心血管病人的良好食物。经常食用，有助于抗衰老，养颜保健。

草鱼去腥

鱼剖肚洗净后，放在冷水中，再往水中倒入少量的醋和胡椒粉。杀鱼时，尽量将鱼的血冲洗干净，烹调时加葱、姜、蒜等调料，土腥味基本上可以去除。

鳝鱼

【性味】性温，味甘。

【功用】益气血，补肝肾，强筋骨，祛风湿。

【祛病保健应用】用于虚乏无力，腰膝酸痛；并用于祛风湿，治腹泻、水肿、赤白痢。

识食心得

鳝鱼强筋健骨汤：鳝鱼1条（重约250克），党参、牛蹄筋各15克，当归10克，料酒、葱段、姜片、肉汤各适量。将牛蹄筋用温水泡发，然后撕去筋膜，切段；党参、当归取饮片，装入纱布袋后扎口。鳝鱼宰杀，去内脏，洗去血水，去骨和头。鳝鱼肉切成条，入油锅中炸至金黄色捞出。锅中注入适量肉汤，加入蹄筋、鳝鱼肉、盐、药包、料酒、葱、姜，煮至肉和蹄筋熟烂，拣去药包、葱、姜食用。

红糖

【性味】性温，味甘。

【功用】补中缓肝，和血化瘀。

【祛病保健应用】红糖对血管硬化能起到一定的治疗作用，且不会诱发龋齿等疾病，并能防止肥胖。红糖有活血化瘀作用，可治疗产后恶露不行，经血阻滞。

红糖与白糖

　　红糖由甘蔗汁炼制而成，为粗制糖，含有包括钙在内的矿物质，并含维生素等营养成分；白糖是精制糖，其中矿物质和维生素的含量低。红糖的营养价值高，白糖的营养价值低。过度食用白糖会诱发儿童缺钙，造成龋齿及肥胖、动脉硬化、心脏病等。因此，白糖当少吃。

菜籽油

【性味】性温，味甘、辛。

【功用】润燥，通便，解毒。

【祛病保健应用】可用于蛔虫性及食物性肠梗阻。人体对菜籽油的吸收率很高，可达99%。菜籽油所含的亚油酸等不饱和脂肪酸能很好地被机体吸收，具有一定的软化血管、延缓衰老的功效。《食物本草》：敷头，令发长黑。行滞血，破冷气，消肿散结。治产难，产后心腹诸疾，赤丹热肿，金疮血痔。

判断菜籽油的好坏

用眼睛观察：好的菜籽油相对透明，不浑浊，为黄色略带一点绿，或金黄色。

用鼻子闻：好的菜籽油的味道有一股菜香，不会有刺鼻的感觉。

用嘴尝：如果有异味就不是好油，正常的油不应该有异味，如果有苦味说明已经变质。

下油锅试：烧热后有油香为好油，味道不足且下锅有水溅起来说明质量不好。

豆油

【性味】性温，味甘、辛。

【功用】驱虫，润肠。

【祛病保健应用】用于蛔虫性及粘连性肠梗阻，大便秘结不通。《随息居饮食谱》：润燥，解毒，杀虫。

豆油的贮藏

豆油在存贮时，不要选择塑料或玻璃制品。塑料中的化学成分容易溶于油中，玻璃制品容易使紫外线透过，促使豆油氧化，降低豆油的营养价值。一般情况下，应将豆油密封后放置在干燥、避日光的阴凉处。如保存不当，豆油会因为高温、微生物、日光照射等发生脂肪氧化酸败现象，出现"哈喇味"，就不宜食用了。

 ## 醋

【性味】性温，味酸、甘。

【功用】散瘀消积，止血，安蛔，解毒。

【祛病保健应用】用于产后血晕、癥瘕积聚，辅助治疗吐血、衄血、便血、虫积腹痛，解鱼肉菜毒、痈肿疮毒。有促进消化、增进食欲的作用，可提高胃肠道的杀菌能力。烧排骨、鸭子等肉类时加点醋，可以使钙质溶解，被人体吸收利用。炒蔬菜时加点醋，可减少蔬菜中维生素C的流失。高血压患者每天清晨吃10粒醋浸花生米，有助于降压和防止动脉硬化。食醋50克，加温开水50毫升，缓缓服下，能缓解胆道蛔虫病引起的腹痛；失眠者睡前服之，可较快入睡；大便干燥者服之，有助于排便；晕车者服之，能减缓晕车症状，使旅途愉快。

醋熏蒸防流感

每立方米的空间用醋10毫升，加水2倍，然后加热醋的水溶液。熏蒸时关好门窗，每天1次，连熏3天，有助于控制流感、脑膜炎、腮腺炎等传染病的流行。

 ## 酒

【性味】性温，味甘、苦、辛。

【功用】活血止痛，温中散寒。

【祛病保健应用】用于风寒痹痛，筋脉挛急。配瓜蒌、薤白，可治疗胸痹心痛。蛇类药浸酒，对于防治风湿痹病有帮助。

酒糟和酒酿

高粱、大麦、米等酿酒后剩余的残渣叫酒糟，辛温味甘，用于治疗伤折瘀滞疼痛、手足皲裂、冻疮。

酒酿为糯米和酒曲酿制而成的酵米，可补气，生津，活血，用于治疗痘疹透发不起、乳痈肿毒、头痛头风。

桂花

【**性味**】性温，味辛。

【**功用**】化痰，散瘀。

【**祛病保健应用**】用于痰饮喘咳、肠风血痢、脘腹不舒、食欲不振。可泡茶，可浸酒，也可用作配制药膳的辅料。

识食心得

桂花酒、盐桂花和糖桂花

桂花酒：将含苞桂花采下，晒干，以桂花、白酒 1∶100 的比例配置，一般 7 天即可饮用，存储时间愈长，其香气愈浓。每次可饮 30 克，有开胃怡神、疏肝散瘀的效用。

盐桂花、糖桂花：取新鲜桂花加盐适量，密封于瓶内，即成盐渍桂花。如将盐改成糖，即成糖桂花。烧制甜点或羹汤时，可取适量和入，有开胃爽神的作用。

茉莉花

【**性味**】性温，味辛、甘。

【**功用**】理气止痛，温中和胃，消肿解毒。

【**祛病保健应用**】用于下痢腹痛、目赤肿痛、疮疡肿毒。外用润燥香肌，美发美容。其香气怡人，可使排便顺畅，可改善昏睡及焦虑现象，对慢性胃病、月经失调也有治疗作用。茉莉花与玫瑰花搭配冲泡饮用，助于排出体内毒素。

识食心得

茉莉浸膏与精油

茉莉花芬芳浓郁，香型独特，是植物源性天然香料之一。茉莉精油通常作为食品香料或香水、花露水的香精。茉莉精油洗面皂就用了茉莉精油，能有效洁净脸部污垢，促进新陈代谢，使肌肤紧实有弹性，清爽舒适，光滑柔嫩。

红曲

【性味】性温，味甘。

【功用】健脾消食，活血化瘀。

【祛病保健应用】用于饮食停滞、胸膈满闷、消化不良。辅助治疗小儿吐逆，妇人产后瘀血不下、腹痛、心腹痛。外用治疗小儿头疮。

识食心得

红曲酿酒

《本草纲目》言红曲"入酒及醋醢中，鲜红可爱"。采用传统工艺，以红曲为原料酿制的红曲酒，有助于降血脂，降血糖，降血压。浙江义乌的红曲酒、天台的宋红酒都形成了一定的生产规模，具有影响力。红曲不仅可用来改善菜肴的外观色泽，且可赋予菜肴特有的风味，还具有抑菌、防腐、保健等多种作用。

山楂★

山楂为蔷薇科植物山里红或山楂的干燥成熟果实。秋季果实成熟时采收，切片，干燥。

【性味】性微温，味酸、甘。

【功用】开胃消食，化滞消积，活血散瘀，化痰行气。

【祛病保健应用】用于肉食滞积、癥瘕积聚、腹胀痞满、瘀阻腹痛、痰饮、泄泻、肠风下血等，高血压、冠心病、心绞痛、高脂血症以及食积停滞、腹痛、腹泻、小儿乳食不消等宜于食用。脾胃气滞所致的胃肠功能紊乱，与玫瑰花、炒谷芽、炒麦芽等同用。血瘀、湿阻所致的高脂血症，与决明子、荷叶等同用。产妇恶露不尽，腹中疼痛，山楂100个，打碎煎汤，入砂糖少许，空腹温服。焦山楂消食导滞作用更强，用于肉食积滞，泻痢不爽。

山楂的药理作用

山楂具有扩张血管、增加冠状动脉血流量、改善心脏活力、兴奋中枢神经系统、降低血压和胆固醇、软化血管、利尿和镇静作用，能防治心血管疾病。对消肉食积滞有较好的作用，有助于解除局部瘀血状态，辅助治疗跌打损伤。所含的黄酮类和维生素C、胡萝卜素等物质能阻断并减少自由基的生成，增强机体的免疫力，防衰老，抗癌。

白扁豆★

白扁豆为豆科扁豆属植物扁豆的干燥成熟种子。秋、冬二季采收成熟果实，晒干，取出种子，再晒干。

【**性味**】性微温，味甘。

【**功用**】健脾化湿，和中消暑。

【**祛病保健应用**】用于脾胃虚弱、食欲不振、大便溏泄、白带过多、暑湿吐泻、胸闷腹胀。合粳米煮粥，味美可口，能辅助治疗脾胃虚弱泄泻、暑湿吐泻，并有助于治疗妇女赤白带下。用于脾胃虚弱所致的食欲不振、大便溏泄，与石榴皮、炒山药等同用；脾虚湿盛所致的白带过多，与党参、茯苓等同用；暑湿呕吐腹泻，与藿香、佩兰等同用。取净白扁豆，炒至微黄，即成炒白扁豆，功用健脾化湿，用于脾虚泄泻、白带过多。

【**注意**】扁豆中含有毒蛋白，此种毒蛋白是一种凝血素，能使血液凝固。扁豆荚内还有另外一种毒素，叫溶血素。中毒者在食后1~5小时内发病，开始会感到恶心，接着呕吐，伴有腹痛、头晕、头痛等。轻者会自行好转，严重的应及时送医院抢救。

去除扁豆的毒素

扁豆中所含的毒素怕高温，只要把扁豆彻底煮熟或炒熟，毒素就会被破坏。可采用焯水法和急火干煸法来去毒。

焯水法：将新鲜豆角切成丝或片，倒入开水中，锅内水再开时略煮一下，然后捞出浸入冷水中，供进一步烹制用。

> 急火干煸法：将切好的新鲜豆角倒入干热炒锅中急火煸炒，这时可闻到较重的豆腥气，继续炒至豆腥气消失，扁豆变色，即可起锅，作为材料备用。

生姜★

生姜为姜科植物姜的新鲜根茎。秋、冬二季采挖，除去须根及泥沙，除去杂质，洗净，用时切厚片。

【性味】性微温，味辛。

【功用】发表散寒，温胃止呕，解毒。

【祛病保健应用】用于风寒感冒、头痛鼻塞、恶心呕吐、胃寒痛、虚寒吐泻、手足厥冷等。咳喘，加罗汉果煮水喝。风湿痛、腰腿痛，与独活、肉桂等同用。脾胃虚寒所致胃、十二指肠溃疡，与白及、海螵蛸等同用。寒湿型急性细菌性痢疾，与茯苓、藿香等同用。

常食生姜防治胆结石

胆结石形成的原因比较复杂，但可能与病变的胆囊黏膜释放过多的前列腺素有关。这种前列腺素能使胆汁中黏蛋白含量增多。而黏蛋白是促核形成因子，不仅能增加胆汁的黏稠度，而且能使呈饱和状态的胆固醇形成结石。研究发现，生姜中的辛辣成分有抑制前列腺素合成的作用，其挥发油则有较强的利胆作用。常吃生姜及其制品可预防胆结石形成。胆石症患者多食姜可抑制结石增多、增大。

香薷★

香薷为唇形科植物石香薷的干燥地上部分。夏季茎叶茂盛时采割，除去杂质用。

【性味】性微温，味辛。

【功用】发汗解表，和中利湿。

【祛病保健应用】用于暑湿感冒、恶寒发热、头痛无汗、腹痛吐泻、小便不利。中暑，与厚朴、连翘等同用。外感风寒暑湿，与藿香正气散同用。水肿，与白术、猪苓等同用。

> **识食心得**
>
> 香薷发散风寒，有发汗解表作用，多用于夏季贪凉，感冒风寒所引起的发热、恶寒、头痛、无汗等症。香薷有祛除暑湿的作用，适用于暑季恣食生冷，及湿阻脾胃所引起的呕吐、泄泻。香薷利小便、消水肿，可单独应用，也可配白术用，以健脾利水。

 ## 广藿香★

广藿香为唇形科植物广藿香的地上干燥部分，枝叶繁茂时采收，采集后拣去杂质，除去残根及老茎，日晒夜闷，反复至干。取老茎，水浸润透，切片晒干，即中药藿梗。

【性味】性微温，味辛。

【功用】快气，和中，辟秽，祛湿。

【祛病保健应用】用于头痛、胸脘痞闷、呕吐泄泻、疟疾、痢疾、口臭。外感寒湿所致的头疼、胃肠功能紊乱，与大腹皮、白芷、紫苏、茯苓、半夏曲、白术、陈皮、厚朴等同用。暑月吐泻、霍乱吐泻，与丁香等一并煎服。口臭，藿香30克，煎汤含漱。

> **识食心得**
>
> 治暑月吐泻：滑石100克，藿香7.5克，丁香1.5克，共为末，每服3克，用米泔水调服。
>
> 治霍乱吐泻：陈皮、藿香叶各等分，每取15克，加水煎，温服。
>
> 香口去臭：藿香洗净，加水煎，时时噙漱。
>
> 治胎气不安，气不升降，呕吐酸水：香附、藿香、甘草各6克，加工成粉末，每服6克，入盐少许，开水调服。

 ## 丁香★

丁香为桃金娘科植物丁香的干燥花蕾。花蕾由绿色转红时采摘，晒干。

【性味】性温，味辛。

【功用】温中止痛，和胃暖肾，降逆止呕。

【祛病保健应用】用于脾胃虚寒、呃逆呕吐、食少吐泻、心腹冷痛、肾虚阳痿。可缓解腹部气胀，增强消化能力，减轻恶心呕吐。内服治疗胃痛、呕吐、呃逆，外用治疗龋齿牙痛、癣。胃寒呕逆，丁香3克，柿蒂6克，水煎服。脾胃虚寒所致的胃肠功能紊乱，与干姜、红枣等同用。脾肾阳虚所致的阳痿早泄，与核桃、芝麻等同用。热病及阴虚内热者忌服。

丁香油

性大热，味辛、甘，能暖胃温肾，可治疗胃寒痛胀、呃逆、吐泻、口臭、牙痛、疝痛、阳痿等。

八角茴香★

八角茴香为木兰科植物八角茴香的干燥成熟果实。秋、冬二季果实由绿变黄时采摘，置沸水中略烫后干燥或直接干燥入药。

【性味】性温，味辛、甘。

【功用】温阳散寒，理气止痛。

【祛病保健应用】用于疗疝气疼痛、少腹冷痛、肾虚腰痛、胃痛呕吐等。胃痛、腹痛属寒者，八角茴香、胡椒各等分，研作细粉，装空心胶囊内，每次吃3粒。睾丸疼痛，茴香9克，苍耳子9克，水煎服。寒凝所致的少腹坠胀，八角茴香、小茴香各10克，乳香1克，水煎服。鞘膜积液，八角茴香15克，加盐5克同炒焦，研作细末，打入青壳鸭蛋2个，同煎作饼，临睡前用黄酒送服。疝气疼痛，八角茴香100克，炒热后装入布袋中，熨敷患处。

腰痛验方

八角茴香6克，炒过后研粉，用淡盐开水送服。茴香炒过，研作细末，另取猪腰1个，切作薄片，一端连牢使片不开，层层掺上茴香粉末，用湿的厚纸包裹，放灰火中煨熟，嚼食猪腰，用黄酒送下。

刀豆★

刀豆为豆科植物刀豆的干燥成熟种子，秋季采收成熟果实，剥取种子，晒干。

【性味】性温，味甘。

【功用】温中，下气，止呃。

【祛病保健应用】用于虚寒呃逆、呕吐、腹胀、肾虚腰痛、痰喘。《中药材手册》：补肾，散寒，下气，利肠胃，止呕吐，治肠胃不和之呕逆、腹胀、吐泻。

识食心得

治气滞呃逆，膈闷不舒：刀豆取老而绽者，每服9克，开水送服。

治肾虚腰痛：刀豆2粒，包于猪腰子内，外裹叶，烧熟食。

治百日咳：刀豆10粒打碎，甘草3克，加冰糖适量，水一杯半，煎至一杯，去渣频服。

治鼻渊：老刀豆，文火焙干为末，酒服9克。

治小儿疝气：刀豆研粉，每次4.5克，开水冲服。

 小茴香★

小茴香为伞形科植物茴香的干燥成熟果实。秋季果实初熟时采割植株，晒干，打下果实，除去杂质。

【性味】性温，味辛。

【功用】散寒止痛，理气和胃。

【祛病保健应用】用于寒疝腹痛、睾丸偏坠、痛经、少腹冷痛、脘腹胀痛、食少吐泻。脾胃虚寒所致腹痛，小茴香与干姜、甘草合用。阳虚寒疝，小茴香与巴戟天、橘核同用。

识食心得

治胃寒痛：小茴香、干姜各9克，甘草6克，水煎服。

治感受风寒所引起的胃痛、腹痛：小茴香9克，水煎，加适量红糖服用。

治脾胃虚寒，气滞腹胀，胃纳差：小茴香、陈皮、党参、乌药各9克，生姜6克，水煎服。

治小肠疝气，睾丸肿痛：小茴香、木香各6克，川楝子9克，吴茱萸3克，水煎服。

治痛经：小茴香、当归、白芍、香附、延胡索各9克，水煎服。

木瓜★

木瓜为蔷薇科植物贴梗海棠的干燥近成熟果实。夏、秋二季果实绿黄时采收，置沸水中烫至外皮呈灰白色，对半纵剖，晒干。

【性味】性温，味酸。

【功用】平肝舒筋，和胃化湿。

【祛病保健应用】用于湿痹拘挛、腰膝关节酸重疼痛、吐泻转筋、脚气水肿。吐泻转筋，木瓜1枚，陈仓米50克，水煎服。脾胃寒湿腹泻，木瓜、干姜、甘草各等分，研粉，每次6克，米饮汤调服。荨麻疹，木瓜18克，水煎服。

治风湿手足腰膝不能举动：木瓜1枚，青盐25克，木瓜去皮脐，开一孔，内填吴茱萸50克，线系定，蒸热细研，入青盐研令匀，制丸，茶酒任下。

治吐泻转筋：木瓜1枚，陈仓米1合，加水2大盏，煎至1盏半，去渣，时时温服。

治脚膝筋急痛：水酒各半，煮木瓜令烂，研作浆粥样，裹痛处，冷即易，一宿三五度。

治筋急项强，不可转侧：宣州木瓜2个，取盖去瓤，没药100克，乳香50克，二味纳木瓜中，用盖子合了，竹签定之，蒸烂，研成膏子，每服三五匙，地黄酒化下。

治干脚气，痛不可忍者：干木瓜1个，明矾50克，煎水，乘热熏洗。

治荨麻疹：木瓜18克，水煎，分两次服。

白芷 ★

白芷为伞形科植物白芷或杭白芷的干燥根。夏、秋间叶黄时采挖，除去须根及泥沙，晒干或低温干燥。

【性味】性温，味辛。

【功用】散风除湿，通窍止痛，消肿排脓。

【祛病保健应用】用于感冒头痛、眉棱骨痛、鼻塞、鼻渊、牙痛、白带、疮疡肿痛。治头痛、牙痛、三叉神经痛，与忍冬藤、白芍等同用。治慢性鼻炎，与苍耳子等同用，如苍耳子散。治肠道出血，与地榆等同用，如地榆散。

> 识食心得
>
> 治头痛、牙痛、三叉神经痛：白芷100克，冰片2分，共研成末，以少许置于患者鼻前庭，嘱均匀吸入。

 龙眼肉 ★

龙眼肉为无患子科龙眼属植物龙眼的假种皮。夏、秋二季采收成熟果实，干燥，除去壳、核，晒至干爽不黏。

【性味】性温，味甘。

【功用】补心脾，益气血，安神。

【祛病保健应用】用于气血不足、心悸怔忡、健忘失眠、血虚萎黄。思虑过度、劳伤心脾，健忘怔忡，与白术、茯苓、黄芪、酸枣仁、人参等同用，水煎服。月经不调，产后虚弱，与鸡蛋同煮熟。脾气亏虚所致神疲乏力，龙眼肉250克，白酒2500克，浸泡饮用，每晚饮25~50毫升。脾虚所致泄泻，龙眼肉14粒，生姜3片，水煎服用。气血亏虚所致产后浮肿，龙眼肉、生姜、大枣等分，水煎服。

> 识食心得
>
> **玉灵膏**
>
> 治疗气血亏虚，龙眼肉与西洋参一起蒸熟食用。用于思虑伤脾、头昏、失眠、心悸怔忡、虚羸、病后或产后体虚，及脾虚所致下血

失血证。年老体衰者，每次用开水送服一匙，大补气血，力胜参芪。产妇临产前服之尤佳。

肉豆蔻★

肉豆蔻为肉豆蔻科植物肉豆蔻的干燥种仁。除去杂质，洗净，干燥后入药。

【性味】性温，味辛。

【功用】温中行气，涩肠止泻。

【祛病保健应用】用于脾胃虚寒，久泻不止，脘腹胀痛，食少呕吐。脾肾虚寒所致的五更泻泄、不思饮食、久泻不愈、腹痛腰酸肢冷、神疲乏力，与补骨脂等同用，如四神丸。肝气郁滞所致两胁刺痛、饮食无味，与陈皮等同用，如舒肝丸。小儿脾胃气逆所致的呕吐不止，与丁香等同用，如肉豆蔻丸。

肉豆蔻与草豆蔻

《本草正义》：肉豆蔻，除寒燥湿，解结行气，专理脾胃，颇与草果（草豆蔻）相近，则辛温之功效本同，惟涩味较甚，并能固及大肠之滑脱，四神丸中有之。温脾即以温肾，是为中下两焦之药，与草果之专主中焦者微别。

佛手★

佛手为芸香科柑橘属植物佛手的干燥果实。秋季果实尚未变黄或变黄时采收，纵切成薄片，晒干或低温干燥。

【性味】性温，味辛、苦、酸。

【功用】疏肝理气，和胃止痛，止咳平喘祛痰。

【祛病保健应用】用于肝胃气滞、胸胁胀痛、胃脘痞满、食少呕吐、咳喘痰多。胃、十二指肠溃疡属于脾胃气滞者，与陈皮、厚朴、苍术等同用。支气管哮喘属于痰湿所致者，与萝卜子、苏子、白芥子等同用。女性阴道炎，与马齿苋、土茯苓等同用。

> **凉拌佛手**：将瓜瓤挖尽，刨尽瓜皮（特别嫩的小佛手瓜不用刨皮），细切成丝，用盐腌渍半天，沥干后与红椒丝、麻油、盐、白糖、柠檬汁一起拌匀。
>
> **清炒佛手**：将佛手切成片。起油锅爆香蒜末和虾米，然后放入佛手瓜拌炒，加入半杯水和盐、生抽。等到水收快干，佛手瓜变成略透明状，淋上香油即可起锅。

苦杏仁★

苦杏仁为蔷薇科植物杏或山杏的干燥种子。夏季果实成熟时采摘，除去果肉及核壳，取种仁，晾干。

【**性味**】性温，味苦。

【**功用**】祛痰止咳，平喘，润肠。

【**祛病保健应用**】慢性气管炎，与黄芩、地龙等同用。外阴瘙痒，与苦参、蒲公英、野菊花等同用。湿阻证，与薏苡仁、豆蔻等同用。

> **杏仁有毒，要重视炮制**
>
> 拣净杂质，置沸水中略煮，俟皮微皱起捞出，浸凉水中，脱去种皮，晒干，簸净后用。将净杏仁置锅内，用文火炒至微黄色，即为炒杏仁。

沙棘★

沙棘为胡颓子科植物沙棘的干燥成熟果实。秋、冬二季果实成熟或冻硬时采收，除去杂质，干燥或蒸后干燥。

【**性味**】性温，味酸、涩。

【**功用**】止咳祛痰，消食化滞，活血散瘀。

【**祛病保健应用**】用于咳嗽痰多、消化不良、食积腹痛、瘀血经闭。冠状动脉粥样硬化、心绞痛等，与丹参、鸡血藤等同用。咳嗽多痰，与陈皮、姜半夏等同用。胃、十二指肠溃疡和消化不良等，与陈皮、茯苓、砂仁等同用。

> 沙棘又被称为"圣果""长寿果""第二人参""生命能源""神果"等。相传古希腊各城邦之间战争不断，有一次斯巴达人打了胜仗，但是有60多匹战马在战争中受了重伤。斯巴达人不忍杀死自己的战马，又不想看到自己心爱的战马死去，于是将它们赶到一片树林中。过了一段时间后，他们惊讶地发现，那些濒临死亡的战马非但没有死去，而且一个个膘肥体壮，毛色鲜亮，浑身仿佛闪闪发光。探究奥秘发现，这群马被赶入了一片沙棘林，马儿们饿了就吃沙棘叶，渴了就吃沙棘果，依靠沙棘为生。古希腊人从此知道了沙棘的营养和治病价值。

花椒★

花椒为芸香科植物青椒或花椒的干燥成熟果皮。秋季果实成熟时采收，去除杂质晒干。

【性味】性温，味辛。

【功用】温中止痛，杀虫止痒。

【祛病保健应用】用于脾胃虚寒引起的脘腹冷痛、呕吐、泄泻，蛔虫引起的腹痛、呕吐，小儿消化不良，菌痢，阴道滴虫等。《神农本草经》：主风邪气，温中散寒，坚齿发，明目。

> 花椒是厨房常备的调味香料，也是有效的治疗用药，巧妙制作食用，可治多种病症。
>
> 缓解牙痛：花椒适量，以醋代水煎煮片刻，然后取醋含漱。
>
> 治蛔虫腹痛：花椒9克，红糖适量，一并放锅内，水煎汤，趁温饮服。
>
> 回乳：花椒10克，加水400克，浸泡后煎煮浓缩成250毫升花椒水，然后加入红糖50克，于断奶当天趁热服下。以后每日1次，

一般1~3次即可收效。

妇人阴痒：与吴茱萸等同用，如椒茱汤。

大枣★

大枣为鼠李科枣属植物枣的干燥成熟果实。秋季果实成熟时采收，晒干。

【性味】性温，味甘。

【功用】补脾和胃，益气生津，调营卫，解药毒。

【祛病保健应用】用于脾虚食少、乏力便溏、妇人脏躁。主治胃虚食少、脾弱便溏、气血津液不足、营卫不和、心悸怔忡、过敏性紫癜、贫血及高血压。《日华子本草》：润心肺，止嗽，补五脏，治虚劳损伤，除肠胃癖气。疲劳综合征，与仙鹤草等同用。失眠，与枣仁、合欢花等同用。治疗胸腔积液，与芫花、甘遂等同用，如十枣汤。

大枣降转氨酶

大枣能降低血清谷丙转氨酶水平。急慢性肝炎、肝硬化等血清转氨酶活力较高的病人，每晚睡前可饮用红枣花生汤。红枣、花生、冰糖各30克，先煎花生，后加红枣、冰糖。每日1剂，30天为一疗程。

砂仁★

砂仁为姜科植物阳春砂、绿壳砂或海南砂的干燥成熟果实。夏、秋二季果实成熟时采收，晒干或低温干燥。

【性味】性温，味辛。

【功用】化湿开胃，温脾止泻，理气安胎。

【祛病保健应用】用于湿浊中阻、脘痞不饥、脾胃虚寒、呕吐泄泻、妊娠恶阻、胎动不安。腹痛、腹胀，与沉香、乌药、香附、甘草、紫苏、红枣等同用，水煎服。气虚肿满、痰饮结聚，与人参、白术、茯苓、甘草、陈皮、半夏、木香、生姜等同用。妊娠呕吐，与甘草、贯众等同用，如缩砂散。

砂仁散：砂仁9克，研磨为散，每日服用2次，每次1克，用温开水送服，治脾胃气滞以及一切食毒。

砂仁粥：砂仁6克，粳米50克，加水熬煮粥，每日早晚食用。

砂仁茶：砂仁粉6克，白糖15克，用沸水冲泡，加盖闷15分钟后饮用。

砂仁酒：砂仁20克，黄酒800毫升，将砂仁放入酒坛中，密封浸泡2日，每日早晚各饮用一小杯。

砂仁炒肚条：砂仁粉6克，猪肚200克，酱油、料酒、食盐、葱花、姜末各适量，炒制佐餐。

砂仁炖肘子：砂仁6克，猪肘子250克，酱油、料酒、食盐、葱段、姜片、花椒、桂皮适量，炖熟食用。

香橼★

香橼为芸香科植物枸橼或香圆的干燥成熟果实。秋季果实成熟时采收，趁鲜切片，晒干或低温干燥。

【性味】性温，味辛、苦、酸。

【功用】疏肝理气，宽中，化痰。

【祛病保健应用】用于肝胃气滞、胸胁胀痛、脘腹痞满、呕吐噫气、痰多咳嗽。臌胀，陈香橼1枚，大核桃肉2枚，砂仁6克，煅成灰，每日空腹顿服。肝火犯肺咳嗽，香橼适量，煮到熟烂，用蜜拌匀，在睡前服用。肝气犯胃胸闷、消化不良，与代代花、小茴香等同用。

香橼的药用价值很高。

佤药叫"香圆"，用于治疗胃腹胀痛、消化不良、气逆呕吐、痰饮咳嗽。

傈僳药叫"千达腊"，用于治疗胃痛胀满、痰饮咳嗽气壅、呕逆少食。

阿昌药叫"朗奈英"，治胸闷、气逆呕吐、胃腹痛、痰饮咳嗽。

哈尼药叫"阿妞"，治小便赤涩、痔疮、浮肿。

蒙药叫"阿玛日－吉木斯"，用于治疗胸闷、气逆呕吐、胃腹胀痛、痰饮咳嗽。

橘红★

橘红为芸香科植物橘及其栽培变种的干燥外层果皮。秋末冬初果实成熟后采收，用刀削下外果皮，晒干或阴干。

【**性味**】性温，味辛、苦。

【**功用**】散寒，燥湿，利气，消痰。

【**祛病保健应用**】用于风寒咳嗽、喉痒痰多、食积伤酒、呕恶痞闷。痰饮呕吐恶心、头眩心悸、脾胃不和，与半夏、茯苓、甘草同用。急性乳腺炎，与白术等同用，如橘香散。气虚及阴虚有燥痰者不宜服用。

《摘元方》治风痰麻木：橘红1斤，逆流水5碗，煮烂去渣，再煮至1碗，顿服取吐。

《妇人大全良方》治产后脾气不利，小便不通：橘红为末，每服2钱，空心，温酒下。

刘氏《小儿方》治小儿吐泻：丁香、橘红等分，炼蜜丸黄豆大，米汤化下。

《濒湖医案》定嗽化痰：百药煎、黄芩、橘红、甘草各等分，共为细末，蒸饼丸绿豆大。时时干咽数丸，佳。

益智仁★

益智仁姜科植物益智的果实。5~6月间果实呈褐色、果皮茸毛减少时采摘，除去果柄，晒干。

【**性味**】性温，味辛。

【功用】温脾，暖肾，固气，涩精。

【祛病保健应用】治冷气腹痛，中寒吐泻，多唾，遗精，小便余沥，夜多小便。寒盛腹胀腹泻，益智子仁50克，水煎服。小儿遗尿，益智仁、白茯苓各等分，研粉，每服3克，空腹时用米饮汤调服。脾肾亏虚，男性不育，与补骨脂、枸杞子等同用。

《世医得效方》治腹胀腹泻，日夜不止，益智子仁2两，浓煎饮之。三仙丸治梦泄，益智仁2两，乌药2两，为末，用山药1两为糊，和丸如梧桐子大，每服50丸。

《妇人大全良方》缩泉丸治脬气虚寒，小便频数，或遗尿不止，乌药、益智仁等分，为末，酒煮山药末为糊，丸桐子大。每服70丸，盐酒或米饮下。

《补要袖珍小儿方论》益智仁散治小儿遗尿，亦治白浊，益智仁、白茯苓各等分，为末，每服1钱，空心米汤调下。

《经效产宝》治妇人崩中，益智子炒研细，米饮入盐服1钱。

《本草纲目》治小便赤浊，益智仁、茯神各2两，远志、甘草各半斤，为末，酒糊丸，梧子大，空心姜汤下50丸。

黄芥子★

黄芥子为十字花科植物白芥或芥的干燥成熟种子。前者习称"白芥子"，后者习称"黄芥子"。夏末秋初果实成熟时采割植株，晒干，打下种子，除去杂质，用时捣碎。

【性味】性温，味辛。

【功用】温肺豁痰利气，散结通络止痛。

【祛病保健应用】用于寒痰喘咳、胸胁胀痛、痰滞经络、关节麻木疼痛、痰湿流注、阴疽肿毒。寒湿所致的关节炎，芥子研粉，醋调成糊状，外用。眉毛不生，半夏、芥子各等分，研成粉末，用生姜汁调搽。胃寒呕吐及脐下绞痛，芥子研成粉末，蜜丸服用。

识食心得

黄芥子与苏子皆能祛痰，然一偏温经散寒，一偏下气定喘，二者合用可用于寒痰壅肺之咳喘证。黄芥子配肉桂，活血通络，散寒止痛功增，常用于肾虚作喘，寒痰壅肺，复感风寒者；配没药，利气活血，通经止痛及消肿功能增强，凡寒凝血瘀，痹痛拘挛，跌打损伤及疮疡久溃不敛，均可应用。

紫苏子★

紫苏子为唇形科植物紫苏的干燥成熟果实。秋季果实成熟时采收，除去杂质，洗净，晒干。

【**性味**】性温，味辛。

【**功用**】降气消痰，平喘，润肠。

【**祛病保健应用**】用于痰壅气逆、咳嗽气喘、肠燥便秘。痰湿咳嗽，苏子、杏仁等研粉，每日9克，分次服用。脚气及风寒湿痹，苏子煮粥食用。食蟹中毒，紫苏子捣汁饮之。

识食心得

《滇南本草》苏子散治小儿久咳嗽，喉内痰声如锯，老人咳嗽气喘，苏子1钱，八达杏仁1两（去皮、尖），老年人加白蜜2钱，共为末，大人每服3钱，小儿服1钱，白滚水送下。

《韩氏医通》三子养亲汤治气喘咳嗽，食痞兼痰，紫苏子、白芥子、萝卜子各洗净，微炒，击碎，看何证多，则以所主者为君，余次之，每剂不过3钱，用生绢小袋盛之，煮作汤饮，代茶水喝，大便素实者，临服加熟蜜少许，若冬寒加生姜3片。

《太平圣惠方》治脚气及风寒湿痹，四肢挛急，脚踵不可践地，紫苏子2两，杵碎，水2升，研取汁，以苏子汁煮粳米2合作粥，和葱、豉、椒、姜食之。

橘皮★

橘皮为芸香科植物福橘或朱橘等橘类的果皮。10月以后采摘成熟果实，剥取果皮，阴干或晒干。然后刷去泥土，拣净杂质，喷淋清水，焖润后切丝或切片，晾干用。橘皮放置愈久，药效愈著，中药名为陈皮。

【性味】性温，味辛、苦。

【功用】理气，调中，燥湿，化痰。

【祛病保健应用】用于胸腹胀满、不思饮食、呕吐哕逆、咳嗽痰多，亦能解鱼蟹毒。痰湿咳嗽，与半夏、白茯苓等同用，如二陈汤。胃肠功能紊乱，与制半夏、蒲公英等同用。急性乳腺炎，与茯苓、蒲公英等同用。

识食心得

橘络，甘，性平。有通络、化痰止咳的作用，多用于咳嗽痰多、胸胁作痛。用量3~5克。

《本草崇原》：橘瓤上筋膜，治口渴吐酒，煎汤饮甚效，以其能行胸中之饮，而行于皮肤也。

《本草纲目拾遗》：橘丝专能宣通经络滞气，屡用以治胃气逆于肺之脉胀，甚有效。

薤白★

薤白为百合科植物小根蒜或薤的干燥鳞茎。夏、秋二季采挖，洗净，除去须根，蒸透或置沸水中烫透，晒干。

【性味】性温，味辛、苦。

【功用】通阳散结，行气导滞。

【祛病保健应用】用于胸痹疼痛、痰饮咳喘、泄痢后重。胸痹，与瓜蒌、白酒同用。妊娠胎动，腹内冷痛，与当归等同用。

识食心得

薤白煎鸡蛋：薤白100克，鸡蛋3枚。将薤白洗净切细，鸡蛋打入碗内，放盐，用竹筷搅打起泡。把平底锅烧热，放猪油，油热后倒入鸡蛋液，将一面煎成焦黄即成。

薤白粥：薤白25克，粳米100克。将薤白、粳米洗干净后，倒入锅中煮粥，煮熟后加调味品食用。

腌薤白：薤白30克，白砂糖60克。将薤白剥去皮，加水适量，捣烂如泥，放砂锅中，与白砂糖同熬成膏状。

糖醋薤白：薤白500克，白糖、白醋适量。将薤白洗净，晾干水，置入密封的容器中，加白糖、白醋浸泡10天食用。

覆盆子★

覆盆子为蔷薇科植物华东覆盆子的干燥果实。夏初果实由绿变绿黄时采收，除去梗、叶，置沸水中略烫或略蒸，取出干燥。

【性味】性温，味甘、酸。

【功用】益肾，固精，缩尿。

【祛病保健应用】用于肾虚遗尿、小便频数、阳痿早泄、遗精滑精。肾阳亏虚不育、遗尿，与右归丸同用。脾肾亏虚白带增多，与炒山药、扁豆、芡实等同用。肾精亏虚，须发早白，与制何首乌、黑芝麻等同用。

《濒湖集简方》治阳事不起，覆盆子焙研为末，每旦酒服3钱。

《摄生众妙方》五子衍宗丸，添精补髓，疏利肾气，不问下焦虚实寒热，服之自能平秘，覆盆子与枸杞子、菟丝子、五味子、车前子共为细末，炼蜜为丸，淡盐开水或酒送服。

蝮蛇★

【性味】性温，味甘。

【功用】祛风，通络，攻毒，定惊。

【祛病保健应用】风湿入络，关节疼痛，与独活寄生汤同用。血虚风盛之皮疹，与白鲜皮、地肤子、当归等同用。《本草拾遗》蝮蛇浸酒，治大风及诸恶风，恶疮瘰疬，皮肤顽痹，半身枯死，皮肤手足脏腑间重疾并主之。《外科调宝记》蝮蛇油治一般肿毒，创伤溃烂久远等症，蝮蛇去首尾，剖腹除肠，浸油中，50天后微蒸取用，外涂。《动植物民间药》治胃痉挛，蝮蛇酒浸1年以上，取酒于饭前饮用，每日3次。

蝮蛇粉与蝮蛇酒

蝮蛇粉：将蝮蛇杀死后烘干或焙干，研成细粉。

蝮蛇酒：活蝮蛇1条，放入1000毫升60度白酒中，加人参5钱，封塞后置冷处，3个月后用。或将1条蝮蛇的粉末浸入500毫升的白酒，1~3个月后用。

 |人参★★

人参为五加科植物人参的干燥根。栽培者为"园参"，野生者为"山参"。多于秋季采挖，洗净。园参经晒干或烘干，称"生晒参"；山参经晒干，称"生晒山参"；经水烫、浸糖后干燥，称"白糖参"；蒸熟后晒干或烘干，称"红参"。

【性味】性温，味甘、微苦。

【功用】大补元气，复脉固脱，补脾益肺，生津，安神。

【祛病保健应用】用于体虚欲脱、肢冷脉微、脾虚食少、肺虚喘咳、津伤口渴、内热消渴、久病虚羸、惊悸失眠、阳痿宫冷、心力衰竭、心源性休克。脾胃虚弱之慢性胃炎、胃及十二指肠溃疡、慢性肝炎，与白术、茯苓、甘草等同用。脾胃虚寒出血，与干姜、白术、炙甘草等同用。气虚所致的心律不齐，与黄芪、甘草等同用。

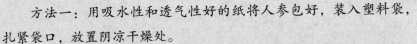

人参的贮藏

方法一：用吸水性和透气性好的纸将人参包好，装入塑料袋，扎紧袋口，放置阴凉干燥处。

方法二：取密封性好的容器，底下铺撒生石灰，再将人参用纸袋包好放入，盖严，置阴凉干燥处。

方法三：将方法二中的石灰改为新爆的米花或干燥的稻糠，收贮时将人参用纸包好，放入爆米花或稻糠中。

 |芫荽★★

芫荽为伞形科芫荽属植物鞠荽的全草。全草春夏可采，切段晒干。

【性味】性温，味辛。

【功用】发表透疹，消食下气。

【祛病保健应用】用于麻疹不透、感冒无汗、消化不良、食欲不振。芫荽含有松香精类成分，能适度地刺激肠胃，增进消化，促进食欲。烹饪鸡、鸭、羊、鱼、猪肉时，加入芫荽可以使菜肴味美而无腥臭。晒干的芫荽煎汤饮之，可以治产后无乳。风邪外袭之感冒、皮疹，与蝉蜕、桑叶等同用。食欲不振，与山楂、山柰、茯苓等同用。小儿麻疹及风疹透发不快，与连翘、大青叶等同用。

识食心得

辅助治疗高血压，鲜芫荽10克，葛根10克，水煎服，早晚各1次，每次50毫升。

治疗麻疹，芫荽连须3株，荸荠3个，紫草茸3克，加水大半碗，煎15分钟后滤汁，分2次服，隔4小时服1次。

治疗风寒头痛、消化不良，取适量橘皮、生姜加入粳米粥内，再加芫荽煮粥食用。

治疗呕吐反胃，鲜芫荽捣汁1匙，甘蔗汁2匙，加温服，1日2次。

治疗胃寒痛，将香菜叶1000克浸入500毫升葡萄酒中，3日后去叶饮酒，痛时服15毫升。

玫瑰花★★

玫瑰花为蔷薇科植物玫瑰的干燥花蕾。春末夏初花将开放时分批采收，及时低温干燥。

【性味】性温，味甘、微苦。

【功用】行气解郁，和血，止痛。

【祛病保健应用】用于肝胃气痛、食少呕恶、月经不调、跌仆伤痛。肝气犯胃腹痛、月经不调，玫瑰花阴干，开水泡服。风湿关节疼痛，玫瑰花、红花、当归各5克，水煎，与适量黄酒一起服用。热毒血瘀乳痈，玫瑰花7朵、丁香7粒，黄酒煎服。并治肝胃气痛、新久风痹、吐血咯血、月经不调、赤白带下、痢疾、乳痈、肿毒。

【用法用量】泡茶或入煎剂，1.5~6克。

《食物本草》：主利肺脾，益肝胆，辟邪恶之气，食之芳香甘美，令人神爽。

《随息居饮食谱》：调中活血，舒郁结，辟秽，和肝，酿酒可消乳癖。

《山东中药》：治肝胃气痛，恶心呕吐，消化不良，泄泻，口舌糜破，吐血，噤口痢。

松花粉★★

松花粉为松科植物马尾松、油松或同属数种植物的干燥花粉。春季花刚开时，采摘花穗，晒干，收集花粉，除去杂质。

【性味】性温，味甘。

【功用】燥湿，收敛止血。

【祛病保健应用】用于湿疹、黄水疮、皮肤糜烂、脓水淋漓、外伤出血。《本草汇言》治酒毒发作，头痛目眩，陈皮15克、川黄连15克、甘草6克，微炒，研粉，与松花粉50克和匀，每日早晚各服6克。脾虚所致的胃及十二指肠溃疡、慢性便秘，松花粉3克，开水冲服。

松花粉外用治婴儿湿疹

松花粉3克、炉甘石粉3克、鸡蛋3个，先将鸡蛋煮熟。去白取黄，再放小锅内熬，有蛋黄油析出后，取油去渣，用此油调松花粉、炉甘石粉涂患部。

油松★★

【性味】性温，味苦。

【功用】祛风燥湿，活络止痛。

【祛病保健应用】治疗风湿痹阻所致的类风湿关节炎，与独活寄生汤同用。治疗热毒所致的疔疮肿毒，与五味消毒饮同用。治疗风热所致的流行性感冒，与板蓝根、金银花等同用。

松节、松叶、松球和松香

松节：味苦，性温。祛风燥湿，活络止痛。治风湿关节痛、腰腿痛、大骨节病、脚气、痿、鹤膝风、跌打肿痛。

松叶：味苦，性温。祛风活血，明目，安神，杀虫，止痒。治风湿痿痹、跌打损伤、夜盲症、失眠、湿疮、疥癣、冻疮。

松球：味苦，性温。祛风散寒，润肠通便。治风痹、肠燥便秘、痔疮，外用治白癜风。

松香：味苦、甘，性温。祛风燥湿，排脓拔毒，生肌止痛。治疗疮肿毒、疥癣、痔痿、湿疹、扭伤、风湿关节痛。

 # 当归★★

当归为伞形科植物当归的干燥根。秋末采挖，除去须根及泥沙，待水分稍蒸发后，捆成小把，上棚，用烟火慢慢熏干。

【**性味**】性温，味甘、辛。

【**功用**】补血活血，调经止痛，润肠通便。

【**祛病保健应用**】用于血虚萎黄、眩晕心悸、月经不调、闭经痛经、虚寒腹痛、肠燥便秘、风湿痹痛、跌仆损伤、痈疽疮疡。酒当归活血通经，用于闭经痛经、风湿痹痛、跌仆损伤。气滞血瘀所致的肌肉、关节疼痛及神经痛，与丹参、鸡血藤等同用。血瘀所致的高血压，与川芎、葛根等同用。血虚所致的月经失调，与熟地、赤芍、川芎同用。

当归补血茶

原料：大枣30克，当归、熟地黄各10克。

做法：将大枣洗净，放砂锅中，加水浸1小时，加入当归、熟地黄再浸润1小时。水煎，不拘时，代茶饮用，或与大枣一并吃下。

本茶配方出自《内外伤辨惑论》，有养血补血、填精补虚的作用，适宜于贫血及白细胞减少者饮用。

山奈★★

山奈为姜科植物山奈的干燥根茎。冬季采挖，洗净，除去须根，切片，晒干。

【性味】性温，味辛。

【功用】行气温中，消食，止痛。

【祛病保健应用】用于胸膈胀满、脘腹冷痛、饮食不消。风寒感冒食滞，与藿香、砂仁等同用。气滞胸腹胀满，与大腹皮、厚朴花等同用。寒湿腹痛泄泻，与茯苓、生姜等同用。

《品汇精要》：辟秽气，为末擦牙，祛风止痛及牙宣口臭。

《本草纲目》：暖中，辟瘴疠恶气，治心腹冷气痛，寒湿霍乱，风虫牙痛。

《本草汇言》：治停食不化，一切寒中诸症。

《岭南采药录》：治跌打伤，又能消肿，治骨鲠，以之和赤芍、威灵仙等分，水煎服。

《濒湖集简方》治心腹冷痛，山奈、丁香、当归、甘草等分，为末，醋糊丸，梧子大，每服30丸，酒下。

草果★★

草果为姜科植物草果的干燥成熟果实。秋季果实成熟时采收，除去杂质，晒干或低温干燥。

【性味】性温，味辛。

【功用】燥湿温中，除痰截疟。

【祛病保健应用】用于寒湿内阻、脘腹胀痛、痞满呕吐、疟疾寒热。解鱼蟹毒，与绿豆、茯苓等同用。胃肠功能紊乱，寒湿内阻，与平胃散同用。咽喉肿痛、咳嗽，与金银花、桔梗、芦根等同用。

治疟疾，胃中寒痰凝结，不易开解，草果、常山、知母、乌梅、槟榔、甘草、穿山甲，水煎服。

治肿寒疟疾不愈，振寒少热，面青不食，或大便溏泄，小便反多，草果、附子、生姜、大枣水煎温服。

治肠胃冷热不和，下痢赤白，及伏热泄泻，脏毒便血，草果、甘草、地榆、炒枳壳、煨姜，水煎温服。

姜黄★★

姜黄为姜科植物姜黄的干燥根茎。冬季茎叶枯萎时采挖，洗净，煮或蒸至透心，晒干，除去须根杂质。

【性味】性温，味辛、苦。

【功用】破血行气，通经止痛。

【祛病保健应用】用于胸胁刺痛、闭经、癥瘕、风湿肩臂疼痛、跌仆肿痛。

《圣济总录》姜黄散治心痛不可忍：姜黄、当归、木香、乌药研粉，煎吴茱萸醋汤调服。

《赤水玄珠》姜黄散治臂背痛，非风非痰：姜黄、甘草、羌活、白术，水煎服。

《普济方》姜黄散治产后腹痛：姜黄、没药为末，用水及童子小便煎服。

《是斋百一选方》姜黄散治牙痛不可忍：姜黄、细辛、白芷为细末，擦二三次，盐汤漱。

肉苁蓉★★

【性味】性温，味甘、咸。

【功用】补肾阳，益精血，润肠通便。

【祛病保健应用】用于阳痿、不孕、腰膝酸软、筋骨无力、肠燥便秘。

肉苁蓉温而不燥，补而不峻，可配合熟地黄、菟丝子、山萸肉等同用。肉苁蓉、鹿茸、山药、白茯苓各等分，研成粉末，米糊丸梧子大，用大枣汤送服30丸，可治疗肾虚白浊。肉苁蓉、鳝鱼烘干，研成粉末，用黄精酒和丸服用，可强筋健髓，用于腰膝冷痛、筋骨痿弱。《证治准绳》肉苁蓉丸，以肉苁蓉、熟地黄、怀山药、五味子、菟丝子为丸，治疗肾虚小便频数。肉苁蓉、山茱萸、五味子研成粉末，蜜丸如梧子大，一次用淡盐开水送服20丸，治疗消中易饥。肉苁蓉能温润滑肠，多用于老年人及病后、产后津液不足，肠燥便秘之症。

肉苁蓉粥

识食心得

原料：肉苁蓉15克，精羊肉100克，粳米50克。

做法：肉苁蓉加水100克，煮烂去渣；精羊肉切片入砂锅中加水200克煎数沸，待肉烂后，再加水300克；将粳米煮至米开汤稠，加入肉苁蓉汁及羊肉，同煮片刻停火，盖紧盖焖5分钟即可。

每日早晚温热服。本粥方补肾壮阳，润肠通便，适宜于阳痿、遗精、早泄等性功能减退者食用。

黄芪★★

黄芪为豆科植物蒙古黄芪的根。春、秋二季采挖，除去须根及根头，晒干。

【性味】性温，味甘

【功用】补气固表，利尿托毒，排脓，敛疮生肌。

【祛病保健应用】炙黄芪益气补中，生用固表托疮。用于气虚乏力、中气下陷、久泻脱肛、便血崩漏、表虚自汗、痈疽难溃、久溃不敛、血虚萎黄、内热消渴等。黄芪30克，水煎服，每日1剂，连服3天为一个疗程，能改善胸闷、气短、心悸、乏力等，可用于治疗病毒性心肌炎并发室性早搏。表虚易感风寒者，多与防风、白术同用。

黄芪六一汤补虚损

《太平惠民和剂局方》黄芪六一汤，用黄芪6份，一半生焙，一半加盐水在饭上蒸熟；甘草1份，一半生用，一半炙黄。二药一并研成粉末，一次6克，每日2次，治疗男子、妇人诸虚不足，气虚血弱，肢体劳倦，胸中烦悸，时常焦渴，唇口干燥，面色萎黄，不思饮食，或先渴而发疮疖，或病痈疽而后渴，或卫虚自汗等。

山茱萸★★

山茱萸为山茱萸科植物山茱萸的果肉。秋末冬初果皮变红后采摘，采后除去枝梗和果柄，用文火烘干。

【**性味**】性微温，味酸。

【**功用**】补肝肾，涩精气，固虚脱。

【**祛病保健应用**】用于腰膝酸痛、眩晕、耳鸣、阳痿、遗精、小便频数、肝虚寒热、虚汗不止、心摇脉散、崩漏带下、内热消渴、妇女月经过多、老人尿频等。

《太平圣惠方》以山茱萸配牛膝、桂心，治腰痛、下焦风冷、腰脚无力。

《扶寿精方》山茱萸配用补骨脂、当归、麝香，益元阳，补元气，固元精，壮元神。

《小儿药证直诀》地黄丸，山茱萸配熟地黄、山药、泽泻、丹皮、茯苓，治肾怯失音，囟开不合，神不足，目中白睛多，面色㿠白。

《方龙潭家秘》山茱萸配益智仁、人参、白术，治老人尿频或自遗不禁。

杜仲叶★★

杜仲叶为杜仲科植物杜仲的干燥叶。夏、秋二季采收，晒干或低温烘干。

【性味】味辛，性温

【功用】补肝肾，强筋骨，降血压。

【祛病保健应用】可用于腰背疼痛、足膝酸软乏力、高血压病。

杜仲补肝肾

识食心得

　　杜仲补肝肾，有强筋骨的功效，可用于治疗肝肾不足，腰膝酸痛乏力等。其性偏温补，能治疗下元虚冷，肾虚阳痿，小便频数，并治肝肾不足之眩晕。治疗孕妇胎动不安兼有肝肾不足，多与桑寄生、白术、续断等配伍同用。庞元英《谈薮》载有验案：一位少年得脚软病，且疼甚，医作脚气治不效。路铃孙琳诊之，用杜仲一味，寸断片折，每以1两，用半酒半水一大盏煎服，3日能行，又3日痊愈。

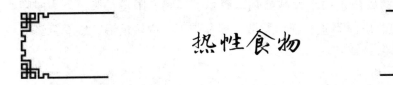

热性食物

辣椒

【性味】性热，味辛。

【功用】温中散寒，下气消食。

【祛病保健应用】用于畏寒气滞、脘腹胀痛、呕吐、泄泻。外用预防冻疮，可以在冻疮初起时用辣椒适量煎水温洗患处。治疗风湿性关节炎，将30克花椒煎水煮沸后，放入20个辣椒煮软，取出辣椒撕开，贴患处，再热敷。

【注意】辣椒含有的辣椒素会剧烈刺激胃肠黏膜，使其高度充血，蠕动加快，引起胃痛、腹痛、腹泻并使肛门烧灼刺痛，诱发胃肠疾病，导致痔疮出血。因此，凡食管炎、肠胃炎、胃溃疡以及痔疮患者，食用时应审慎。

缓解辣感方法

吃辣椒后，辣椒素会紧紧地与味觉器官上的神经受体相结合。辣椒素为非水溶性物质，只能与油类相结合。缓解辣味的最快办法是喝醋。牛奶也可解辣。

鹿血

【性味】性热，味甘、咸。

【功用】补虚，和血，益精。

【祛病保健应用】用于虚损腰痛、心悸、失眠、肺痿吐血、崩中、带下。《全国中草药汇编》介绍，鹿血治贫血、神经衰弱、遗精。鹿血300克，与白酒1000克调和饮用，每日1次，每次30克，用于性功能减弱、宫寒不孕等。

《本草新编》：鹿血用滚酒调，热服，可调血脉，止腰痛。

《四川中药志》：鹿心血，研细，兑酒服，治疗老人心悸、失眠。

《本草纲目》：干鹿血，炒枯，将酒淬熏二三次，仍用酒淬半杯和服之，治疗鼻血时作。

棉籽油

【性味】性热，味辛。

【功用】润燥滑肠，解毒生肌疗癣。

【祛病保健应用】用于肠燥便秘、恶疮、疥癣。《本草纲目》：治恶疮、疮癣。

棉籽油中含有大量人体必需的脂肪酸，最宜与动物脂肪混合食用，其亚油酸的含量特别多，能有效抑制血液中胆固醇上升，维护人体的健康。但棉籽油含有棉酚，对肝、血管、肠道及神经系统毒性较大，游离棉酚可使男性性欲减退。食用粗制棉籽油会损害生殖细胞，导致睾丸萎缩，造成不育。精炼后的棉清油去除了棉酚等有毒物质，不会产生上述不利情况，可以食用。

高良姜★

高良姜为姜科植物高良姜的干燥根茎。夏末秋初采挖，除去须根及残留的鳞片，洗净，切段，晒干。

【性味】性热，味辛。

【功用】温胃散寒，消食止痛。

【祛病保健应用】用于脘腹冷痛、胃寒呕吐、嗳气吞酸。脾胃虚寒，高良姜、干姜等分，研粉为丸，适量服用。寒邪内攻，心腹绞痛，与厚朴、当归、肉桂等同用。腮颊肿痛，高良姜1块，全蝎1只(焙干)，研成粉末，温开水送服。

《备急千金要方》高良姜汤，治卒心腹绞痛如刺，两胁支满，烦闷不可忍。高良姜、厚朴、当归、桂心加水煎服。

《太平惠民和剂局方》二姜丸，养脾温胃，去冷消痰，大治心脾疼痛，宽胸下气，疗一切冷物所伤。高良姜、炮干姜等分，为细末，面糊为丸，如梧桐子大，每服15~20丸，食后用橘皮汤下。

《良方集腋》良附丸，心口一点痛，乃胃脘有滞或有虫，多因恼怒及受寒而起，遂致终身不瘥。高良姜、香附各焙、各研、各贮。病因寒而得者，用高良姜2钱，香附末1钱；病因怒而得者，用高良姜1钱，香附末2钱；寒怒兼有者，用高良姜1钱5分，香附末1钱5分，以米饮汤加入姜汁1匙，盐1撮，为丸服之。

胡椒★

胡椒为胡椒科植物胡椒的干燥近成熟或成熟果实。秋末至次春果实呈暗绿色时采收，晒干，为黑胡椒；果实变红时采收，用水浸渍数日，擦去果肉，晒干，为白胡椒。

【性味】性热，味辛。

【功用】温中散寒，下气止痛，止泻开胃，解毒。

【祛病保健应用】用于畏寒疼痛，泄泻，食欲不振，心腹冷痛，霍乱气逆，食已即吐；可杀鱼蟹之毒，并治阴囊湿疹。胃肠功能紊乱属于寒邪内侵的，与炒白术、干姜、茯苓同用。慢性支气管炎属于脾肾亏虚、寒饮内伏的，与白芥子、细辛、半夏等研粉外用。缺钙所致的抽搐，与鸡蛋皮等同用。胡椒性热伤阴，阴虚有火者忌服。

《海药本草》：不宜多服，损肺。

《本草备要》：多食发痔疮、脏毒、齿痛目昏。

《随息居饮食谱》：多食动火燥液，耗气伤阴，破血堕胎，发疮损目，故孕妇及阴虚内热，血证痔患，或有咽喉口齿目疾者皆忌之。绿豆能制其毒。

肉桂★

肉桂为樟科植物肉桂的干燥树皮。多于秋季剥取，阴干。

【性味】性大热，味辛、甘。

【功用】补火助阳，引火归原，散寒止痛，活血通经。

【祛病保健应用】用于阳痿、宫冷、腰膝冷痛、肾虚作喘、阳虚眩晕、目赤咽痛、心腹冷痛、虚寒吐泻、寒疝、奔豚、经闭、痛经。肾阳不足，命门火衰所致的疲劳综合征，可与附子、山药等同用，如右归丸。气血亏虚所致心虚惊悸、咽干唇燥，可与白术、当归等同用，如十全大补汤。风湿所致关节、肌肉疼痛，可与川乌、骨碎补等同用，如伤湿止痛膏。

肉桂的选购技巧

看外观：形状完整、没有霉变者为佳，皮越厚越好。

看颜色：优质的肉桂的颜色为红棕色

闻香气：新产的肉桂香气浓郁。

刮：用指甲或其他质地坚硬的物件在肉桂的内皮表面上刮一下，有紫色渗出的质量好。

品尝：优质的肉桂口感辛辣，有甜味，甜味越重越好。

荜茇 ★★

荜茇为胡椒科植物荜茇的干燥近成熟或成熟的果穗。果穗由绿变黑时采收，晒干，除去杂质用。

【性味】 性热，味辛。

【功用】 温中散寒，下气止痛。

【祛病保健应用】 用于脘腹冷痛、呕吐、泄泻、偏头痛，外用可治牙痛。伤寒积冷、脏腑虚弱所致的腹痛、胁肋胀满、泄泻肠鸣，与高良姜、干姜、肉桂同用，研粉冲服。脾虚呕逆、寒性腰痛，与木香、炮附子、胡椒、肉桂、炮干姜、煨诃子、厚朴同用，炼蜜和丸，用米饮汤送服。痰饮恶心呕吐，荜茇研粉，每次2克，每日2次。

> 　　《独异志》记载：唐朝贞观年间，太宗李世民苦于痢疾缠身，下诏重赏求治。一小官张宝藏，自己患痢疾，久治不愈，用牛乳、荜茇和饮而愈，便应诏自荐献方。太宗服后病愈，龙颜大悦，便令宰相魏征授予张宝藏五品官。魏征不服，没有及时落实。一个月后，太宗病复发，又服其药，药到病除，问献方人五品为何不办，魏征惊推说"不知是五品文，还是五品武，故未授"。太宗大怒："治好宰相病，封三品，治好我的病，连五品都不能授，难道我不如你们吗？！"随即封张宝藏三品，为鸿胪寺卿，主管朝祭礼仪。

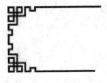

平性食物

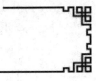

粳米

【性味】 性平，味甘

【功用】 补中益气，健脾和胃，除烦渴，止泻痢。

【祛病保健应用】《本草经疏》：虽专主脾胃，而五脏生气。血脉精髓，因之以充溢；周身筋骨肌肉皮肤，因之而强健。《本草纲目》粳米粥：利小便，止烦渴，养肠胃。

> **浓米饮代参汤**
>
> 《随息居饮食谱》：粳米甘平，宜煮粥食，功与籼同，籼亦可粥而粳较稠，粳亦可饭而籼耐饥。粥饭为世间第一补人之物。贫人患虚证，以浓米饮代参汤。至病人、产妇粥养最宜，以其较籼为柔，而较糯不黏也。

玉米

【性味】性平，味甘

【功用】开胃，健脾，除湿，利尿。

【祛病保健应用】用于消化不良腹泻、水肿、小便不通、膀胱结石等。对胆囊炎、胆结石、慢性肝炎、高血压和糖尿病等有辅助治疗作用。

> **玉米须的作用**
>
> 玉米须有利尿、降压、止血、止泻、和胃的作用，对肾炎浮肿、胆囊炎、胆结石、黄疸型肝炎、糖尿病、高血压、血尿、消化不良性腹泻等有治疗效果。干玉米须30克，车前子15克，小茴香3克，同放锅内，水煎服，可用于治疗小便不畅、少腹胀痛。玉米须、玉米芯干品各60克，水煎取汁代茶，时时饮用，可治疗尿少、尿频、尿急、尿道灼热疼痛，以及肾炎浮肿。干玉米须30克，菊花6克，水煎取汁代茶饮用，可治疗高血压。干玉米须20克剪碎，开水冲泡，时时饮用，有助于治疗糖尿病。

蚕豆

【性味】性平，味甘。

【功用】健脾，补中，益气，利湿，止血。

【祛病保健应用】用于膈食、水肿等。对于减肥，防治高脂血症、高血压和心血管系统疾病都有裨益。

蚕豆炖牛肉可治虚劳水肿，腹中胀满。也可用蚕豆合冬瓜皮，水煎服。蚕豆的茎、叶、花等都有药用价值，对鼻出血、吐血、咯血等出血性疾病有治疗作用。

豌豆

【性味】性平，味甘。

【功用】和中下气，利小便，解疮毒。

【祛病保健应用】用于霍乱转筋、脚气、痈肿。《随息居饮食谱》：煮食，和中生津，止渴下气，通乳消胀。磷含量丰富，可促进骨骼、牙齿的生长，促进新陈代谢，增强抵抗力。含叶绿酸，可抗癌。可降低体内甘油三酯的含量，减少心脏病的发病率。亦可缓解更年期的不适症状。

豌豆小验方

治疗糖尿病：将豌豆煮熟，每次吃30克，一日2次。

治疗高血压、冠心病：将豌豆苗洗净捣烂，榨取汁液，每次饮50毫升，一日2次。

治疗小儿、老人便秘：鲜豌豆200克，炒熟的核桃仁200克，加水200毫升，煮烂捣成泥，每次吃50克，一日2次。

豇豆

【性味】性平，味甘。

【功用】健脾补肾。

【祛病保健应用】用于泻痢、吐逆、消渴、遗精、白带、白浊、小便频数。《本草纲目》：补中益气，补肾健胃，和五脏，调营卫，生精髓，止消渴，吐逆，泻痢，小便数。含有促进胰岛素分泌、参加糖代谢的磷脂，是糖尿病患者的理想食物。

豇豆粥：豇豆100克，粳米150克。将豇豆洗净，用清水浸泡发胀备用。粳米淘干净，放锅内。加豇豆和足量清水，先用武火煮沸，再用文火煮至豇豆、粳米熟烂为度，调好味食用。

豇豆炖鸡肉：豇豆100克，藤藤菜30克，鸡肉100克，料酒、葱、姜、盐适量。将鸡肉洗净，切成小块，再把豇豆、藤藤菜冲洗干净，切段，与鸡肉一起放锅内，再加清水、料酒、葱段、姜片、精盐等，先以武火煮沸，继以文火慢炖，待鸡肉、豇豆熟烂，当菜食用。

 # 黑大豆

【性味】性平，味甘。

【功用】活血，利水，祛风，解毒。

【祛病保健应用】用于水肿、胀满、风毒、脚气、黄疸浮肿、风痹筋挛、产后风痉、痈肿疮毒。用水浸泡，捣碎成糊状，冲汤调服可解毒，外敷可散痈肿。风湿性关节痛，黑豆100克，生姜100克，木瓜60克，水煮至豆烂，食豆喝汤，一日一次。

黑豆补肾

《本草纲目》：黑豆入肾功多，故能治水，消肿下气，治风热而活血解毒。验方治肾虚腰痛：黑豆80克，小茴香5克，杜仲10克，猪腰1只，水煮至猪腰熟透为止，空腹食猪腰，喝汤。

 # 黄豆

【性味】性平，味甘。

【功用】宽中下气，利大便，消肿毒。

【祛病保健应用】用于咽炎、结膜炎、口腔炎、菌痢、肠炎等。黄豆中含有一种酶，可阻碍致癌物质亚硝胺在体内的合成。缺铁性贫血，黄豆、猪肝各100克，先将黄豆煮至八成熟，再将猪肝放入共煮熟，每日2次分食，连服两周。胃痛、腹痛，黄豆30粒，花椒60粒，水煎服。烧烫伤治疗期间，黄豆适量煮汁服用，可加快恢复过程，使愈后无首瘢痕。疖肿疔疮，黄豆60克，用水泡软，加白矾少许捣烂如泥，敷患处。

豆制品与疾病禁忌

急性胃炎和慢性浅表性胃炎患者不宜食用豆制品，以免刺激胃酸分泌，或引起胃肠胀气，加重病情。豆类中含有一定的低聚糖，可以引起肠鸣、腹胀等症状，胃溃疡患者最好少吃。胃炎、肾竭的病人需要低蛋白饮食，而豆类及其制品富含蛋白质，其代谢产物会增加肾脏负担，应禁食。豆类中的草酸盐可与肾中的钙结合，形成结石，加重肾结石症状，所以肾结石患者也不宜食用。痛风是嘌呤代谢障碍所导致的疾病，黄豆中富含嘌呤，且嘌呤是亲水物质，黄豆豆浆中的嘌呤含量比其他豆制品多出几倍，所以痛风病人不宜饮用。

豆腐皮

【性味】性平，味甘、淡。

【功用】清肺养胃。

【祛病保健应用】用于肺寒久嗽、自汗、脓疱疮。自汗，豆腐皮1张，与热黑豆浆同食。小儿遍身起罗网蜘蛛疮，瘙痒难忍，豆腐皮烧存性，香油调搽。冷嗽，干豆腐衣烧灰存性为末，热陈酒调下。

炸响铃

豆腐皮经过烹制而成的炸响铃，皮层松脆，突出了豆香；里层鲜嫩，增添了食欲。食用时再辅以甜酱、葱白或椒盐，更感香甜可口。响铃最初既不是这个形状，也不叫这个名字。据传，有一天一位英雄豪杰进店专点炸豆腐皮下酒，不巧豆腐皮用光了且只能在四乡定制。这个人听说后，返身出店跃马挥鞭，自己去把豆腐皮取来了。厨师为他这般钟爱此菜所感动，更加精心烹制，并特意把菜做成马铃状，后人称此菜为"炸响铃"。

豆浆

【性味】性平，味甘、淡。

【功用】补虚润燥，清肺化痰。

【祛病保健应用】支气管炎、糖尿病、高血压、冠心病、脑卒中、癌症患者，以及老年痴呆、艾滋病、便秘、肥胖者，均宜饮用。

喝豆浆的禁忌

忌喝未煮熟的豆浆。很多人喜欢买生豆浆回家自己加热，加热时看到泡沫上涌就以为已煮沸。其实这是豆浆中的有机物受热膨胀形成的气泡，并非沸腾，是没有熟的。没熟的豆浆对人体是有害的。因为豆浆中含有两种有毒物质，会导致蛋白质代谢障碍，并刺激胃肠道，引起中毒症状。预防豆浆中毒的办法就是将豆浆高温煮沸。如果饮用豆浆后出现头痛、呼吸困难等症状，应立即就医，绝不能延误时机。

不宜在喝豆浆时加入生鸡蛋。很多人喜欢在豆浆中打入鸡蛋，认为这样更有营养。但这种方法是不科学的。鸡蛋中的黏液蛋白易和豆浆中的胰蛋白酶结合，产生一种不能被人体吸收的物质，降低人体对营养的吸收。

不宜用豆浆冲红糖。豆浆中加红糖喝起来味道甜香，但红糖里的有机酸和豆浆中的蛋白质结合后会产生沉淀物，破坏营养成分。

豆腐乳

【性味】性平，味甘、淡。

【功用】养胃调中。

【祛病保健应用】用于病后纳食不香、小儿食积。《饮食辨》：香美，能引胃气，令人甘食，极宜病人。

腐乳的发酵类型

根据发酵类型不同，腐乳有腌制腐乳、毛霉腐乳、根霉腐乳等。

腌制腐乳：豆腐坯加水煮沸后加盐腌制，装坛加入辅料，发酵成腐乳。

毛霉腐乳：以豆腐坯培养毛霉，使白色菌丝长满豆腐坯表面，形成坚韧皮膜，积累蛋白酶，为腌制装坛后期发酵创造条件。毛霉适宜生长温度为16℃左右，对南方地区而言，一般只能在冬季气温较低的条件下生产毛霉腐乳。

根霉腐乳：采用耐高温的根霉菌，经纯菌培养，人工接种，在夏季高温季节也能生产腐乳。

白菜

【性味】性平，味甘、淡。

【功用】通利肠胃，养胃生津，除烦解渴，清热解毒。

【祛病保健应用】用于虚弱头晕、劳伤咳嗽、吐血、咯血、淋浊、白带、肿毒。含丰富的粗纤维，能刺激肠胃蠕动，促进大便排泄，帮助消化，预防肠癌。并宜于慢性习惯性便秘、伤风感冒、肺热咳嗽、咽喉发炎、腹胀及发热者食用。

【注意】白菜中的维生素容易在烹制过程中丢失。据研究，5~10分钟合理烹调后，白菜中维生素C含量约为烹饪前的64%，维生素B约为烹饪前的80%，胡萝卜素约为烹饪前的88%。切碎后放沸水中焯过，再挤去菜汁，则维生素的损失高达90%以上。为保护白菜中的维生素，菜应先洗后切，切后尽快下锅；炒菜时放水不宜过多，烧煮时间不要太长，烧时要紧盖锅盖。还要注意，鲜白菜不宜久放，清洗时不要在水中浸泡过久。

多吃白菜防治乳腺癌

调查表明，每10万妇女中，每年乳腺癌的发病人数中国为6人，日本为21人，美国为91人。科学家发现，白菜中有一种化合物，能帮助分解同乳腺癌的发病相关的雌激素。这种化合物叫吲哚–3–甲醇，约占干白菜重量的1%。妇女每天吃450克白菜就能吸收500毫克吲哚–3–甲醇，从而使体内帮助分解雌激素的酶的含量增加。

包菜

【性味】性平，味甘。

【功用】补骨髓，润脏腑，益心力，壮筋骨。

【祛病保健应用】用于睡眠不佳、多梦易睡、耳目不聪、关节屈伸不利、胃脘疼痛等，宜于食用。能增强机体免疫功能，和胃健脾，止痛。新鲜菜汁对胃病有治疗作用，能促进胃、十二指肠溃疡的愈合。含有较多的微量元素钼，能抑制亚硝酸钾的合成，具有一定的抗癌作用。所含果胶及大量粗纤维能够结合并阻止肠内毒素的吸收，促进排便，达到防癌的目的。能促进血液循环，有利于儿童生长发育。

烹饪技巧

手撕包菜可以减少营养流失。洗完后要甩干水分。煸炒时用大火，最好颠锅翻炒，这样可以使菜叶均匀受热。炒到断生就可以加盐调味，把醋浇在锅的四周，醋遇高温瞬间产生香味，并能保护菜里的维生素。炒包心菜时加一小勺料酒，能给菜增香；加一点白糖，能给菜增鲜。

茼蒿

【性味】性平，味甘、辛。

【功用】和脾胃，消痰饮，安心神。

【祛病保健应用】用于咳嗽痰多、烦热不安。热咳痰浓，可将新鲜茼蒿90克水煎去渣，加冰糖服用；可用于感冒时咳嗽痰多、慢性肠胃病、习惯性便秘等。

治疗高血压、头昏胀痛：茼蒿200克，洗净切碎，捣烂取汁，每日早晚用温开水各冲服2匙。

治疗烦热头晕、失眠不安：新鲜茼蒿、菊花嫩苗各10克，水煎，取药液，分2次饮服，每日1剂。

治疗肺燥咳嗽、痰液黏稠：茼蒿120克，洗净切碎，水煎，取药液，兑入蜂蜜30克，搅拌均匀，分2次温服，每日1剂，连服3~5剂。

除口臭、疗便秘：茼蒿250克，用少许菜籽油炒熟，每日食用2次，每日1剂，连用3剂。

治疗小便不利：茼蒿100克，水煎，吃菜喝汤，每日2次，每日1剂，连服3~5剂。

香椿

【性味】性平，味苦。

【功用】清热解毒，收敛止血，止泻止痢。

【祛病保健应用】用于胃肠湿热内蕴所致的小便短赤涩痛，食欲不振，目赤肿痛，并可用于防治肿毒、疮疡、赤白痢疾、宫颈炎等。可制作茶点，先将香椿用盐腌一宿，然后风干，食用时取腌制的干香椿芽，用开水冲泡。

香椿食膳

香椿炒蛋：香椿嫩芽50克，洗净，放入碗中，用开水烫约3分钟，捞出，切成小段；鸡蛋两只，磕入碗中，加少许精盐打匀，如法烩炒食用。可用于治疗慢性胃炎、泄泻。

香椿拌豆腐：豆腐500克，嫩香椿150克，将豆腐切成大块，入沸水锅内煮5分钟后捞出，沥去水分，切成围棋子大小；香椿洗净，入沸水锅内略焯，捞出沥去水，切成细末，撒豆腐上，并加调味品适量，拌匀食用，用于脾胃虚弱，食欲不振，少气乏力。

香椿拌竹笋：鲜嫩竹笋250克，洗净，嫩香椿头100克，洗净；

分别入沸水锅焯一下，捞出沥干，切细，酌加精盐、白糖等调味，拌匀食用，适宜于肺热咳嗽、痰多黄脓、胃热口臭，以及脾胃湿热引起的腹泻、痢疾、小便短少者食用。

胡萝卜

【性味】性平，味苦。

【功用】健脾和胃，补肝明目，清热解毒，壮阳补肾，透疹，降气止咳。

【祛病保健应用】用于肠胃不适、便秘、夜盲症、性功能低下、麻疹、百日咳、小儿营养不良等。富含维生素，并有轻微而持续的发汗作用，可刺激皮肤的新陈代谢，增进血液循环，从而使皮肤细嫩光滑红润，对美容养肤有独特的作用。同时，也适宜于皮肤干燥、粗糙，或有黑头粉刺、角化型湿疹者食用。

抗癌作用

识食心得

胡萝卜中含有较多的胡萝卜素，有分解癌细胞并将其诱变为正常细胞的功能。它还含有较多的叶酸，也有抗癌的作用。胡萝卜中的木质素可以提高机体的抗癌能力。胡萝卜对肺癌的预防作用非常突出，尤其是吸烟的人，常吃胡萝卜，肺癌的发病概率会显著减少。

芋头

【性味】性平，味甘、辛。

【功用】软坚散结，化痰和胃。

【祛病保健应用】用于瘰疬、疣、牛皮癣、慢性肾炎等。《随息居饮食谱》：生嚼治绞肠痧，捣涂治痈疡初起，久服散瘰疬。

识食心得

健脾胃，消食积：芋头50克，大米100克，白糖适量。将芋头择净，切成小块，大米淘净，同放锅内，加水适量煮粥，待粥将熟时加白糖调味即可，每日1剂。

治青春期甲状腺肿大：芋头50克，海带、大米各100克，调味品适量。将海带洗净，切细；芋头择净，切为小块；大米淘净。三者同放入锅内，加水适量煮粥，待粥将熟时加入调味品，再煮一两沸即可，每日1剂，7天为1个疗程，连用3~5个疗程可显效。

 ## 红薯

【**性味**】性平，味甘。

【**功用**】补虚乏，益气力，健脾胃，强肾阴。

【**祛病保健应用**】补中益气，对中焦脾胃亏虚，小儿疳积等病症有益。能有效刺激肠道蠕动，促进排便，治疗习惯性便秘，并可预防骨质疏松症，防治结肠癌和乳腺癌。

抗癌作用

识食心得

　　红薯富含赖氨酸、胡萝卜素，可促使上皮细胞正常成熟，抑制上皮细胞异常分化，消除有致癌作用的氧自由基，阻止致癌物与细胞核中的蛋白质结合，增强人体免疫力，因而对皮肤癌、鼻咽癌、宫颈癌、胃癌、睾丸癌、卵巢癌等有一定的防治作用。

 ## 马铃薯

【**性味**】性平，味甘。

【**功用**】健脾和胃，益气调中。

【**祛病保健应用**】内服有助于防治胃痛、便秘，外用对皮肤湿疹有益。含有少量龙葵素，有缓解痉挛的作用，能减少胃液分泌，对胃痛有效。

发芽的马铃薯不要吃

识食心得

　　马铃薯含有的龙葵素对人体有害，可引起恶心、呕吐、头晕、腹泻等中毒现象。马铃薯经阳光曝晒后，龙葵素的含量会增加。马铃薯发芽，皮色变绿、变紫的情况下，龙葵素增多，不能食用。

银耳

【性味】性平，味甘。

【功用】滋阴润肺，养胃生津。

【祛病保健应用】气虚血亏之四肢搐搦、咳嗽、咯血、吐血、衄血、肠风、血痢、血淋、崩漏、痔疮、高血压病、便秘等均宜食用。银耳富有天然特性胶质，长期食用可以润肤，并可祛除脸部黄褐斑、雀斑。含膳食纤维，可增强胃肠蠕动，减少脂肪吸收。

识食心得

银耳有增强机体免疫力等作用，可促使T细胞和B细胞增多，增加淋巴细胞转化率，并显著提高免疫球蛋白G、A及总补体滴定度水平。银耳多糖能显著提高巨噬细胞的吞噬功能，增强机体在抗原刺激下产生特异性免疫的能力，为肿瘤的治疗展示了良好的前景。

香菇

【性味】性平，味甘。

【功用】益胃气，托痘疮。

【祛病保健应用】能调节人体新陈代谢，助消化，降压，减少胆固醇，并能预防肝硬化，消除胆结石，治疗气虚、痘疹透发不畅及维生素D缺乏症等。《本草求真》：大能益胃能食，理小便不禁。

识食心得

抗癌作用

香菇中含有多量的香菇多糖，有较强的抗肿瘤功效，在激活T淋巴细胞时具有强烈的宿主介导性，表现出抗癌活性，能增强机体对癌细胞的防御功能，对肺癌、胃癌、食道癌、肠癌、宫颈癌、白血病等多种疾病有防治作用。它能降低肿瘤细胞的活性，从而延长癌症患者的生存期。在化疗的同时食用香菇，可收到辅助治疗的良效。肿瘤术后食用香菇，可辅助抑止癌细胞转移。

李子

【**性味**】性平，味甘、酸。

【**功用**】生津止渴，清肝除热，利水。

【**祛病保健应用**】阴虚内热、骨蒸痨热、消渴引饮，以及腹水和小便不利者，宜于食用。有促进血红蛋白再生的作用，贫血者适合食用。能使颜面光洁，头发乌黑。冰糖炖食可润喉开音。

> **识食心得**
>
> 《泉州本草》治骨蒸劳热或消渴引饮，用鲜李子捣绞汁冷服。李子为胃酸缺乏、食后饱胀、大便秘结者的食疗良品，能促进胃酸和胃消化酶的分泌，有增加肠胃蠕动的作用。食李子能促进消化，增加食欲。新鲜李子肉中含有多种氨基酸，如丝氨酸、甘氨酸等，生食可辅助治疗肝硬化腹水。

梅子

【**性味**】性平，味甘、酸。

【**功用**】生津，止泻，止咳，安蛔。

【**祛病保健应用**】可用于夏季痧气、腹痛吐泻、久痢不止、久咳不止、恶疮溃疡、鸡眼、胼胝、牛皮癣、小儿头疮。

> **识食心得**
>
> 初夏采收将成熟的绿色果实，洗净鲜用，称青梅；以盐腌制，晒干，称白梅；以小火焙至干燥均匀，色黄褐、起皱，再焖至色黑，称乌梅。
>
> 青梅酒：青梅250克，以适量白酒浸泡，有和胃止呕、止泻之功，有助于调治肠胃不和，呕吐腹泻。
>
> 梅子渍白糖：每日吃1~2枚，既可生津解渴，又可预防肠道传染病。
>
> 话梅：黄梅从树上采下来洗净后，放在大缸里，用盐水泡浸月余，取出晒干；晒干后再用清水漂洗，再晒干；然后用糖料泡腌，再晒干。如此反复多次即成为肉厚干脆、甜酸适度的话梅。

柠檬

【性味】性平，味甘、酸。

【功用】清热解毒，利咽化痰，生津止渴，开胃降气，醒酒除烦。

【祛病保健应用】有降低血清胆固醇的作用，适宜于高脂血症、肥胖症、胆石症患者食用。

识食心得

烹饪有膻腥味的食品可在起锅前加入鲜柠檬片或柠檬汁，有助于去腥除腻。煮红色卷心菜时，加一匙柠檬汁可使菜色红艳。把柠檬汁加入肉类中，可以消除其腥味，亦可促使肉类早些入味。在洋葱等气味强烈的蔬菜中加入少许柠檬汁，可以减少异味。将柠檬鲜果裸置于冰箱或居室内，有助于清除冰箱或居室中的异味。

葡萄

【性味】性平，味甘、酸。

【功用】补气血，强筋骨，利小便。

【祛病保健应用】用于热淋、小便涩少、血小板减少、粒细胞减少症、痢疾，以及胎气上逆，胸腹胀满，喘促急痛，坐卧不安。

葡萄泡酒

识食心得

鲜、干葡萄浸酒均宜。鲜葡萄宜洗净沥干后浸之，干葡萄宜挑无杂质霉变者。宜用白酒浸制，将葡萄鲜品1000克或干品150克同白酒1500毫升放入坛内，加入适量冰糖，密封半月即可饮服。浸制时还可配加其他药材，如人参等。

葵花子

【性味】性平，味甘。

【功用】降压，治痢。

【祛病保健应用】用于高血压、血痢、头晕头痛、蛲虫病。所含有的总磷脂对急性高脂血症及高胆固醇血症有预防作用。葵花子油中的亚油酸部分能抑制实验性血栓的形成，常食葵花子，对预防高脂血症及血栓形成是有帮助的。

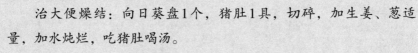

葵花盘小验方

治高血压：葵花盘1个，掰碎，红枣20枚，清水3碗，同煎至1碗，喝汤吃枣。

治头痛眩晕：葵花盘60克，独活15克，鸡蛋2个，水煎，吃蛋喝汤。

治胃出血：葵花带蒂花盘1个，水煎凉服。

治大便燥结：向日葵盘1个，猪肚1具，切碎，加生姜、葱适量，加水炖烂，吃猪肚喝汤。

治无名牙痛：葵花盘1个，枸杞根适量，鸡蛋1个，水煎，喝汤吃蛋。

治妇女崩漏下血：葵花盘1个，焙成炭，研末过筛，每次3克，黄酒送服，每日3次。

治痛经：葵花盘60克，山楂30克，延胡索10克，水煎，加红糖30克调服。

治荨麻疹：葵花盘15克，马齿苋6克，白鸡冠花6克，紫苏叶5克，香椿皮15克，水煎服。

花生

【性味】性平，味甘、涩。

【功用】润肺，催乳，和胃，止血。

【祛病保健应用】用于燥咳、久咳不愈、反胃、产妇奶少、肾炎水肿，以及各种出血症。《药性考》：生研用，下痰；炒熟用，开胃醒脾，滑肠。干咳者宜食，滋燥润火。

花生衣

功能止血、消肿，可用于血友病、类血友病、原发性及继发性血小板减少性紫癜、肝病出血症、术后出血、癌肿出血及胃、肠、肺、子宫等出血。

用于儿童过敏性紫癜：花生衣15克，白茅根30克，马鞭草10克，加水煎煮饮用，能清热解毒利湿，凉血止血化斑。

治血小板减少：花生衣20克，小红枣30克，水煎服。

治白细胞减少症：花生衣500克，炒香研末，与炒香糯米粉500克同拌成炒米粉。可放糖，每日随意服用。

治再生障碍性贫血：花生衣10克，水煎服。

 # 南瓜子

【性味】性平，味甘

【功用】驱虫，消肿。

【祛病保健应用】用于治绦虫病、血吸虫病、蛔虫病、产后手足浮肿、百日咳、痔疮。南瓜子含有丰富的泛酸，这种物质可以缓解静止性心绞痛，并有降压的作用。南瓜子油不仅具有丰富的脂肪酸，而且含有必需的矿物质和维生素，这些元素对前列腺癌变有抑制作用。

南瓜蒂、南瓜根及南瓜藤

南瓜蒂：清热、安胎，治先兆流产、乳头破裂或糜烂。南瓜蒂1个，焙焦研粉服。

南瓜根：清热、渗湿、解毒，治黄疸、牙痛。

南瓜藤：清热，治肺结核低烧。

 # 甜杏仁

【性味】性平，味甘。

【功用】润肺，平喘。

【祛病保健应用】用于虚劳咳嗽气喘、心腹逆闷，尤以干性虚咳为宜。

甜杏仁与苦杏仁

苦杏仁能祛痰宁咳、润肠。起关键性药理作用的是一种叫氢氰酸的物质，它可以对呼吸神经中枢起到一定的镇静作用，具有止咳、平喘的功效。但苦杏仁有一定的毒性，二三十粒即可致人中毒，甚至危及生命。平时食用的北杏仁经温火炒制后去掉了外皮，减轻了苦味，用量控制在10克之内就不至于伤及身体。

甜杏仁是一种健康食品，适量食用不仅可以有效控制人体内胆固醇的含量，还能显著降低心脏病和多种慢性病的发病率。素食者食用甜杏仁可以及时补充蛋白质、微量元素和维生素。甜杏仁中所含的脂肪是人体所必需的、对心脏有益的高不饱和脂肪。甜杏仁能促进皮肤微循环，使皮肤红润光泽，具有美容的功效。

 猪肉

【性味】性平，味咸、甘。

【功用】补肾滋阴，养血润燥，益气，消肿。

【祛病保健应用】用于肾虚羸瘦、津枯血燥、燥咳、消渴、津伤便秘、虚浮水肿。

猪脾

猪脾可以健脾胃，消积滞，用于脾胃虚热，脾积痞块。

 猪肺

【性味】味甘，性平。

【功用】补肺，止咳。

【祛病保健应用】用于肺虚咳嗽、肺虚咯血、久咳不止、痰浓气臭。

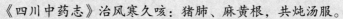

食疗验方

《证治要诀》治肺虚咳嗽：猪肺1具，切片，麻油炒热，同粥食。

《四川中药志》治风寒久咳：猪肺、麻黄根，共炖汤服。

《证治要诀》治嗽血肺损：薏苡仁研细末，煮猪肺，白糖蘸食之。

《卫生鸿宝》猪肺丸治吐血：梨汁、藕汁、菜菔汁、人乳、童便各1碗，猪肺1个，和煎至汁存两碗半，炒米粉和为丸，每服5钱。

识食心得

猪心

【**性味**】性平，味甘、咸。

【**功用**】补虚，安神定惊，养心补血。

【**祛病保健应用**】用于心虚多汗、自汗、惊悸恍惚、怔忡、失眠多梦。可防治精神分裂症、癫痫。

识食心得

《证治要诀》治心虚多汗不眠：人参、当归装入猪心，煮熟食用。

现代方治心血不足、心烦不眠：灵芝15克，去杂洗净，煎煮滤取药汁。猪心1个，破开洗净血水，与灵芝药汁同置锅内，加葱、姜、花椒，煮至六成熟捞起。将猪心放卤汁锅内，用小火煮熟，捞起揩净浮沫，卤汁加精盐、料酒、麻油收成浓汁，均匀淋在猪心上，佐餐食用。

猪腰

【**性味**】性平，味甘、咸。

【**功用**】补肾益阴，利水。

【**祛病保健应用**】用于肾虚耳聋、遗精盗汗、腰痛、产后虚羸、身面浮肿等。

猪腰去除腥臊味

白酒去除法：把猪腰子立起来，顺着有白色络的地方切下去，纵向切成两半。去除白色络，并尽量保持猪腰完整。在小碗里倒入白酒（一般1只猪腰子用1两白酒），并用手反复捏洗，使酒能够充分渗透到猪腰里面。

花椒去除法：烧半锅水，水开后加入3小勺花椒煮3分钟，然后将火关掉，把花椒水倒碗中放凉，将猪腰放入花椒水中泡5分钟。

 猪蹄

【性味】性平，味甘、咸。

【功用】和血脉，润肌肤。

【祛病保健应用】猪蹄，俗称猪脚，又叫猪手。前蹄肉多骨少，呈直形；后蹄肉少骨稍多，呈弯形。《本草图经》：行妇人乳脉，滑肌肤。《随息居饮食谱》：填肾精而健腰脚，滋胃液以滑皮肤，长肌肉可愈漏疡，助血脉能充乳汁，较肉尤补。一般用于补益虚劳和产后增乳。

 猪蹄通乳方：猪蹄1只，如食法治净，加水煮沸3分钟取出，洗净，剁成小块，放锅中，加当归10克、黄芪30克、通草6克，加水足量，小火煨3小时，弃药，调好味，吃肉喝汤。

牛肉

【性味】性温，味甘。

【功用】补脾胃，益气血，强筋骨。

【祛病保健应用】用于脾胃虚弱、不思饮食、虚劳羸瘦、诸虚劳损、腰膝酸软。并治腹中痞积、水肿、吐泻。

识别牛肉

看肉皮：无红点是好肉，有红点是坏肉。

看肌肉：新鲜肉有光泽，红色均匀；较次的肉肉色稍暗。

看脂肪：新鲜肉的脂肪洁白或淡黄，次品肉的脂肪缺乏光泽，变质肉脂肪呈绿色。

闻气味：新鲜肉具有正常的气味，较次的肉有一股氨味或酸味。

摸弹性：新鲜肉有弹性，指压后凹陷立即恢复；次品肉弹性差，指压后的凹陷恢复很慢甚至不能恢复；变质肉无弹性。

摸黏度：新鲜肉表面微干或微湿润，不粘手；次新鲜肉外表干燥或粘手，新切面湿润粘手；变质肉外表极干燥，新切面严重粘手；有些注水严重的肉也完全不粘手，外表呈水湿样，不结实。

驴肉

【**性味**】性平，味甘、酸。

【**功用**】补气养血，滋阴壮阳，安神去烦。

【**祛病保健应用**】用于劳损风眩、心烦。《饮膳正要》：治风狂，忧愁不乐，安心气，乌驴肉不以多少，切，于豆豉中烂煮熟，入五味，空腹食用。

五香驴肉

原料：驴肉350克，陈皮2克，草果2克，香叶1克，桂皮2克，丁香1克，酱油1大匙，精盐2小匙，冰糖适量。

制法：驴肉洗净备用，香料洗净沥水。往汤锅里加水、盐、酱油、冰糖，煮开后即成酱汤，再加入陈皮、草果等香料煮30分钟，再把驴肉投入酱汤中，煮熟即成。

鹅肉

【**性味**】性平，味甘、微咸。

【功用】利五脏，止消渴。

【祛病保健应用】用于神疲乏力、食欲不振、气短懒言。鹅肉烧制的汤汁对老年糖尿病患者有益。鹅肉炖萝卜还可补肺、止咳、平喘，有助于防治慢性气管炎。

> **识食心得**
>
> 鹅肉补中汤：鹅1只，黄芪、党参、山药、大枣各30克，将药装入鹅腹，以线缝合，用小火煨炖，略加食盐调味，煮熟后将鹅捞起，取出药物，喝汤吃肉。用于脾胃虚弱，中气不足，倦怠乏力，少食消瘦等。
>
> 沙参玉竹鹅肉汤：鹅肉250克，北沙参、玉竹各15克，山药30克，加水适量煮熟，稍加食盐调味服食。用于脾阴不足，口干思饮，少食不饥，或便溏腹泻等。

鹌鹑

【性味】性平，味甘、微咸。

【功用】利水消肿，益中续气。

【祛病保健应用】用于小儿疳积，营养不良，支气管哮喘。枸杞子、杜仲炖鹌鹑能去腰膝酸痛。

> **识食心得**
>
> 鹌鹑被誉为"动物人参"，它是典型的高蛋白、低脂肪、低胆固醇食物，味道鲜美，营养丰富，特别适合中老年人以及高血压、肥胖者食用。中医认为，鹌鹑肉可补五脏，益精血，温肾助阳，男子经常食用可增强性功能，并能增气力、壮筋骨。《本草纲目》：（鹌鹑）肉能补五脏，益中续气，实筋骨，耐寒暑，消结热。

鸽肉

【性味】性平，味甘、微咸。

【功用】滋肾益气，祛风解毒，补气虚，益精血，暖腰膝，利小便。

【祛病保健应用】用于虚赢、消渴、久疟、妇女血虚经闭、恶疮疥癣。有助于补肾益精，健脑补神，提高记忆力，降低血压，调理血糖，并能养颜美容，使皮肤洁白细嫩。

识食心得

一鸽胜九鸡

鸽肉为高蛋白、低脂肪食品，蛋白质含量为24.4%，超过兔、牛、猪、羊、鸡、鸭、鹅，所含蛋白质中有许多人体的必需氨基酸，且消化吸收率高。脂肪含量仅为0.3%，低于其他肉类，是理想的食品。老年人、体虚病弱者、手术病人、孕妇及儿童食补，多被选用。另有发现，乳鸽的骨内含有丰富的软骨素，具有改善皮肤细胞活力，增强皮肤弹性，改善血液循环，红润面色等功效。乳鸽含有较多的支链氨基酸，可促进体内蛋白质的合成，加快创口愈合。

蚕蛹

【性味】性平，味甘。

【功用】生津止渴，消食理气。

【祛病保健应用】蚕蛹有极高的营养价值，是体弱、病后、老人及产妇的高级营养补品。它可有效提高人体白细胞水平，从而提高免疫力，延缓衰老。《本草纲目》：为末饮服，治小儿疳瘦，长肌，退热，除蛔虫；煎汁饮，止消渴。《医林纂要》：和脾胃，祛风湿，长阳气。《太平圣惠方》用其治疗消渴病，《泉州本草》用其治疗小儿疳积，虚劳体弱。

识食心得

蚕蛹有水煮、油炸、干煸、爆炒等多种烹饪方法。

核桃炖蚕蛹：核桃肉150克，蚕蛹80克，肉桂粉5克。烹制时，将蚕蛹洗净，晾干后略炒，与核桃肉同放大碗中，加水适量，调入肉桂粉，搅拌均匀，隔水炖熟食用，。适于腰膝酸软、夜尿频多、阳痿遗精、须发早白者调养补益。

海蜇

【性味】性平，味甘、微咸。

【功用】清热化痰，消积化滞，润肠通便。

【祛病保健应用】用于阴虚肺燥、痰热咳嗽、哮喘、瘰疬痰核、食积痞胀、大便燥结等。中老年急慢性支气管炎、咳嗽哮喘、痰多黄稠、高血压、烦热口渴、大便秘结、单纯性甲状腺肿，及醉酒后烦渴者，均宜食用。从事纺织、粮食加工、建筑等工作，与尘埃接触较多的人员，常吃海蜇有助于去尘积，清肠胃。

怎样选购海蜇

选购海蜇时，首先要注意区分干品和鲜品。凡肉质厚、水分含量多，用手触之有软绵感的海蜇，一般都是未经盐矾处理的。加工后的海蜇头和海蜇皮均以鹅黄透亮、脆而有韧性者为佳。那种色酱红、肉质发酥，并伴有脓样液和腐臭味的海蜇，皆属变质品。完整的新鲜海蜇犹如一顶降落伞，也像一个白蘑菇。蘑菇头的部分就是海蜇皮，伞盖下像蘑菇柄一样的口腔与触须便是海蜇头。海蜇皮是一层胶质物，营养价值较高；海蜇头稍硬，营养胶质与海蜇皮相近。

乌贼

【性味】性平，味甘、微咸。

【功用】养血祛瘀，止痛，止血，收敛。

【祛病保健应用】阴虚体质者宜于食用。也可用于贫血、血虚经闭、带下、崩漏等。

乌贼内壳海螵蛸

乌贼的干燥内壳即中药海螵蛸，有收敛止血、涩精止带、制酸止痛、收湿敛疮之功效。常用于吐血衄血、崩漏便血、遗精滑精、赤白带下、胃痛吞酸等。

黄花鱼

【**性味**】性平，味甘、微咸。

【**功用**】健脾益气，开胃消食。

【**祛病保健应用**】用于脾胃虚弱、少食腹泻，或营养不良、脾虚水肿等。

识食心得

鱼脑石和黄鱼鳔

　　黄花鱼鱼头中有两块坚硬的骨头，叫鱼脑石。鱼脑石可治疗肾结石、膀胱结石、小便不通等泌尿系统疾病。

　　黄鱼鳔可治疗鼻出血、齿龈出血、紫癜等。

银鱼

【**性味**】性平，味甘。

【**功用**】补虚，健胃，益肺，利水。

【**祛病保健应用**】用于脾胃虚弱、肺虚咳嗽、虚劳诸疾。尤其适合体质虚弱，营养不足，消化不良者。另外，银鱼是一种高蛋白、低脂肪鱼类，高脂血症患者食之亦宜。

识食心得

　　银鱼豆腐羹：银鱼加料酒和黑胡椒粉腌 10 分钟，豆腐切丁。锅里放水放姜，煮开后下银鱼焯一下去腥。倒掉水后再放清水，煮开后放银鱼和豆腐。再次煮开后放淀粉勾芡。可加葱花、香菜等调味。

鲳鱼

【**性味**】性平，味甘。

【**功用**】补虚，润肺，健胃。

【**祛病保健应用**】用于营养不良、咳嗽、脾虚泄泻、小儿疳积。

清蒸鲳鱼

将鲳鱼去内脏洗净，在鱼身的两面斜着划几刀；往鱼身上抹些料酒，撒少许盐；鱼身上、鱼肚里放几片姜片。蒸锅内水开后将鱼置于蒸架上，根据鱼的大小，蒸10~15分钟后取出。将大葱、红辣椒切成细丝，放到蒸好的鱼身上。锅里放油烧热，淋到鱼身上即可上桌食用。

鲫鱼

【性味】性平，味甘。

【功用】健脾利湿。

【祛病保健应用】适于脾胃虚弱之纳少无力、痢疾、便血、水肿、淋病、痈肿、溃疡。《本草经疏》：鲫鱼入胃，治胃弱不下食；入大肠，治赤白久痢、肠痈。

鲫鱼汤

鲫鱼洗净擦干，白萝卜去皮切成丝，葱、姜切丝。锅里放油烧热，把鲫鱼两面煎黄，盛出。用锅里剩余的油将葱、姜煸炒出香味；然后倒入热水，把鲫鱼放进去；鱼汤炖成奶白色后，调入盐、白胡椒粉，加入白萝卜丝，继续中火煮3~4分钟，至白萝卜丝煮软。最后撒上葱花即可出锅。

鲤鱼

【性味】性平，味甘。

【功用】利水消肿，温中散寒，健脾化湿，疏肝解郁，下乳。

【祛病保健应用】用于水肿胀满、小便不利、黄疸、脚气，并治咳嗽痰多、痰白而稀、胸脘作闷，或胃纳不振、神疲乏力、大便时溏。对下利稀薄带有黏冻、腹部隐痛、食少神疲、口淡不渴，或畏寒肢冷、乳汁不行亦有一定作用。

《神农本草经》称鲤鱼"主湿痹，面目浮肿"。

《本草图经》称鲤鱼"主妊娠有水气"。

《补缺肘后方》治卒肿满，身面皆洪大，大鲤鱼1头，醇酒3升，煮之，令酒干尽食之。

《外台秘要方》治水病身肿，鲤鱼1头，极大者，去头尾及骨，唯取肉，以水二斗，赤小豆一升，和鱼肉煮，可取二升以上汁，生布绞去滓。顿服尽，如不能尽，分为二服。

《医方摘要》治水肿胀满，鲤鱼1斤，破开，不见水及盐，以生矾5钱，研末，入腹内，火纸包裹，外以黄土泥包，放灶内煨熟取出，去纸泥，为粥食，一日用尽。

鲋鱼

【**性味**】性平，味甘。

【**功用**】滋体强身，补虚劳。

【**祛病保健应用**】富含不饱和脂肪酸，具有降低胆固醇的作用，对防止血管硬化、高血压和冠心病等大有益处。鲋鱼鳞有清热解毒之功效，有助于治疗疮、下疳、水火烫伤。

据传，有一年秋天慈禧要吃蒸鲋鱼。为了使鲋鱼既能保持独特的风味，又能吃起来不麻烦，苏州松鹤楼的厨师阿坤想出了一个高招。他将鲋鱼的鳞先刮下来，漂洗干净，装进一个纱袋中扎紧；再在蒸笼的盖顶上钉一钩钉，将装有鱼鳞的纱袋挂在钩钉上，并将纱袋对准下面的鱼碗；然后用文火将鱼蒸熟。在蒸制的过程中，鱼鳞中的油汁全都滴进了鱼碗中，保持了鲋鱼的鲜味，而且吃的时候也不用去鱼鳞了。慈禧吃了这道又嫩又香、又肥又鲜的鲋鱼，甚是满意，重赏了厨师阿坤。

鳗鱼

【**性味**】性平，味甘。

【功用】滋补强壮，养血抗痨，除风湿，强筋骨，调节血糖。

【祛病保健应用】用于脚气、风湿痹痛，治恶疮、劳损、小儿疳劳、妇人带下。对性功能减退、糖尿病、虚劳阳痿、风湿痹痛、筋骨软弱均有调治作用。

清蒸鳗鱼

将鳗鱼去皮、尾、内脏，洗净，用沸水焯1分钟，除去皮上的黏液。将鱼身肉每隔一厘米左右划一刀，不要斩断，后用盐、料酒、姜汁将鱼腌制入味。水发香菇洗净，与熟火腿分别切成片。将火腿和水发香菇片一起夹在鳗鱼片中，淋上猪油。将姜汁、盐、醋、芝麻油、高汤调成味汁淋在鳗鱼肉上。另将清汤烧沸，放盐、胡椒粉，煮沸后浇在鳗鱼肉上，上热锅中大火蒸10分钟即成。

鳖

【性味】性平，味咸。

【功用】补骨髓，滋肝阴，养筋活血，消痞块。

【祛病保健应用】用于骨蒸痨热、肝脾肿大、崩漏带下、血瘕腹痛、久疟、久痢等。对于热气湿痹、阴虚潮热、腹中积热、肝脾肿大、妇女带下、血瘕腹痛有辅助治疗作用。鳖肉可用于防治放疗、化疗引起的贫血、白细胞减少。

甲鱼的背甲中药名称为"鳖甲"，功能滋阴除热、散结消痞，主治骨蒸癥瘕、疮毒瘀血、妇人五色带下，有抑制结缔组织增生、提高血浆蛋白含量、散结消肿的作用，可提高免疫力。

鳖甲熬制的胶即鳖甲胶，具有滋阴益肾、散结消痞、强筋健骨的功效，能散瘀血、消脾肿、除痨、调月经，可防治肾亏虚弱、头晕、遗精等症。

龟

【性味】性平，味咸。

【功用】除湿痹，补阴虚，滋肾水，止血，解毒。

【祛病保健应用】龟肉可用于湿痹、风痹、筋骨疼痛、久年寒咳、夜多小便、小儿遗尿、痔疮下血、血痢、子宫脱垂等。

> 识食心得
>
> 　　龟的背甲及腹甲中药名称为"龟甲"，味咸、甘，性微寒，归肝、肾、心经。功能滋阴潜阳，益肾强骨，养血补心。适宜于阴虚潮热、骨蒸盗汗、头晕目眩、虚风内动、筋骨痿软、心虚健忘。
>
> 　　龟甲经过熬制可制成龟甲胶。龟甲胶功能滋阴养血，主治阴虚潮热、骨蒸盗汗、腰膝酸软、血虚萎黄。

 ## 泥鳅

【性味】性平，味甘。

【功用】温阳补虚

【祛病保健应用】可用于肾虚、阳痿、早泄、腰膝酸软。与韭菜籽炖煮食用，用于阳痿；加枸杞子、菟丝子炖煮食用，用于精冷不育、宫冷不孕。

> 识食心得
>
> **泥鳅豆腐煲**
>
> 　　除去泥鳅内脏，清洗干净，放油锅中略煎一下，放入砂锅；将豆腐切成小块，放锅中；再放生姜丝。加清水，小火煮20分钟。再放葱花、盐，稍煮一下即成。豆腐要最后放入，这样才能保持鲜嫩。清洗泥鳅可以在养泥鳅的清水中滴入几滴植物油，每天换清水，待泥鳅排净肠内泥水、异物后烹制用。

青鱼

【性味】性平，味甘。

【功用】益气化湿，宁心补肾。

【祛病保健应用】用于脚气湿痹。《食经》：主血痢，补中安肾气。《食疗本草》：和韭白煮食之，治脚气脚弱，烦闷，益心力。《随息居饮食谱》：补气养胃，除烦满，化湿祛风。

> ### 党参青鱼汤
>
> 青鱼500克，党参30克，苹果、陈皮、桂皮各5克，精盐、葱段、姜片、熟猪油适量。先将党参、苹果、陈皮、桂皮分别去杂质洗净，装入纱布袋扎紧口。将青鱼去鳞，去腮，去内脏，洗净，放入锅中，再注入适量清水，加入药袋及熟猪油、姜片、葱段、盐，煮至鱼肉熟烂，拣去姜、葱、药袋，用胡椒粉调味即成。本膳有助于治疗脾肺气虚，倦怠无力。

白鱼

【**性味**】性平，味甘。

【**功用**】开胃消食，健脾行水。

【**祛病保健应用**】用于食积不化、水肿。《食疗本草》：助脾气，能消食，理十二经络舒展不相及气。《日华子本草》：助血脉，补肝明目，灸疮不发，作脍食之良。《开宝本草》：主胃气，开胃下食，去水气，令人肥健。

> ### 清蒸白鱼
>
> 将白鱼去内脏，洗净，入沸水锅中略烫一下捞出，刮净黑皮洗净，两面划上斜十字花刀，放容器内，加肥膘肉、玉兰片、火腿片、油菜、精盐、料酒、花椒、葱、米醋、生姜、鸡清汤，上屉蒸熟取出，拣去葱、姜和肥膘肉不用。将鱼轻放在汤碗内，原汤沥入炒勺烧开，撇去浮沫，浇在鱼碗内，再将玉兰片、火腿片、油菜交替摆在鱼上，上桌佐食。

鳜鱼

【**性味**】性平，味甘。

【**功用**】补气血，益脾胃。

【祛病保健应用】用于虚劳羸瘦、脾胃虚弱、肠风便血。《食疗本草》：补劳，益脾胃。《日华子本草》：益气，治肠风泻血。《开宝本草》：主腹内恶心，益气力，令人肥健。《随息居饮食谱》：养血，补虚劳，杀痨虫，消恶血，运饮食。

松鼠鳜鱼

将鳜鱼去鳞及鳃，剖腹去内脏，洗净沥干。把鱼头切下，用快刀将鱼肉贴着骨头片开，不要断开尾巴。翻面再片开另一片，然后把鱼肚子带刺的肉片掉。割下的两片鱼肉皮朝下，先在鱼肉上直划，再斜划，将鱼皮划成菱形刀纹。将鱼头和鱼肉用料酒、精盐调味，再滚上干淀粉，拎鱼尾抖去余粉。炒锅大火烧热下油，烧至八成热时，先倒拎住鱼肉，将锅中烧热的油从上往下浇在鱼肉上，再拎起两片鱼肉的头尾，放入油锅稍炸使其成形，再将鱼全部放入油锅炸，至金黄色捞起，放入盘中。鱼头也入油锅炸成金黄色。把炸好的鱼头和鱼肉拼回成鱼的形状，头部和尾部翘起。将番茄酱放入碗内加鲜汤、糖、香醋、酒、酱油、湿淀粉拌成调味汁。锅内留油少许，放葱段煸香捞出，加蒜末、笋丁、香菇丁、豌豆、虾仁炒熟，下调味汁用大火烧浓后，淋上麻油，浇在鱼身上即成。

干贝

【性味】性平，味甘、咸。

【功用】滋阴补肾，和胃调中。

【祛病保健应用】用于头晕目眩、咽干口渴、虚痨咯血。常食有助于降血压、胆固醇，补益健身。营养不良、久病体虚、食欲不振、消化不良、高脂血症、动脉硬化、冠心病、糖尿病、红斑性狼疮、干燥综合征，以及各种肿瘤患者放疗化疗后均宜于食用。

干贝浸泡去腥法

用清水将干贝浸泡15分钟左右，使其吸收水分，自然回软。轻轻地将干贝洗净，同时去除瑶柱边角上的老筋，把泥沙都去掉。将洗净的干贝放入一个大玻璃碗或瓷碗中，加入适量的生姜片、葱段、料酒以及清水，水量以稍没过干贝为宜。蒸锅加水烧开，然后将碗放入，大火蒸30分钟即可。胀发后的汤汁保留，可以做烧菜的汤汁，味道鲜美。

牛乳

【**性味**】性平，味甘。

【**功用**】补虚损，益肺胃，养血，生津润燥，解毒。

【**祛病保健应用**】用于虚弱劳损、气虚下利、反胃噎膈、消渴、血虚便秘。《本草经疏》：甘寒能养血脉，滋润五脏，主补虚羸，止渴。

用牛乳配制补脑饮品

　　原料：牛奶180克，鸡蛋黄1枚，胡萝卜半根，苹果1个，橘子1个，人参汁或人参粉1.5克。

　　配制方法：先将蛋黄打散，搅和在牛奶里，再将胡萝卜、苹果、橘子分别榨汁加入，再将人参汁或人参粉兑入，一并搅匀喝下，每日1次。

　　牛奶具有很高的营养价值，改善大脑功能的作用十分明显。蛋黄中含有多量的卵磷脂，能提高脑功能、增强记忆。胡萝卜中含有以维生素A为主的多种维生素，对大脑有营养作用。苹果能益心气，有助于健脑增智。橘子是一种碱性食物，可以消除食用过酸食物留下的隐患，能活跃思维、增强记忆。各物相配，加用补益元气、养心安神、益智增慧的人参，既能健脑养生，又不会增强胃肠的负担，适宜于脑力劳动者饮用。

鹌鹑蛋

【**性味**】性平，味甘。

【**功用**】补气益血，祛风湿，强筋壮骨。

【祛病保健应用】用于婴幼儿、孕产妇、老年人体弱保健，及病后康复。辅助治疗浮肿、肥胖型高血压、糖尿病、贫血、肝硬化腹水等。

> **识食心得**
>
> 防治神经衰弱、失眠多梦，早晚各吃2个鹌鹑蛋。
>
> 治贫血，改善病后体虚，鹌鹑蛋4个，桂圆20克，薏苡仁30克，大枣10个，红糖25克，炖煮食用。
>
> 治慢性胃炎，鹌鹑蛋4个，打入250克牛奶中，文火煮沸，早晚各服1次。

鸽蛋

【性味】性平，味甘、咸。

【功用】补肝肾，益精气，丰肌肤，助阳提神，解疮毒。

【祛病保健应用】用于肾虚所致的腰膝酸软、疲乏无力、心悸失眠。贫血、月经不调、气血不足的女性可常吃鸽蛋，不仅美颜润肤，还能旺盛精力。

> **识食心得**
>
> 鸽蛋可做甜食点心，也可做咸味菜肴。甜食可合银耳、核桃肉、荸荠粉作羹。做咸味菜肴可将海参2只，合枸杞子、煮熟的鸽蛋，加姜、葱、猪油、酱油、料酒、胡椒粉及鸡汤，煨煮至熟食用，分数次吃下。

哈蟆油

【性味】性平，味甘、咸。

【功用】补肾益精，养阴润肺。

【祛病保健应用】用于治疗病后、产后伤血耗气，虚弱羸瘦，神衰盗汗等。肺肾阴伤，劳嗽咯血，可与银耳蒸服。哈蟆油有较好的强壮作用，其脂溶性成分有增强免疫功能及应激能力，抗疲劳及抗衰老作用。

《中药大辞典》：哈蟆油补肾益精、润肺养阴，治病后虚弱、肺痨咳嗽吐血、盗汗。

《辽宁主要药材》：哈蟆油补虚、解痨热，治身体衰弱、产后气虚百病。

《中国药物学》：哈蟆油润肺、生津，为身体衰弱之补品。

《中药志》：哈蟆油补虚退热，治体虚精力不足。

白糖

【性味】性平，味甘。

【功用】润肺生津，补益中气。

【祛病保健应用】用于中虚脘痛，肺虚气短，并可解盐卤毒。

【注意】多食白糖会引起食欲减退、消化不良。嗜食甜食者则易肥胖，造成血脂升高，对健康不利。有研究表明，如果儿童只吃白米饭，快则一个月，慢则两三个月，脑神经就会过度伸长，失去应有的弹性与活力，导致智力下降。研究人员还发现，长期高糖进食的人，平均寿命比正常饮食的人短约20年。有学者疾呼：白糖阻碍智力的发育，过食白糖和精白米是慢性自杀！所以，要控制糖的摄入量。

糖的摄入量每日每公斤体重控制在0.5克左右为宜。体重20公斤的儿童，每日摄糖量应不多于10克；体重60公斤的成年人，每日不多于30克。

冰糖

【性味】性平，味甘。

【功用】补中益气，和胃润肺，止咳嗽，化痰涎。

【祛病保健应用】用于肺燥咳嗽、干咳无痰、咯痰带血。《随息居饮食谱》：治噤口痢，冰糖15克，乌梅1个，浓煎频频喝下。

冰糖较容易吸水受潮，因而应放置于阴凉通风处。如发现冰糖受潮出水，可以用电风扇吹干或将其置于太阳下暴晒到干燥为止。冰糖表面如出现化水现象，捏起来比较黏，易滋生细菌，最好不要食用。

花生油

【性味】性平，味甘。

【功用】健脾润肺，解食积，驱虫。

【祛病保健应用】可用于蛔虫性肠梗阻、胎衣不下、烫伤。含有多种抗衰老成分，有延缓脑细胞衰老的作用。能减缓血小板聚集，防治动脉粥样硬化等心脑血管疾病。所含胆碱可改善人的记忆力，延缓脑功能衰退。

花生油的保质期

一般来说，花生油的保质期是18个月。但如果已经开封，或是掺入了其他物质，就可能会变质。所以近期食用的和需要保存的花生油应分开存放。暂时不食用的密封好，或放入冰箱内，可以保存更长时间。花生油最好存放在阴凉、避光、干燥的地方。

山药★

山药为薯蓣科植物薯蓣的干燥根茎。冬季茎叶枯萎后采挖，切去根、头，洗净，除去外皮及须根，干燥。选择肥大顺直的干燥山药置清水中，浸至无干心，焖透，切齐两端，用木板搓成圆柱状，晒干，打光，习称"光山药"。

【性味】性平，味甘。

【功用】补脾养胃，生津益肺，补肾涩精。

【祛病保健应用】用于脾胃虚弱泄泻纳呆，虚劳咳嗽，小便频数，滑精，带下，糖尿病口渴、尿多、易饥，乳腺炎，乳房肿痛，偏头痛。麸炒山药补脾健胃，用于脾虚食少，泄泻便溏，白带过多。《本草纲目》：益肾气，健脾胃，止泄痢，化痰涎，润皮毛。脾胃虚寒慢性腹泻，与炒薏苡仁、炒扁豆同用。糖尿病肝肾亏虚，与麦冬、山萸肉同用。脾胃虚弱，不思饮食，山药、白术各50克，人参9克，研粉为丸，每次服用10克，空腹于食前用温米饮汤送服。

识食心得

治腹泻，山药150克，洗净去皮，切成块；糯米150克，淘洗干净。先将糯米煮粥，半熟时放入山药块，粥熟即可食用。

治呕吐，制半夏10克，加水煎煮，取汁去渣，调入山药粉30克，煎两三沸后加白糖食用。

治咳喘，山药120克，煮取药汁约600毫升，当茶温饮。

治消渴，山药30克，黄芪15克，葛根10克，知母10克，天花粉10克，生鸡内金6克，五味子9克，水煎服。

乌梅★

乌梅为蔷薇科植物梅的干燥近成熟果实。夏季果实近成熟时采收，低温烘干后闷至色变黑。

【性味】性平，味酸、涩。

【功用】敛肺，涩肠，生津，安蛔。

【祛病保健应用】用于肺虚久咳、久痢滑肠、虚热消渴、蛔厥呕吐腹痛、胆道蛔虫病。脾胃虚寒慢性腹泻，与炒山药、炒薏苡仁、茯苓同用。胆道蛔虫病，与干姜等同用，如乌梅丸等。女性功能性子宫异常出血，乌梅20~30克，烧灰，为末，用乌梅汤送服。

乌梅小验方

识食心得

乌梅5枚，去核，煎汤，加白糖服用，用于肝阴不足，肝气躁动，表现为痢疾、泄泻、咳嗽、噎膈、肿胀、霍乱、吐血者。

乌梅5枚，人参3克，水煎，加冰糖顿服，用于病后虚损不足。

乌梅六君子汤：党参15克，炒白术10克，茯苓10克，陈皮6克，法半夏6克，甘草3克，乌梅5枚，柿蒂10克，水煎服，用于脾胃气虚之呃逆。

乌梅四物汤：乌梅5枚，当归15克，醋白芍10克，怀熟地黄15克，生地黄10克，水煎服，敛肝阴、顺肝气、养肝血，用于痢疾、怔忡、吐血、汗症、胁痛、遗精、脚气、乱经、子肿、子痫、小儿风气及小儿阴虚诸症。

火麻仁★

火麻仁为桑科植物大麻的干燥成熟果实。秋季果实成熟时采收，除去杂质，晒干用。

【性味】性平，味甘。

【功用】润肠通便。

【祛病保健应用】用于血虚津亏，肠燥便秘。气虚便秘，与黄芪等同用，如黄芪汤、润肠丸。呕逆，火麻仁30克，以水研取汁，淡盐开水送服。

《近效方》治呕逆，火麻仁3合，熬，捣，以水研取汁，着少盐吃。

《肘后备急方》治大便不通，研麻子，以米杂为粥食之。

《外台秘要》治虚劳，下焦虚热，骨节烦疼，肌肉急，小便不利，大便数少，吸吸口燥少气，火麻仁5合，研，水2升，煮去半，分服。

《备急千金要方》麻子酒，治产后血不去，麻子5升，捣，以酒1斗渍一宿，明旦去滓，温服1升，先食服，不瘥，夜服1升。

甘草★

甘草为豆科植物甘草、胀果甘草或光果甘草的干燥根。春、秋二季采挖，除去须根，晒干。

【性味】性平，味甘。

【功用】补脾益气，清热解毒，祛痰止咳，缓急止痛，调和诸药。

【祛病保健应用】用于脾胃虚弱、倦怠乏力、心悸气短、咳嗽痰多、脘腹四肢挛急疼痛、痈肿疮毒，并能缓解药物毒性、烈性。脾胃亏虚所致的胃及十二指肠溃疡，与海螵蛸、瓦楞子等同用。腓肠肌痉挛，与芍药同用，如芍药甘草汤。女性围绝经期综合征，与小麦、大枣同用，如甘麦大枣汤。

识食心得

治肺痿久嗽，炙甘草150克，研细，每日取5克，童便3合调下。

治小儿热嗽，甘草100克，在猪胆汁中浸5天，取出炙后研细，和蜜做成丸子，如绿豆大，每服10丸，饭后服，薄荷汤送下。

治肺痿吐涎沫而不咳者，炙甘草200克，炮干姜100克，上药细切，以水3升，煮取1升5合，去滓，分温再服。

治阴下湿痒，甘草1尺，并切，以水5升，煮取3升，渍洗之，日三五度。

治失眠、烦热、心悸，甘草5克，石菖蒲5分~5克，水煎服，每日一剂，分两次内服。

治痘疮烦渴，炙甘草、栝楼根等分，水煎服。

治妇人脏躁，喜悲伤，欲哭，数欠伸，甘草150克，小麦1升，大枣10枚，以水6升，取3升，温分三服。

白果★

白果为银杏科植物银杏的干燥成熟种子。秋季种子成熟时采收，除去肉质外种皮，洗净，稍蒸或略煮后烘干。

【性味】性平，味甘、苦、涩。

【功用】补肾固肺，消痰定喘，收涩止带。

【祛病保健应用】用于痰多喘咳、带下白浊、遗尿、尿频。支气管哮喘、肺结核咳嗽、喘咳痰多、赤白带下、肾虚遗精、小便白浊、小儿遗尿、肠风脏毒、蛲虫病等宜于食用。痰湿痰嗽，与桑白皮、杏仁等同用。气虚失摄，遗尿、尿频，与益智仁、鸡内金等同用。小儿腹泻，白果2粒，鸡蛋1个，鸡蛋打破一孔，将白果去皮研末装入，烧熟食用。

白果生食有毒

白果有一定的毒性，量大可致死。白果以绿色的胚最毒，小儿食5~10粒即可中毒死亡。白果生食毒性高，炒熟后毒性减低，但也不能过多食用，5岁以下小儿应禁食白果。

 白扁豆花★

白扁豆花为豆科植物扁豆的花，7~8月间采收未完全开放的花，晒干或阴干。去柄，筛去泥土，拣去杂质用。

【性味】性平，味甘、淡。

【功用】消暑化湿，和中健脾，清热利尿。

【祛病保健应用】用于痢疾、泄泻、赤白带下、暑热神昏及夏日腹泻。湿热型感冒，与藿香、佩兰、香薷等同用。肠炎、腹泻、痢疾等肠道疾病及赤白带下，与蒲公英同用。胃炎、胃溃疡、萎缩性胃炎，与党参、茯苓等同用。

《必用食治方》治一切泄痢：白扁豆花正开者，择净勿洗，以滚汤瀹过，和小猪脊肉1条，葱1根，胡椒7粒，酱汁拌匀，就以瀹豆花汁和面包作小馄饨，炙熟食之。

《奇效良方》治妇人白崩：白扁豆花焙干为末，炒米煮饮入烧盐，空心服。

 芡实★

芡实为睡莲科植物芡的干燥成熟种仁。秋末冬初采收成熟果实，除去果皮，取出种子，洗净，再除去硬壳（外种皮），晒干。

【性味】性平，味甘、涩。

【功用】益肾固精，补脾止泻，祛湿止带。

【祛病保健应用】用于脾虚久泻、带下，肾虚精关不固、遗尿、小便频数、尿浊，以及腰膝痹痛、淋浊带下等。脾肾亏虚遗精，芡实、莲花蕊末、龙骨、乌梅肉、山药各50克，研粉为丸，每日服50克，分3次用温开水送服。脾肾阳虚，精滑不禁，芡实、沙苑蒺藜、莲须、龙骨、牡蛎、莲子等分，研粉为丸，每日9克，分3次用温开水送服。治疗肾虚所致的前列腺炎，与粉萆薢、石菖蒲等同用。

【用法用量】9~15克。

芡实治遗精早泄

肾亏精不固，可取芡实50克，加粳米100克，煮作粥食用，每天服食1次。

肾亏兼心脾虚弱，纳差神疲，梦中遗精，可以用芡实莲荷羹补肾兼益心脾。芡实100克，莲子100克，鲜荷叶100克，糯米、白糖适量，同熬粥。

跳跃、骑车或见闻感触即有精自滑出者，宜固涩止遗，可用芡实15克、五味子6克、五倍子10克、金樱子15克水煎服；也可将芡实30克炒至黄，研成粉，另取牡蛎30克煎汁送服，每日早晚各服1次。

赤小豆★

赤小豆为豆科植物赤小豆或赤豆的干燥成熟种子。秋季果实成熟而未开裂时拔取全株，晒干，打下种子，除去杂质，再晒干。

【性味】性平，味甘、酸。

【功用】健脾益胃，清热解毒，利水，消肿，通乳。

【祛病保健应用】用于水肿胀满、脚气肢肿、黄疸尿赤、风湿热痹、痈肿疮毒、肠痈腹痛。辅助治疗痈肿脓血、下腹胀满、小便不利、水肿脚气、烦热、干渴、痢疾、黄疸、肠痔下血、乳汁不通。外敷治热毒痈肿、血肿、扭伤。《本草纲目》：行津液，利小便，消胀，除肿，治呕，而治下痢肠，解酒病，除寒热痈肿，排脓散血。治疗流行性腮腺炎，与绿豆、鱼腥草等同用。治疗肝硬化腹水，与茯苓皮、车前子等同用。催乳，煮赤小豆取汁饮。

《梅师集验方》治水肿坐卧不得，头面身体悉肿，桑枝烧灰，淋汁，煮赤小豆，空心食令饱。

《补缺肘后方》治卒大腹水病，白茅根一大把，小豆3升，煮干，去茅根食豆，水随小便下。

《肘后备急方》治肠痔大便出血，小豆1升，苦酒5升，煮豆熟，出干，复纳清酒中，候酒尽止，末。酒服方寸匕，日三度。

《梅师集验方》治热毒下血，或因食热物发动，赤小豆杵末，水调下方寸匕。

《疡科捷径》赤小豆薏苡汤，治肠痈，湿热气滞瘀凝所致，赤小豆、薏苡仁、防己、甘草，煎汤服。

《产书方》下乳汁，煮赤小豆取汁饮。

《本草纲目》治风瘙瘾疹，赤小豆、荆芥穗等分，为末，鸡子清调涂之。

麦芽★

麦芽为禾本科植物大麦的成熟果实经发芽干燥的炮制加工品。将麦粒用水浸泡后，保持适宜温度、湿度，待幼芽长至约0.5厘米时，晒干或低温干燥。

【性味】性平，味甘。

【功用】行气消食，健脾开胃，退乳消胀。

【祛病保健应用】用于食积不消、脘腹胀痛、脾虚食少、乳汁郁积、乳房胀痛、妇女断乳。生麦芽：健脾和胃，疏肝行气，用于脾虚食少，乳汁郁积。炒麦芽：行气消食回乳，用于食积不消，妇女断乳。焦麦芽：消食化滞，用于食积不消，脘腹胀痛。

《本草纲目》快膈进食，麦芽4两，神曲2两，白术、橘皮各1两，为末，蒸饼丸梧子大，每用人参汤下三五十丸。《丹溪心法》治产后发热，乳汁不通，无子当消者，麦芽2两，炒，研细末，清汤调下，作四服。

郁李仁 ★

郁李仁为蔷薇科植物欧李、郁李或长柄扁桃的干燥成熟种子。前二种习称"小李仁"，后一种习称"大李仁"。夏、秋二季采收成熟果实，除去果肉及核壳，取出种子，干燥。

【性味】性平，味辛、苦、甘。

【功用】润燥滑肠，下气，利水。

【祛病保健应用】用于津枯肠燥、食积气滞、腹胀便秘、水肿、脚气、小便不利。肠燥便秘，与火麻仁、玄参、生地等同用。气逆喘促咳嗽，与三子养亲汤同用。偏头痛，与川芎、柴胡、香附等同用。

识食心得

《圣济总录》郁李仁煎，治积年上气，咳嗽不得卧。郁李仁15克，用水一升，研如杏酪，去渣，煮令无辛气，次下酥一枣许，放温顿服之。

《卫生简易方》治水气，四肢浮肿，上气喘急，大小便不通。用郁李仁、杏仁、薏苡仁各50克，为末，米糊丸，如桐子大，每服40丸，不拘时，米饮下。

《太平圣惠方》郁李仁粥，治脚气肿满喘促，大小便涩。郁李仁25克，粳米3合，蜜1合，生姜汁一蚬壳，先煮粥，临欲熟，入三味搅令匀，更煮令熟，空腹食用。

《圣济总录》郁李仁散，治风热气秘。郁李仁、陈皮、三棱各50克，捣研成粉末，每服15克，空腹，用开水调服。

青果 ★

青果为橄榄科植物橄榄的干燥成熟果实。秋季果实成熟时采收，除去杂质，洗净，晒干。

【性味】性平，味甘、酸。

【功用】清热，利咽，生津，解毒。

【祛病保健应用】用于咽喉肿痛、咳嗽、烦渴、鱼蟹中毒。热毒蕴结，咽喉肿痛、咳嗽烦渴，与金银花、桔梗、芦根等同用。饮酒过度，青果10

枚，水煎服用。鱼蟹中毒，取数枚咀嚼咽汁。

 《齐东野语》记载，青果又名"谏果""忠果"。初食时有涩口之感，但在嘴里久了就会有清甜的回味。在古代，它是一种名贵的果品。《南方草木状》记载，吴时岁贡以之赐近臣。

| 枳椇子★

枳椇子鼠李科植物北枳椇的成熟种子。10~11月果实成熟时采收，晒干，碾碎果壳，筛出种子。

【性味】性平，味甘、酸。

【功用】解酒毒，除烦止渴，止呕，利大小便。

【祛病保健应用】治饮酒过度，与绿豆、葛花同用。治小儿消化不良、发育迟缓，枳椇子30克，水煎服。治小儿惊风，枳椇子30克，水煎服。

 润五脏，止渴除烦，用于烦热口渴。五脏津液枯燥，枳椇子9克，知母9克，金银花24克，灯心草3克，煎服。解酒毒，清热利尿，枳椇子配绿豆、茯苓、泽泻、猪苓、白术、陈皮、山楂。用于酒色过度，吐血，以枳俱子配甘蔗，炖猪心、猪肺食用。治小儿惊风、小儿疳积，枳椇子30克，煎服。

| 枸杞子★

枸杞子为茄科植物宁夏枸杞的干燥成熟果实。夏、秋二季果实呈红色时采收。

【性味】性平，味甘。

【功用】滋补肝肾，益精明目。

【祛病保健应用】用于虚劳精亏、腰膝酸痛、眩晕耳鸣、内热消渴、血虚萎黄、目昏不明。肝肾阴虚，腰膝酸软，与六味地黄丸同用。肾阴亏虚，不孕不育、滑胎及更年期综合征，与山药、熟地等同用，如左归丸。肺肾阴虚之久咳，与贝母、麦冬等同用。

枸杞子主渴而引饮，肾病消中。单用枸杞子一味，蒸熟嚼食，每日2次，一次3克，辅助治疗糖尿病轻型。近代名医张锡纯自述，在年过五十后，每夜睡觉时觉心中发热，即饮凉水数口，到天亮则壶中水往往所剩无几，后来改为临睡前嚼服枸杞30克，凉水即可少饮1杯，晨起后觉心中格外镇静，精神格外充沛。

茯苓★

茯苓为多孔菌科真菌茯苓的干燥菌核。多于7~9月采挖，挖出后除去泥沙，堆置"发汗"后，摊开晾至表面干燥，再"发汗"，反复数次至表面处现皱纹，内部水分大部散失后，阴干，称为"茯苓个"；或将鲜茯苓按不同部位切制，阴干，称为"茯苓皮"或"茯苓块"。

【性味】性平，味甘、淡。

【功用】利水渗湿，健脾和中。

【祛病保健应用】用于水肿尿少、痰饮眩悸、脾虚食少、便溏泄泻、心神不安、惊悸失眠。心脾气虚，焦虑抑郁，与玫瑰花、党参同用。心脾亏虚，心悸不宁，取单味茯苓适量，水煎服用。脾虚水肿，与猪苓、白术等同用，如五苓散。

茯苓蜜膏

取茯苓500克研细末，晒干备用。将白蜜500克放锅内，边熬边搅，加入茯苓粉末，至充分混合，装瓶收贮。每取1匙，白开水化开服用。茯苓有利尿作用，能促进钠、钾和氯等电解质的排泄。含有的茯苓多糖能增强人体免疫功能，具有一定的抗癌作用。常服茯苓蜜膏，对防治老年性浮肿、肥胖病大有益。

桃仁★

桃仁为蔷薇科植物桃或山桃的干燥成熟种子。果实成熟后采收，除去果肉及核壳，取出种子，晒干，用时捣碎。

【**性味**】性平，味苦、甘。

【**功用**】活血祛瘀，润肠通便。

【**祛病保健应用**】用于经闭、痛经、癥瘕痞块、跌仆损伤、肠燥便秘。跌打损伤，与红花等同用，如桃红四物汤。产后尿潴留，将桃仁捣烂如泥，敷脐治疗。产后恶露不净，同当归、川芎等同用，如生化汤。

《唐瑶经验方》治产后血闭，桃仁20枚（去皮、尖），藕1块，水煎服之。

《食医心镜》治上气咳嗽，胸膈痞满，气喘，桃仁3两，去皮、尖，以水一大升，研汁，和粳米2合，煮粥食。

《汤液本草》治老人虚秘，桃仁、柏子仁、火麻仁、松子仁等分。同研，烙白蜡和丸如桐子大，以少黄丹汤下。

《圣济总录》治里急后重，大便不快，桃仁3两，吴茱萸2两，盐1两，同炒熟，去盐并茱萸，只以桃仁，空心夜卧不拘时，任意嚼五七粒至一二十粒。

《备急千金要方》治崩中漏下赤白不止，气虚竭，烧桃核为末，酒服方寸匕，日三。

桔梗★

桔梗为桔梗科植物桔梗的干燥根。春、秋二季采挖，洗净，除去须根，趁鲜剥去外皮或不去外皮，干燥。

【**性味**】性平，味苦、辛。

【**功用**】宣肺，利咽，祛痰，排脓。

【**祛病保健应用**】用于咳嗽痰多、胸闷不畅、咽痛、音哑、肺痈吐脓、疮疡脓成不溃。痰热咳嗽，与甘草同用。肺痈，与橘红、甘草等同用，如加味桔梗汤。痰湿水肿，与五苓散、五皮饮同用。

桔梗入菜

泡菜：在桔梗收获的时节，把又大又白的桔梗茎段采挖出来，洗净晒干保存。将干品泡发，加好配料，腌制一周即成桔梗泡菜。

桔梗牛杂汤：牛肚200克，桔梗100克，萝卜100克，黄豆芽50克，葱、生姜末少许。先将牛肚洗净切条，入沸水中焯2分钟，捞出冲凉备用；桔梗洗净，放入容器内浸泡至软，撕条；萝卜去皮切块。锅中加2大匙色拉油烧热，放葱末、生姜末、桔梗、金钱肚、料酒、酱油炒至上色，然后倒入清水8杯，放入黄豆芽、萝卜煮10分钟，用胡椒粉调味即成。

荷叶★

荷叶为睡莲科植物莲的干燥叶。夏、秋二季采收，晒至七八成干时，除去叶柄，干燥。

【性味】性平，味苦。

【功用】清热解暑，升发清阳，凉血止血。

【祛病保健应用】用于暑热烦渴、暑湿泄泻、脾虚泄泻、血热吐衄、便血崩漏。荷叶炭收涩化敛止血。血热吐血衄血，生荷叶、生艾叶、生柏叶、生地黄等分，水煎服。脱肛不收，荷叶适量，焙干，研粉，黄酒送服6克。暑湿中暑，与藿香、佩兰等同用。

荷叶煎剂治疗高脂血症有效率达到91.3%，且效果较稳定持久。肥胖者每日以荷叶9克泡茶饮用，连饮3个月，收到了减肥健身的效果。欲加强荷叶的减肥降血脂效果，可配合山楂、薏苡仁、陈皮一并服用。取荷叶60克，生山楂15克，生薏苡仁15克，陈皮5克，将各物分别加工成细末，每取10克，放茶杯内，冲泡代茶频饮。

莱菔子★

莱菔子为十字花科植物萝卜的干燥成熟种子。夏季果实成熟时采割植株，晒干，搓出种子，除去杂质。

【性味】性平，味辛、甘。

【功用】消食除胀，降气化痰。

【祛病保健应用】用于饮食停滞、脘腹胀痛、大便秘结、积滞泻痢、痰壅喘咳。脾胃气滞，胃肠功能紊乱，与平胃散同用。痰湿蕴肺，咳嗽咯痰，与白芥子、紫苏子同用，如三子养亲汤。便秘，与火麻仁、黑芝麻等同用。

《食医心镜》治积年上气咳嗽、多痰喘促、唾脓血，莱菔子1合，研，煎汤，食前服之。

《江西中医药》治百日咳，白萝卜子，焙燥，研细粉，白砂糖水送服。

《韩氏医通》三子养亲汤，治高年咳嗽、气逆痰痞，紫苏子、白芥子、莱菔子，各洗净，微炒，捣碎，煮作汤饮，代茶水喝。

《丹溪心法》保和丸，治一切食积，山楂、神曲、半夏、茯苓、陈皮、连翘、莱菔子制丸，白开水送服。

莲子★

莲子为睡莲科植物莲的干燥成熟种子。秋季果实成熟时采割莲房，取出果实，除去果皮，干燥。

【性味】性平，味甘、涩。

【功用】补脾止泻，益肾涩精，养心安神。

【祛病保健应用】用于脾虚心悸失眠、久泻、遗精带下、白带过多。脾肾亏虚，胃肠功能紊乱和睡眠障碍，与炒山药、茯苓等同用。男性遗精，与益智仁、龙骨等同用。脾虚夹热所致噤口痢，鲜莲肉与黄连、人参浓煎，分数次慢饮。

莲子心的作用

莲子心是莲子中的青绿色胚芽，味苦，有清热、固精、安神、强心的功效。莲子心2克用开水浸泡后饮用，可治疗高热引起的烦躁不安、神志不清和梦遗滑精等症，也用于治疗高血压、心悸和失眠。

黄精 ★

黄精为百合科植物滇黄精、黄精或多花黄精的干燥根茎。按形状不同，习称"大黄精""鸡头黄精""姜形黄精"。春、秋二季采挖，除去须根，洗净，置沸水中略烫，或蒸至透心，干燥。

【性味】性平，味甘。

【功用】补气养阴，健脾，润肺，益肾。

【祛病保健应用】用于脾胃虚弱、体倦乏力、口干食少、肺虚燥咳、精血不足、内热消渴。肝肾亏虚，腰膝酸痛，疲劳综合征，与山萸肉等同用。小儿下肢痿软，黄精、蜂蜜各30克，开水炖服。治疗肺结核病后体虚，黄精30克，水煎服，或炖猪肉食。

黄精、党参、怀山药各30克，蒸鸡食用，治疗脾胃虚弱，体倦无力。

黄精加冰糖炖食，治疗肺痨咯血、赤白带下。

黄精润肺生津，合猪肉或鸭肉炖食，治疗肺结核，病后体虚。

黄精、枸杞子各等分，炼蜜和丸，于空腹时用温开水送下，补精益气。

紫苏叶 ★

紫苏叶为唇形科植物紫苏的干燥叶（或带嫩枝）。夏季枝叶茂盛时采收，倒挂于通风处阴干备用。

【性味】性温，味辛。

【功用】散寒解表，理气宽中。

【祛病保健应用】用于风寒感冒头痛、咳嗽、胸腹胀满。风寒外袭，咳嗽、流涕，与香薷等同用。鱼蟹中毒，与绿豆同用。功能性消化不良，与陈皮等同用。

小验方

《肘后备急方》治伤风，紫苏一把，水煮饮。

《海上名方》治乳痈肿痛，紫苏煎汤频服，并捣封之。

《普济方》治恶疮，疥癣，以大苏叶研细，外敷。

《谈野翁试验方》治跌仆伤损，紫苏捣敷之。

《备急千金要方》治蛇虺伤人，紫苏捣汁饮之。

黑芝麻★

黑芝麻为脂麻科植物脂麻的干燥成熟种子。秋季果实成熟时采割植株，晒干，打下种子，除去杂质，再晒干。

【**性味**】性平，味甘。

【**功用**】补肝肾，益精血，润肠燥。

【**祛病保健应用**】用于头晕眼花、耳鸣耳聋、须发早白、病后脱发、肠燥便秘。肝肾亏虚发白、脱发，与制首乌、绞股蓝、核桃仁同用。肝肾亏虚头晕、腰酸，与六味地黄丸同用。肠燥便秘，与火麻仁、肉苁蓉等同用。

芝麻茶

芝麻木耳茶：生黑木耳、炒焦黑木耳各30克，炒香黑芝麻15克，共研末，每次5克，沸水冲代茶饮，凉血止血，对血热便血、痢疾下血有食疗作用。

蜂蜜芝麻饮：蜂蜜45克、黑芝麻45克，将芝麻蒸熟捣如泥，搅入蜂蜜，用热开水冲化，一日内分次服用，用于高血压、慢性便秘。

榧子★

榧子为红豆杉科植物榧的干燥成熟种子。秋季种子成熟时采收，除去肉质假种皮，洗净，晒干。

【**性味**】性平，味甘。

【**功用**】杀虫消积，润燥通便。

【祛病保健应用】用于钩虫、蛔虫、绦虫病，虫积腹痛，大便秘结，小儿疳积，妇女乳房肿痛。治疗各类寄生虫病，与南瓜子等同用。肠燥便秘，与玄参、制何首乌等同用。小儿疳积，与鸡内金、山楂等同用。

榧子驱虫

榧子中含有大量榧子油，能有效地驱除肠道中绦虫、钩虫、蛲虫、蛔虫、姜片虫等各种寄生虫，且有杀虫而不伤人体正气的特点，是有效的天然驱虫食品。临床研究证明榧子对微丝蚴有一定的杀灭作用，将榧子与血余炭制蜜丸服用，可使微丝蚴转阴率达45%。

酸枣仁★

酸枣仁为鼠李科植物酸枣的干燥成熟种子。秋末冬初采收成熟果实，除去果肉及核壳，收集种子，晒干。

【性味】性平，味甘、酸。

【功用】补肝，宁心，敛汗，生津。

【祛病保健应用】用于虚烦不眠、惊悸多梦、体虚多汗、津伤口渴。心血亏虚，虚劳、失眠，与甘草、知母、茯苓、川芎等，水煎服。血虚所致骨蒸潮热，酸枣仁与生地、粳米煮粥。胆虚所致的惊悸，酸枣仁50克，炒熟研粉，以淡竹叶煎汤调服。

酸枣仁粥：将酸枣仁炒熟，放锅中，加水煎煮，其药液代水，加米煮粥食用。养心安神，用于心脾两虚，心烦不眠。

酸枣仁饮：炒酸枣仁、龙眼肉、芡实各12克，加水炖煮，不拘时饮用，并吃龙眼肉及芡实。养血安神，益肾固精，用于心悸、怔忡、失眠、健忘、神倦、遗精。

酸枣仁三丝汤：酸枣仁10克，太子参10克，鸡蛋3个，火腿、香菇、食盐、黄酒、葱、姜汁、芝麻油适量，烹制食用。宁心安神，益气健脾，用于体虚乏力，食少纳差，失眠多梦。

乌梢蛇★

乌梢蛇为游蛇科动物乌梢蛇的干燥体。多于夏、秋二季捕捉，剖开蛇腹或剥去蛇皮留头尾，除去内脏，盘成圆盘状，干燥。

【性味】性平，味甘。

【功用】祛风，通络，止痉。

【祛病保健应用】用于风湿顽痹、麻木拘挛、中风口眼歪斜、半身不遂、抽搐痉挛、破伤风、麻风疥癣、瘰疬恶疮。风邪之络、白癜风、干湿癣、牛皮癣，与蝉蜕、地肤子等同用。风寒湿痹阻经脉所致的关节痛，与羌活、薏苡仁等同用。风痰所致的脑卒中后遗症，与僵蚕、地龙等同用。又因蛇能解毒，故夏天尤多食用，以清暑热，防治痱子、疮疖。常吃蛇肉，还可使皮肤光润，不患皮肤病。

识食心得

蛇胆、龙衣与蛇毒

蛇的种类很多，入药以蕲蛇、乌梢蛇、蟒蛇为常。各种蛇所含成分较为相近。蛇肉含脂肪、蛋白质、蛋白酶、磷脂酶、抗胆碱酯酶等，有强壮神经与抗毒作用。蛇胆含软脂酸、牛胆素等，为镇静、镇痛、解痉、解毒之良药，常用的止咳药蛇胆川贝液即含有一定量的蛇胆汁。蛇所遗之蜕皮，中药名龙衣，有镇惊、解痉、止咳等作用。毒蛇的唾液腺中含有的毒液即蛇毒，更是价比黄金的良药。

阿胶★

阿胶即驴皮煎煮、浓缩制成的固体胶。阿胶珠即取阿胶烘软，切成丁，照烫法用蛤粉烫至成珠，内无溏心。

【性味】性平，味甘。

【功用】补血滋阴，润燥，止血。

【祛病保健应用】用于虚劳不足、眩晕心悸、肌痿无力、心烦不眠、虚风内动、肺燥咳嗽、劳嗽咯血、吐血尿血、便血崩漏、妊娠胎漏。气血亏虚所致的血小板减少性紫癜、贫血、白细胞减少症等，可与八珍汤等同用。

气虚亏虚所致的先兆流产、不孕症，可与四物汤等同用。气血虚所致的久咳，可与人参、麦冬等同用。

> **识食心得** 阿胶补血作用强，为治血虚的要药，用于血虚萎黄、眩晕、心悸。阿胶善于止血，一切失血之症均可应用，以咯血、便血、崩漏等较为适宜。阿胶能滋阴而润燥，用于热病伤阴，虚烦不眠。阿胶与麦冬、沙参、马兜铃等配伍，养阴润肺止咳，可治疗阴虚咳嗽。阿胶还可用于治疗便秘、久痢，虚风内动等。

鸡内金★

鸡内金为雉科动物家鸡的干燥沙囊内壁。杀鸡后，取出鸡肫，趁热剥下内壁洗净，干燥。

【性味】性平，味甘。

【功用】健胃消食，涩精止遗。

【祛病保健应用】用于食积不消、呕吐泻痢、小儿疳积、遗尿、遗精。脾胃气滞所致的胃肠功能紊乱，与麦芽、焦六曲等同用。肾虚所致的遗尿、遗精，与菟丝子、桑螵蛸等同用。泌尿系结石、胆囊结石，与广金钱草等同用。

> **识食心得** 鸡内金焙干，研细末，每次3克，水冲服，治疗消化不良食积纳呆。
>
> 鸡内金焙干，研细末，每次5克，治疗小儿遗尿。
>
> 鸡内金单味或在复方中应用，治疗胆囊炎胆石症及各种结石病，有一定效果。

蜂蜜★

蜂蜜为蜜蜂科昆虫中华蜜蜂或意大利蜂所酿的蜜。春至秋季采收，滤过。

【性味】性平，味甘。

【功用】补中益气，和胃润肺，止咳嗽，化痰涎。

【祛病保健应用】用于肺燥久咳咽干、喘息、喉中有物、唾血、手足心热、慢性支气管炎、肺结核痰中带血、脘腹虚痛、肠燥便秘、外治疮疡不敛、水火烫伤等。辅助治疗年老体弱者便秘、婴幼儿大便干结、胃及十二指肠溃疡、蛔虫病、口疮。脾胃虚弱，腹痛，与怀山药、党参等同用。肺脾气虚，咳嗽，与生地、人参等同用。高血压、慢性便秘属于阴虚所致，与黑芝麻等同用。

蜂蜜与皮肤保健

识食心得

蜂蜜有滋润、营养和保护皮肤的作用。擦上蜂蜜后，皮肤能形成一层保护膜，可缓和外界的刺激。据测定分析，蜂蜜擦在皮肤表面能促进新陈代谢，使皮肤变得洁白、细腻。蜂蜜还有预防和治疗手足皲裂、冻伤和冻疮的功效。取熟蜜与凡士林等量，调成软膏，涂于纱布上，敷盖局部。一般用药二三次，疼痛及炎症即趋消失。目前市售的护肤品大都含蜂蜜。取白蜜1盅，加上好黄酒调服，日服2次，可治疗荨麻疹皮肤斑块，色红或白，瘙痒不止者。如疗肿恶毒，可将阴干老葱研细，与生蜜调成膏涂之。

西红花★★

西红花为鸢尾科植物番红花的干燥柱头。

【性味】性平，味甘。

【功用】活血化瘀，凉血解毒，解郁安神。

【祛病保健应用】用于经闭癥瘕、产后瘀阻、温毒发斑、忧郁痞闷、惊悸发狂。与当归、赤芍等同用治疗血瘀所致的冠心病心绞痛、慢性盆腔炎、痛经、女性乳腺增生、更年期综合征等。与薏苡仁、地肤子等同用，治疗婴儿红臀症、扁平疣。与三棱、莪术等同用，治疗膝关节骨性关节炎及腰腿痛。

【注意】置通风阴凉干燥处，避光，密闭贮藏。孕妇慎用。

西红花茶饮方

西红花枸杞饮：西红花0.3克，枸杞子10克，大枣3枚，放杯中，冲入沸水，加盖焖5分钟后饮用，养血活血，可用作美容保健、心血管保健，防治肝胆病。

西红花佛手饮：西红花0.5克，佛手9克，大枣3枚，放杯中，冲入沸水，盖好焖10分钟后饮用。疏肝理气，养血补虚，宜于乳腺增生，经来乳房胀痛，烦躁易怒者饮用。

西红花黑豆饮：西红花1克，黑豆50克，红糖30克，放锅中，加水煎2次，合并煎汁，分2次服用，养血活血，主治血虚月经不调。

布渣叶★★

布渣叶为椴树科植物破布树的叶。夏秋采叶，晒干。

【性味】性平，味淡、微酸。

【功用】清暑，消食，化痰。

【祛病保健应用：】用于感冒、中暑、食滞、消化不良、腹泻。小儿厌食症、急性呼吸道感染，脾胃虚弱者，与茯苓、白术等同用。暑热，与藿香、佩兰等同用。慢性结肠炎，与葛根、黄芩、黄连等同用

布渣叶煮水，有助于解热退热，预防感冒，夏日防中暑；同时对胃肠道有明显的调节作用，能促进消化液的分泌，加快胃肠蠕动，调治胃肠功能紊乱；能分解食物中的蛋白质，提高机体对蛋白质的利用率；能预防湿疹，防治泌尿道感染。许多保健品，特别是茶饮、汤羹中多用之。

党参★★

党参为桔梗科植物党参的根。秋季采挖，除去地上部分，洗净泥土，晒干。

【性味】性平，味甘。

【功用】补中益气，健脾益肺，生津和胃。

【祛病保健应用】用于脾胃虚弱，气血两亏，体倦无力，食少，口渴，久泻，脱肛。《得配本草》上党参膏，清肺金，补元气，开声音，助筋力，以党参为主药，配用沙参、桂圆肉熬制而成。党参配黄芪、白术等治泻痢及产育气虚脱肛。党参配黄芪、茯苓、甘草、白芍治脾胃损伤，口舌生疮。《青海省中医验方汇编》党参30克，黄柏15克，共为细末，吹撒患处，治小儿口疮。

由于党参的补气作用显著，常替代人参使用。《本草正义》说党参力能补脾养胃，润肺生津，健运中气，与人参不甚相远。尤为可贵的是，党参健脾运而不燥，滋胃阴而不湿，润肺而不犯寒凉，养血而不偏滋腻，凡古今用到人参的方剂，均可用党参来代替人参，凡百病治疗需用人参者，也没有不可以用党参的。由于党参的补气作用比人参弱，代替人参时用量应加大。

灵芝★★

灵芝为多孔菌科真菌赤芝或紫灵芝的子实体。全年采收，除去杂质，剪除附有朽木、泥沙或培养基质的下端菌柄，阴干。

【性味】性平，味甘。

【功用】补气安神，止咳平喘。

【祛病保健妙用】用于眩晕不眠、心悸气短、虚劳咳喘等。灵芝配山茱萸、人参、地黄，用于体虚乏力，虚劳短气，饮食减少，头昏。灵芝配当归、白芍、酸枣仁、柏子仁、龙眼肉，用于心脾两虚，心悸怔忡，失眠健忘。灵芝配党参、五味子、干姜、半夏，用于肺气虚，喘咳短气。

灵芝孢子粉的破壁处理

灵芝孢子粉是灵芝成熟时芝盖上面释放出的粉末。这些如烟似雾的东西，一遇风吹雨打，转瞬间变得无影无踪。所以灵芝孢子粉十分珍贵，被称为"灵芝精华"，功效是子实体的75倍。每1000千克子实体只可收集到1千克孢子粉。灵芝孢子有一层极难被胃酸消化的几丁质构成的外壁，不破壁的孢子粉人体无法消化吸收。只有经过破壁处理，打开这层外壁，由外壁紧裹的有效成分才能最大限度地被人体吸收利用。破壁技术有生物酶解法、化学法、物理法等，效果最好的是超低温物理破壁法，在不破坏孢子有效成分的前提下，破壁率高达99%以上。

天麻★★

天麻为兰科植物天麻的干燥块茎。冬、春两季采挖，冬采者名"冬麻"，质量优良；春采者名"春麻"，质量不如冬麻。挖出后，除去地上茎及须根，洗净泥土，用清水泡，及时擦去粗皮，低温干燥。

【性味】性平，味甘。

【功用】息风，定惊。

【祛病保健功用】用于眩晕眼黑、头风头痛、肢体麻木、半身不遂、语言謇涩、小儿惊痫动风。天麻配川芎，消风化痰，清利头目，宽胸利膈，治心悸烦闷，头晕欲倒，项急，肩背拘倦，神昏多睡，肢节烦痛，皮肤瘙痒，偏正头痛，鼻齆，面目虚浮。天麻配牛膝、附子、杜仲，治妇人风痹，手足不遂。配半夏、白术，用于高血压。

天麻粥：天麻5克，粳米100克，加清水煮粥，有助于治疗肝风内动，惊痫抽搐，头目眩晕，风湿痹痛，手足麻木。

天麻菊花炖蚌肉：天麻10克，菊花15克，河蚌10个。将河蚌去壳取肉洗净，天麻、菊花放锅内，加清水煮沸，放入蚌肉，用文火炖至蚌肉熟，加盐调味食用，有助于治疗高血压、甲状腺功能亢进引起的头晕、手指震颤。

养生资健身

养生有不同的需求，时令不同、年龄不同，调补的饮食也不同。本章列四季养生，介绍春、夏、秋、冬不同季节的食养；列不同人群养生，介绍小儿、青壮年、中年、老年、妇女等群体的食养；列气血阴阳调补，介绍气虚、阳虚、血虚、阴虚等不同状况下的饮食调养。

针对各种不同的情况，讲述食养要领，举例介绍食疗配方。先列原料，再介绍做法，最后有菜品评说，让读者能学，会做，吃得明白。

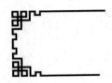

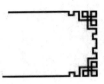

四时养生

春季

春季是万物萌生、阳气升发的季节，人体之阳气也随之而升发，表现为新陈代谢逐渐旺盛。此时摄食要注意扶助阳气，可多吃辛甘食物，如姜、葱、韭菜、香菜、红枣、花生等，以发散助春阳。

按五行理论，春为肝气当令，肝过旺则克脾，使中土衰弱。因此，《摄生消息论》说："当春之时，食味宜减酸益甘，以养脾气。"选用甘味食物，对于增强脾胃功能是有帮助的。

春季人们会觉得困乏没劲儿，提不起精神，这是"春困"。多吃维生素B含量丰富的食物和新鲜蔬菜，有助于克服"春困"。

寒凉、油腻、黏滞的食物有碍春阳生发，进食时应更加以注意，避免损伤脾胃阳气。

荠菜鸡肉片

【原料】荠菜150克，鸡胸肉200克，嫩笋100克，鸡蛋清2个，葱段、菜籽油、精盐、黄酒、糖、湿淀粉、芝麻油适量。

【做法】荠菜剪去根，洗净，放沸水锅中焯一下捞起，再用冷水浸凉，挤去水分，切作细末。鸡肉洗净，切作薄片，放碗内，加精盐、湿淀粉及打散的蛋清，拌和上浆。笋洗一下，切作薄片。将炒锅放旺火上烧热，放菜籽油烧至七成热，下浆好的鸡片，用筷子划散至熟，出锅，沥干油。炒锅中留少许底油，下葱段、笋片炒几下，再入荠菜稍煸炒，加入黄酒、精盐、糖，并放清汤烧开，投入鸡片炒匀稍煮，用湿淀粉勾芡，淋上芝麻油，出锅装盘，佐餐食用。

【说明】荠菜具有独特的清香，笋、鸡肉鲜嫩可口，三物均富含蛋白质、粗纤维及多种维生素，一并烹制食用，是一道味道鲜美而营养丰富的春令膳食。

保健果汁

【原料】苹果1个，橙子1个，胡萝卜3根，生姜30克。

【制作】苹果、橙子洗净，去核；生姜、胡萝卜洗净，切成小块。将苹果、橙子、胡萝卜连同生姜一并榨汁饮用。

【说明】春季饮食宜温热。生姜性温助生发，其辛辣芳香能使果汁鲜美可口，更能温胃，帮助消化。胡萝卜、苹果、生姜、橙子都是甘甜食物，榨出来的果汁味甘甜，略带橙子的酸味，口感很好，符合春季饮食保健要求。

陈皮大麦茶

【原料】炒大麦30克，陈皮3克。

【做法】将大麦、陈皮放茶杯中，冲入开水，加盖焖10分钟后饮用。可不时添加开水，作茶饮服，最后细嚼大麦，弃渣。

【说明】大麦味甘，性平，有健脾消食、清热止渴、利尿等功效，还有一定的通便作用；陈皮理气祛痰，与大麦一并泡茶饮用，有助于烦热、痰嗽等症状的消除。

《礼记》有"庶人春荐韭"的说法。陆游《食荠》诗云："春来荠美忽忘归"。阳春时节可多吃韭菜、荠菜、芹菜等时令蔬菜。可制作荠菜炒鸡肉片、韭菜炒核桃鸡丁等食疗佳肴食用。其他如芹菜红枣汤、大蒜酒等，也可食用。

夏季

夏季气候炎热，万物生长茂盛。此时，人体的气血趋向体表。饮食养生要顺应天时之阳，应选食辛香的食物，如生姜、大蒜、香菜等。

由于夏季炎热，人多表现为阳气盛而阴气弱，饮食上要注意选用味辛有助于升发且性偏凉的食物，如萝卜、马兰头、茼蒿、魔芋、败酱草、鱼腥草、绿豆芽、芹菜、丝瓜、冬瓜、黄瓜、菱等。

南瓜绿豆羹

【原料】南瓜250克，绿豆100克，盐适量。

【做法】将南瓜洗净，去瓜瓤，切成约2厘米见方的块；绿豆洗净，用清水浸半天，倒锅内，加足水，煮沸后用小火炖1小时。然后加入南瓜块煮熟，放盐调味，即可食用，每日1剂，分2次吃下。

【说明】南瓜、绿豆均是夏令常见蔬菜，食之既有助于夏令保健，又有助于肥胖症、高脂血症、糖尿病等病症的防治。

荷叶粉蒸鸡

【原料】鲜荷叶数张，鸡肉250克，黄酒、糖、精盐、酱油、芝麻油、酒酿汁、鲜汤、炒米粉适量。

【做法】鸡肉去皮，切成6厘米长、3厘米宽的片备用，黄酒、糖、精盐、酱油、芝麻油、酒酿汁、鲜汤并放入炒米粉，拌匀，使之干湿适度，放入鸡肉片搅拌，使粉浆粘牢鸡片。将鲜荷叶洗净，切成小张，用热水浸泡一下，使其变软。然后将荷叶揩干，叶背向上，平放在木板上，每放1片鸡肉用1层荷叶包好，包好后，折口向下，放在盘内，上笼用旺火蒸半小时，取出打开荷叶，装盘即成。

【说明】本膳是颇有特色的夏令菜肴。由于荷叶气香醒脾，有助于开胃，用它来包制具有补虚健身作用的鸡肉，很适宜夏令暑湿较盛、脾胃虚弱、胃口不开、难于进补者食用。

荷叶冬瓜汤

【原料】鲜荷叶1张，冬瓜500克，食盐适量。

【做法】冬瓜连皮带籽用，洗净切块放锅中，加足量水，用洗净的荷叶做盖，煮至冬瓜熟，加盐调味，吃冬瓜，喝汤，荷叶也可一并吃下。

【说明】冬瓜性偏凉，有利水、排毒的作用，冬瓜皮长于利水退肿，冬瓜籽尤善清热排脓消痈肿。冬瓜籽皮同用，荷叶煮汤，能发挥清暑热、祛痰止嗽的食疗效用。

识食心得

炎热暑夏，人们喜欢吃瓜果，喝绿豆汤、乌梅汤等。这是祛暑热，清热消暑的需要。但应注意，夏季时令主"长"，顺其"长"才是当季饮食的养生要求。消暑饮食只是权宜之计，偏凉之品不宜多吃，尤其是冰镇饮品更当少喝。有些人图口福而恣食冷饮，这样会损伤阳气，而产生腹痛、大便溏诸症，要引起重视。

秋季

秋季气候转凉、多燥，饮食上要防燥护阴。《饮膳正要》说："秋气燥，宜食麻以润其燥。"芝麻润燥而资益阴血，可以多吃。芝麻食疗方有芝麻粥、芝麻虾糕、桑麻葵子膏、芝麻糖等。

功能长于润燥，宜于秋令的食物还有梨、萝卜、豆腐、茄子、核桃肉、银耳、蜂蜜、甘蔗、百合、杏仁、菊花、枇杷、燕窝等。以这些食物为主的食疗方有核桃肉山楂茶、五味子蜜膏、百合枇杷羹、银耳羹、攒丝燕窝等，可根据情况选食。

龟肉百合红枣汤

【原料】龟250克，百合50克，红枣30克，冰糖适量。

【做法】杀龟去净内脏，用沸水烫泡一下，洗净，切块；百合洗净，掰开；红枣洗净加水浸2小时。将龟、百合、红枣同放砂锅内，加冰糖，并放水适量，先用武火煮沸，再用文火炖2小时，吃龟肉、百合、红枣，喝汤。

【说明】龟肉滋阴补血；百合养阴润肺，清心安神；红枣补养心脾，养血安神。互相配合使用，有助于阴虚血少、精神倦怠、心烦失眠、心悸健忘、潮热盗汗、久咳咯血者调理。

杞圆燕窝汤

【原料】燕窝50克，枸杞子20克，桂圆肉20克，冰糖250克。

【做法】将燕窝放入盛有开水的大碗内，加盖浸泡后，再换清水，拣去绒毛和污物，洗净后放碗中，加清水150毫升，上笼蒸30分钟，发透，捞出盛入大汤碗中。桂圆肉、枸杞子用温水浸泡10分钟，连同冰糖放碗中，加开水500毫升，上笼蒸30分钟，去沉淀物，倒入装燕窝的大汤碗内即成。

【说明】燕窝是补品中的珍品，入肺补气，入肾滋水，入胃补中，补而不燥，润而不滞，为至平至美之味；枸杞子是补阴佳品；桂圆肉有健脾补血的效用。各药相配合，滋阴养血，适宜于阴虚，特别是肺阴不足者进补食用。

菊花鸡丝

【原料】杭白菊100克，鸡胸肉300克，鸡蛋清2个，水发香菇、精盐、糖、湿淀粉、干淀粉适量。

【做法】鸡胸肉剔去筋膜，洗净血水，挤干水分，切成丝；鸡蛋清放碗中打散，加干淀粉拌匀，入鸡丝浆拌，再放入芝麻油抓拌一下；白菊花撕下花瓣，放水中浸泡1小时(中间换水1次)，除去苦味，然后捞起沥干；香菇切成细丝。炒锅放熟猪油烧至五成热，下鸡丝，用筷子划散后捞出沥油。在原锅余油中放入香菇稍煸，随即加入菊花瓣，并放精盐、鸡清汤、白糖，用湿淀粉勾芡，下鸡丝颠翻两下，淋上熟猪油即成。佐餐食用。

【说明】本药膳以菊花配鸡肉、香菇及各种调料，既保持了菊花的清香和良好的祛病养生作用，同时还保持了丰富的口感，不失为深秋的适时美食。

识食心得 粳米是润燥补虚的良好食品，以粳米为主，配用梨、萝卜、菊花、芝麻等煮粥，秋季常食之，有益肺润燥良效。

冬季

冬季天气寒冷，时令主闭藏，人与天地相应，精气藏敛，饮食上要注意护阴敛阳。

冬令是进补的好季节，人们常用人参、鹿茸、冬虫夏草等补养身体。进补时要注意顺应时令补益精气。时令精气藏敛，不宜过于温热，否则扰动内藏之精气，于身体无益。常用食物有鳖、龟、芝麻、木耳、枸杞子等。

从时令天寒角度来讲，可以食用热性的食物。但应注意，燥热之物不可过食，除阳气不足或病证为阳虚者，不可用大辛大热之品，否则有违时令养生之法则，伤耗阴津，扰动阳气，反滋他患。

核桃肉炒韭菜

【原料】核桃肉60克，韭菜150克，猪油、精盐适量。

【做法】炒锅置旺火上，放猪油烧至六成热，入核桃肉炸至黄色；韭菜洗净，沥干水，倒油锅内煸炒至熟。将核桃肉与韭菜一并放锅内，加精盐，拌炒均匀，佐餐食用。

【说明】韭菜、核桃肉均性温，有温肾助阳，补虚疗损等作用，多用作肾阳不足腰膝酸软、阳痿、遗精、遗尿白浊者的辅助治疗。冬令食之，有助于温阳补虚。

生姜羊肉汤

【原料】炒当归30克，生姜60克，羊肉500克，红糖适量。

【做法】羊肉放沸水焯5分钟，去净血水，然后捞出，晾凉沥干，横切成4厘米见方的块；生姜洗净，用刀背拍松；当归洗一下，用清水浸20分钟。将当归连同所浸之水同倒入砂锅内，加入羊肉、生姜，并加足量的水，盖好，用旺火烧沸，打去浮沫，改用文火炖至羊肉熟烂，放糖，再稍炖一下即成。弃当归、生姜，吃羊肉喝汤。

【**说明**】羊肉温中补虚，生姜散寒开胃，当归养肝补血，红糖既能调味又能温中。诸物合用，配制方便，温补力强，适宜于家庭烹制补益。

枸杞黄精炖鹌鹑

【**原料**】鹌鹑1只，枸杞子30克，黄精30克，盐适量。

【**做法**】杀鹌鹑，去皮及内脏，洗净，枸杞子、黄精装入鹌鹑腹内，加水适量，文火炖酥，加盐调味，即可食用。

【**说明**】鹌鹑体小肉嫩，补益力强；枸杞子补肾益精，养肝明目；黄精补脾润肺，养阴生津，强健筋骨。三物同用，滋肝肾，补精气，适宜于冬令进补，对于精血亏虚、神疲乏力、腰膝酸软、眩晕健忘者尤其适宜。

识食心得　《四时调摄笺》说："冬月肾水味咸，恐水克火，心受病耳，故宜养心。"由于冬季肾水盛，肾主咸味，心主苦味，咸能胜苦，故饮食上要防止咸味过盛。可适量摄食苦味以养心气。

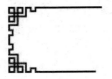

不同人群养生

小儿

小儿生长发育迅速，必须保证充足的营养供应。但小儿脾胃虚弱，不耐大补，因此要选用营养价值高的食物，选得精一点，做得少一点，使机体能消化、吸收、利用。既能补充小儿营养，又能顾护脾胃的食物有牛奶、蜂蜜、新鲜鱼虾、猪肝及各种蔬菜等。可将鱼、虾、猪肝、鸡肉及各种蔬菜剁成泥，做茯苓鸡肉馄饨、滋肾肝膏汤、芝麻虾糕等。

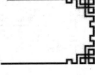

苹果泥

【原料】苹果1~2个。

【做法】苹果去皮、核，捣烂如泥，分数次喂服小儿。也可将苹果切成大块，放锅中，水煮取汁饮用。

【说明】苹果为水果中的佳品，具有补中益气、生津开胃的作用，适用于小儿腹泻日久、脾胃已伤、中气不足者。

山药鸡子黄粥

【原料】生山药250克，熟鸡蛋黄2个。

【做法】山药去皮，切成细粒，加水用文火熬粥，粥将成时将准备好的鸡蛋黄捏碎搅入，不拘时食用。

【说明】生山药健脾助运，鸡蛋黄补虚健体。二者同用有健脾胃、助消化之功，对小儿脾胃虚弱、消化不良者颇为适宜。

香菇肉丝炒鸡蛋

【原料】新鲜香菇100克，瘦猪肉100克，鸡蛋2只。

【做法】香菇洗净，切成丝；瘦猪肉用温水洗一下，切成丝；鸡蛋打散，备用。锅中放油烧热，下香菇丝、猪肉丝炒，将熟时放入蛋浆，放盐调味即成。

【说明】香菇补益胃气，为维生素D的补充剂；猪肉补益精血；鸡蛋能益气养血。三味共用，益气养血补虚，对防治小儿营养不良有帮助。

识食心得

苋菜、胡萝卜含丰富的赖氨酸，可补充谷类食品缺少的氨基酸，对儿童的生长发育具有重要意义。苋菜的赖氨酸含量以斑色的叶子为最高。香菇含有较多的维生素D，能防治小儿佝偻病。苹果、柑橘、柠檬含钾量较多，能促进小儿肌肉生长。蛋类食品富含卵磷脂，能够改善脑组织代谢，促进儿童智力发育。鹌鹑蛋的磷脂类物质尤为丰富。虾皮的钙、碘量丰富，味美，价值高，能预防小儿佝偻病，是促进小儿生长发育的良好保健食品。海藻类食品富含钙、碘，能促进小儿骨骼、牙齿生长，还含较多的铁，有助于治疗小儿缺铁性贫血。蜂蜜、蜂王浆含有丰富的营养物质和激素类物质，能促进小儿生长发育。

青壮年

青壮年体质坚实，精力充沛，一般情况下只要合理饮食，就可达到健身强体的目的。青壮年因肩负学习和工作的重任，往往损精耗神，故可以选食有补肝肾、益精气作用的食物，如鸡肉、鸽蛋、甲鱼、海参、牡蛎、乌贼、莲肉、山药、桂圆肉等。

脑力劳动者平时也可多吃健脑益智食物。粳米、荞麦、核桃、葡萄、菠萝、荔枝、龙眼、大枣、百合、山药、莲子、松子、杏仁、茶、黑芝麻、黑木耳、乌贼等都有益智健脑作用。猪脑、鱼头、猪心、蜂蜜、香菇、黄花菜均是有助于健脑益智的上好食物。

青壮年有生儿育女的使命，提高性功能，助孕安胎保健也很重要。核桃仁、栗子、刀豆、菠萝、樱桃、韭菜、花椒、羊肉、羊油脂、雀肉、鹿肉、鹿鞭、燕窝、海虾、海参、鳗鱼、蚕蛹能壮肾阳，有助于增强性功能，同时对于治疗阳痿、早泄也有帮助。

薏苡仁炖鸡

【原料】约1公斤重的鸡1只，薏苡仁120克。

【做法】杀鸡，去毛及内脏，洗净，将鸡肉连骨切成约3厘米见方的方块，放锅中。加入薏苡仁，放水足量，先用猛火煮沸，继用文火炖约2小时，以鸡肉煮烂能拆骨为度，加入黄酒、盐、葱、姜、椒等调味。

【说明】薏苡仁为传统的增强体力良药，能消除疲倦时的关节疼痛，再加上鸡肉益气温中，养血填精，故是青壮年体力劳动者适合的菜肴。

参枣米饭

【原料】党参10克，红枣20个，糯米250克，白糖50克。

【做法】将党参、红枣放在瓷锅内，加水泡发，然后煎煮30分钟左右，捞出党参、红枣，汤备用。将糯米淘净，放大瓷碗中，加水适量，蒸熟后扣在盘中，把党参、红枣摆在上面，再把药汤加白糖煎成浓汁，倒在枣饭上即成，可供正餐食之。

【说明】党参配红枣，补气功效高，又能补血，有助于强壮保健。

猪心参归汤

【原料】猪心1个，党参、当归各30克。

【做法】先将猪心剖开洗净，与党参、当归一同放入锅中，加水适量，用文火炖至猪心熟烂。食猪心喝汤。

【说明】猪心养心宁神，党参健脾益气，当归滋养营血。三味同用，益气血而养心脾，颇适宜于脑力劳动者补益心脾。对心悸失眠、头晕目眩、经来量少、面色不华等症有防治作用。

> **识食心得**
>
> 栗子、酸枣、黄鳝、食盐有强健体质作用，能使筋骨、肌肉强健，体力增强。荞麦、大麦、桑椹、榛子有助于增强体力。茶、荞麦、核桃有增神作用，能增强精神。柠檬、葡萄、黑雌鸡、雀肉、雀脑、鸡蛋、鹿骨、鲤鱼、鲈鱼、海参有种子作用，能助孕，并有助于安胎。

中年

中年是人生的鼎盛时期。进入中年，人体的体力和脑力也进入了稳定而健全的时期，特别是30~40岁，即中年早期，是精力最旺盛的阶段。但

40岁以后，人体的功能由强转弱，内脏器官生理功能开始减弱，细胞分裂、再生减少，功能开始衰退。在消化方面，胃肠黏膜变薄，肌纤维弹性减弱，胃酸及消化酶分泌减少，消化功能降低。大肠感觉迟钝，肠蠕动减弱，易发生便秘。

中年人根据体质特点，饮食方面应注意适当控制能量供应，要限制脂肪的摄入，特别要控制动物脂肪的摄入，要限制甜食摄入，增加蛋白质的摄入。多吃粗纤维食品，如粗粮、蔬菜、水果等。低盐多钙，饮食以清淡为好，多进食骨头汤、牛奶、海鱼、虾及豆腐等富含钙的食物。饮食要定时、定量，每餐最好只吃八分饱，细嚼慢咽。

芝麻核桃糖

【原料】黑芝麻、核桃肉各250克，赤砂糖500克。

【做法】将赤砂糖放入锅内，加水适量，置武火上烧沸，改用文火煎，至稠时加炒香的黑芝麻、核桃肉，搅拌均匀倒入涂有熟菜籽油的搪瓷盆内，摊平，用刀划成2厘米见方的小块，晾凉装入盒内即成。早晚食用。

【说明】黑芝麻、核桃肉均含有丰富的蛋白质、不饱和脂肪酸、卵磷脂、维生素等。有助于健脑益智，提高脑力劳动者的工作效率。

黄豆炖猪肉

【原料】黄豆100克，瘦猪肉250克。

【做法】将猪肉切成块，与黄豆同入砂锅内，加水足量，并放盐适量，先用武火烧沸，再改用文火煨炖，至肉熟豆烂即可食用。

【说明】大豆中含有高达40%的优质蛋白质，与猪肉一并炖煮可提高其营养价值。

五加皮酒

【原料】五加皮30克，当归、怀牛膝各15克，白酒500克。

【做法】将五加皮、当归、怀牛膝浸泡酒内，密封7天，取酒饮用。每次饮1小盅，早晚各1次。

【说明】五加皮酒可壮筋骨，祛风湿，少量饮用对于强健筋骨有帮助。

识食心得 香菇含有香菇嘌呤，能抵抗血管硬化和降低胆固醇。银耳中的银耳多糖能增强人体的免疫功能。鱼类含丰富的蛋白质和较多的不饱和脂肪酸，能防治动脉硬化，含促进血液循环的抗血凝物质，可防治中年人血管硬化、心肌梗死。甲鱼含抵抗血管硬化的物质，可防治动脉硬化。芝麻含较多的不饱和脂肪酸，可防治动脉硬化。

老年

老年人阴阳气血日趋亏虚，饮食调理显得尤其重要。阴虚补阴，阳虚补阳，气虚补气，血虚补血。在此基础上，还要注意抗衰老，益智防痴呆，防治老年病。常见抗衰老作用显著的食物有蜂乳、花粉、大豆、香菇、银耳、芝麻、核桃肉、松子及鱼类等。由于老年人大脑发生退行性改变，易发生智力障碍甚至痴呆。进入老年后，要多吃核桃肉、松子、芝麻、鹌鹑蛋、猪脑，营养脑细胞，延缓大脑功能退化。高血压、高血脂、高胆固醇者，可选用有辅助防治作用的山楂、核桃等。

老年人饮食调养还要兼顾咀嚼和消化功能差的特点，尽量选食粥、羹、面、饮、汤等容易咀嚼和消化吸收的食物。在选用食疗方的同时，还可选配山楂、山药、鸡内金、神曲等助消化。老年人多阴津不足，虚火内生，常有烦躁易怒、口干咽痛、大便秘结等，百合、藕、菊花、蛤蜊、荸荠、海蜇、萝卜等可以选食。

虾皮粥

【原料】虾皮30克，粳米100克。

【做法】将粳米淘净，放入锅内，加水煮成粥，再加入虾皮即可食用。

【说明】虾皮是优质的动物蛋白质，其蛋白质含量高达15%~20%，与肉类相近，所含的脂肪多是不饱和脂肪酸，易消化，吸收率达95%，其钙、磷含量远比肉高。因此，经常食用虾皮，助健脑，助养老。

天麻炖猪脑

【原料】天麻20克，猪脑1个。

【做法】先将天麻切成薄片，与猪脑共放大碗中，置锅内隔水蒸熟，调入少许精盐即成。

【说明】此方补肝肾、益脑髓，适用于肝肾精血亏虚、髓海不足所致的头晕眼花、记忆力减退等。

肉骨头炖萝卜

【原料】肉骨头500克，萝卜500克。

【做法】将上二味如常法洗净入锅中，加适量水及食盐、米醋、黄酒，小火炖熟，调好味，佐餐食用。

【说明】肉骨头含有大量钙质，合萝卜煮之，无腻滞之嫌，适宜于骨质疏松者食用。

识食心得

　　花粉能增强记忆力，助睡眠，并有抗衰老作用。大豆能延缓机体老化，防止过氧化脂肪生成，防治记忆力减退。蜂乳对细胞再生具有促进作用，能促进新生细胞代替衰老细胞，促进代谢。莲子、山药、荸荠、蒲菜、芥菜、蜂蜜有聪耳作用，能增强或改善听力。山药、枸杞子、蒲菜、猪肝、羊肝、野鸭肉、青鱼、鲍鱼、螺蛳、河蚌有明目作用，能增强或改善视力。

妇女

　　妇女有经、带、胎、产等特殊的生理现象，血液易亏损，身体易虚弱。也即医家所说的，妇女以血为本，阴常亏虚不足。妇女饮食调养要考虑补益阴血。补益阴血常用的有效食物有黑米、花生、芝麻、桂圆肉、红枣、猪肝、鲤鱼等，可结合病证及体质特点选用。哺乳期妇女还应进食一些有通乳、增乳汁作用的食物，如猪蹄、海参、牡蛎、牛奶等。

带下量多的妇女，可选用薏苡仁、茯苓、芡实、山药等为主要原料制作的食疗方。妇女怀孕期间不宜食用利水、破气、活血的食物，如山楂、萝卜子等，免伤胎气，导致流产。

百合鸡子黄汤

【原料】百合50克，鸡蛋1个，白糖适量。

【做法】将百合放入清水中浸一夜，洗净，加清水适量，于火上煮20~30分钟，然后将百合捞出不用，把鸡蛋黄打入百合煎汁中搅匀，再于火上煮沸，加入白糖，空腹饮服。

【说明】百合能滋阴清热，养心安神；鸡蛋黄养血宁心，可用于妇女保健。特别是更年期心阴亏虚而见心悸失眠、烦躁易怒、精神恍惚者更为适宜。

参归乌鸡汤

【原料】人参10克，当归30克，枸杞子30克，500克左右重乌骨鸡1只，橘皮10克。

【做法】先将鸡宰杀洗净，去内脏，用纱布包裹药纳入鸡腹内，将鸡放入砂锅内，加入适量水，煮至鸡肉烂熟，食鸡饮汤，分次服食。

【说明】人参补气，当归、枸杞子养血，橘皮行气调经，乌骨鸡补养五脏，故本膳为气血两虚、月经不调者的滋补佳品。

当归生姜羊肉汤

【原料】当归10克，羊肉100克，生姜15克。

【做法】将三味同入砂锅中，加水适量，煮至羊肉烂熟，喝汤食羊肉。

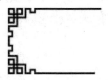

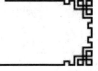

【说明】当归养血活血；羊肉温中暖下，益气补血；生姜温经散寒。合而有益气养血、温经散寒的作用。

> 枸杞子、樱桃、荔枝、黑芝麻、山药、松子、牛奶、荷蕊美容颜，能使肌肤红润、光泽。苹果含有的成分有利于硫元素溶解，而硫能使皮肤滋润细腻；所含的铜、碘、锰、锌等微量元素有助于防止皮肤干燥、皲裂和瘙痒。柠檬所含的柠檬酸有防止和消除色素沉着的作用。黄瓜有助于治疗皮肤色素沉着。兔肉含有丰富的蛋白质和极少的脂肪，不会使人发胖。豆芽能防治面部雀斑，使皮肤洁白细嫩。花生对防治酒糟鼻有效。萝卜叶可防治肌肤皱纹，促使肌肤光滑。白芝麻、韭菜籽、核桃仁有生发作用，能促进头发生长。鲍鱼有润发作用，能使头发滋润，有光泽。

气血阴阳调补

益气

当一个人出现少气懒言、说话有气无力、疲倦乏力的症状时，首先要考虑的是气虚。肺主气，司呼吸，肺气亏虚，则呼吸气短，少气懒言，声音低怯；脾主肌肉，脾胃气虚，气血生化不足，四肢肌肉无以充养，则四肢倦怠，精神疲乏；肾中精气是机体生命活动的根本，肾气亏虚，功能活动减退，会出现腰膝酸软、小便频数、夜尿多、声音低怯、咳喘气短，以及滑精早泄，女子带下清稀、滑胎。气虚证还会见到头晕目眩、食欲不振、饭后腹胀、大便不成形、容易出汗、稍受凉即感冒，舌质淡胖，脉象软弱无力等。这些都与相应的脏腑、经络功能衰减有关。

气虚宜补气。常用补气食物有鸡肉、牛肉、红枣、薏苡仁、山药、莲子、芡实、扁豆、饴糖、蜂蜜等。

黄芪蒸鸡

【原料】嫩母鸡1只，黄芪30克，葱、生姜、胡椒粉、黄酒、精盐适量。

【做法】杀鸡，去毛及内脏，洗净，放沸水中焯一下，再用凉水冲洗一遍；黄芪，装入鸡腹中。把鸡放盆中，加葱、生姜、黄酒、精盐，并加水适量，盖好，上笼蒸2小时，撒上胡椒粉，佐餐食用。

【说明】黄芪可提高机体免疫功能，并能强心、降压、利尿、保肝，黄芪蒸鸡有助于益气补虚。

人参汤圆

【原料】人参3克，茯苓30克，山药30克，豆沙泥50克，干糯米粉、白糖、熟猪油适量。

【做法】把人参、茯苓、山药洗净，蒸熟，捣成泥，与豆沙、白糖、熟猪油一并拌匀，搓成拇指大小的丸子；干糯米粉放盘中，然后放上参苓山药豆沙丸子，反复晃动盘子，使丸子均匀地裹上糯米粉。将裹好糯米粉的丸子投沸水中煮熟，加糖，作点心食用。

【说明】人参大补元气，主治劳伤虚损，食少倦怠及一切气血津液不足之症；茯苓健脾和胃，利水渗湿；山药健脾补肺，固肾益精；豆沙泥有利水除湿之功。各物同用，益气健脾，利水祛湿，适宜于脾气虚弱，形体虚胖及水肿虚证者食用。健康人常食之，有助于减肥轻身，强健筋骨。

山药薏米扁豆粥

【原料】鲜山药250克，薏苡仁30克，扁豆30克，粳米150克。

【做法】鲜山药洗净，切成小块；薏苡仁、白扁豆加水浸透，放汽锅中，隔水蒸开2分钟。粳米淘净，放锅内，加入蒸过的薏苡仁、扁豆，并放山药，加水足量，先旺火后文火煮粥食用。

【说明】山药、薏苡仁、扁豆均是药食佳宜之品，与粳米合用，健脾、补气、养胃，适宜于病后气虚体弱者调补。

温阳

　　阳虚是气虚的进一步发展，所以阳虚者多有神疲乏力、少气懒言等气虚的表现。阳，即脏腑的功能活动，对各脏腑组织起着温养的作用。阳虚，是指脏腑功能活动衰减，不能制约阴津，温养的作用减弱。"阳虚则内寒"，阳虚还有畏寒肢冷的表现，多见口淡不渴、小便清长、大便溏薄、面色苍白、舌质淡胖有齿印、脉象沉细或缓慢等症状。

　　阳虚宜补阳。补阳宜温，故又叫作温补。常用的补阳食物有羊肉、羊肾、鹿肉、对虾、鳝鱼、泥鳅、核桃肉、韭菜等。

 虫草炖野鸭

　　【原料】野鸭2只，冬虫夏草6克，猪瘦肉60克，熟瘦火腿肉15克，葱、生姜、精盐、黄酒、奶汤、花生油适量。

　　【做法】野鸭去毛，取出内脏，敲断颈骨和四柱骨，放沸水锅中焯半分钟，取出用冷水洗净，切块；猪肉切成小块，放沸水中焯一下，加火腿粒煮1分钟，一并捞起，沥去水。炒锅烧热，放油烧至八成热，下葱、生姜炒香，放鸭爆炒几下后，烹入黄酒，加沸水煨1分钟，捞起，去葱、生姜，沥去水。按顺序将火腿、猪肉、野鸭、冬虫夏草、生姜、葱、精盐、黄酒放入钵内，加水适量，入笼蒸2小时，去姜、葱，倒入奶汤，再蒸1小时，佐餐食用，分数次吃下。

　　【说明】野鸭效用同家鸭，味道更鲜美，且有一定的壮阳补虚开胃之效用。野鸭合温阳补虚、大益精气的冬虫夏草，及营养丰富的猪瘦肉、火腿肉等，滋补力强，可补虚强身，提高性功能。

肉苁蓉虾仁汤

【原料】肉苁蓉15克，小鱼干60克，虾仁60克，萝卜100克，豆腐250克，葱、精盐、胡椒粉适量。

【做法】肉苁蓉加水煎1小时，去渣取汁，加小鱼干、虾仁煮15分钟；萝卜切丝；豆腐切成小块。将萝卜丝、豆腐块同放锅内，加小鱼干、虾仁及肉苁蓉汤汁，并加盐、胡椒粉，煮至熟，加葱。吃鱼干、虾仁、萝卜、豆腐，喝汤，佐餐。

【说明】肉苁蓉为温阳补虚要药，功能补肾益精，常用于治疗男子阳痿、女子不孕。对虾补气健肾，暖肾壮阳。两物为主，配用小鱼干、萝卜、豆腐等，适宜于阳虚者温阳强身食用。

羊肉补阳汤

【原料】羊肉500克，羊脊骨1具，山药50克，菟丝子10克，肉苁蓉20克，核桃肉10克，葱白、生姜、黄酒、胡椒粉、茴香、精盐适量。

【做法】菟丝子、肉苁蓉洗净，装入洁净的纱布袋内；山药洗净，切成0.2厘米厚的长斜片；羊脊骨剁成数节，用清水洗净；羊肉洗净，放沸水锅中焯去血水，切成4.5厘米长的条状块。将羊脊骨、羊肉连同药袋一并放砂锅内，加清水适量，武火烧沸，去浮沫，放入花椒、茴香及黄酒，改用文火炖至羊肉熟烂，去药袋、花椒、茴香，加胡椒粉、精盐，佐餐食用。

【说明】羊肉味甘，性热，助阳补虚，益气强力；羊脊骨补肾强筋骨；山药、菟丝子、肉苁蓉、核桃肉均是补肾佳品。诸物合用，温肾壮阳，强筋壮骨，颇适宜于肾亏精少、腰膝酸软、神疲乏力、性功能减退者进食。

识食心得　　温阳之品具有温阳祛寒，增强脏腑功能的作用，能消除或改善阳虚证。选用时要注意，阳虚温阳，对证选用；温阳多辛散，易伤阴津，阴虚烦热，津少口干，便秘尿赤者不宜。

补血

血虚可以从面色上判断，也即望其色而知之。当看到一个人面色淡白时，人们会用"面无血色"来形容，就是这个道理。血是机体中的营养物质。它在气的推动下，对人体各脏腑、组织、器官起到濡养的作用。中医理论认为，心主血，其华在面，其意思是说心脏有推动血液在脉管内运行的作用，由于血液在脉管中运行，面部的血脉又较为丰富，所以，心气旺盛，血脉充盈，脉搏就会和缓有力，面色红润有光泽；反之，心血亏少，就会造成脉象虚弱，面色白而无华。血虚不能滋养头目，会有面色或淡白或苍白或萎黄，以及唇色淡白、头晕眼花等症状。血虚症状还有指甲不红润、手足发麻、心中悸动、失眠多梦等。妇女血虚还会出现经行量少、月经愆期，甚至闭经。

血虚宜补血。补血又叫养血。常用补血食物有猪肝、蹄筋、乌骨鸡、墨鱼、桂圆肉、黑芝麻、菠菜、苋菜等。

当归牛肉片

【原料】当归15克，牛肉300克，洋葱200克，马铃薯200克，胡萝卜100克，青豌豆200克，葱、生姜、猪油、酱油、精盐、胡椒粉、湿淀粉适量。

【做法】当归放砂锅内，加水，用文火煎1小时，离火留置备用；牛肉用温水洗净，切片，用湿淀粉浆过；洋葱、马铃薯、胡萝卜分别洗净，切成小片。将炒锅放旺火上，放猪油烧至七成热，下生姜丝煸炒一下，下牛肉稍加煸炒，随后入马铃薯、洋葱、胡萝卜片，加酱油、精盐，并加水适量，炖烧至熟，将当归煎汁连渣一并倒砂锅中，煮沸后加胡椒粉，稍煮后离火，倒在盘中，撒上青豌豆、葱花，佐餐食用。

【说明】当归为补血活血的要药，与营养丰富的牛肉、洋葱、马铃薯、胡萝卜、青豌豆等烧制食用，能收补血强身效用。

鲤鱼补血羹

【原料】鲤鱼约500克重者1条，桂圆肉15克，山药30克，枸杞子15克，红枣4枚，红糖、黄酒适量。

【做法】鲤鱼切成3段，放大碗中，再放入其他各物，并加红糖、黄酒，盖好，隔水文火蒸3小时，鱼肉、山药、枸杞子、红枣、桂圆肉连同汤一并吃下。

【说明】鲤鱼味鲜美，有良好的补益效用；桂圆肉养血安神，补益心脾；山药、红枣健脾养胃；枸杞子滋肾益精。诸物并用，有助于精血的生成，对于思虑过度，劳伤心脾，失眠健忘，眩晕疲乏者，颇为适宜。

桂圆和气酒

【原料】桂圆肉250克，枸杞子120克，当归30克，菊花30克，白酒3500毫升，冰糖适量。

【做法】桂圆肉、当归分别洗净，晒干；枸杞子拣去杂质，洗净晒干；菊花拣去杂质，去霉黑者，晾干。将白酒放入洁净的酒坛内，桂圆肉、枸杞子、当归、菊花用纱布包裹，连同冰糖，一并投入，加盖密封存放，30日后倒出酒，分瓶盛装。每日2次，每次30毫升。

【说明】桂圆肉有补心养血、开胃益脾、安神益智的功用；枸杞子善补肝肾，并能明目益智；当归补血活血，通窍益智；菊花是滋养保健、益智延年的良药。四药同用，滋养肝肾、养血补虚、安神益智，适宜于肝肾不足，阴血亏虚，眩晕心悸、失眠多梦、记忆力下降者饮服。

识食心得　　补血之品具有养血补虚的作用，能消除或改善血虚证。选用时要注意，血虚补血，对证选用。补血多腻滞，湿阻气滞，胃纳差，苔厚腻者不宜。

养阴

阴，指脏腑功能活动的物质基础，在人体中对各个脏腑、组织、器官起着滋养、濡润的作用。阴虚是指机体精、血等基础物质亏虚，滋养濡润的作用减弱。阴虚则内热，阴虚有消瘦烦热等表现，甚至心中烦热难以入睡，通常还有口燥、咽干、低热、午后潮热、睡中汗出、眩晕、性情急躁、易发脾气、大便干结、舌质红、少苔或苔剥、脉细数等。

阴虚当养阴，养阴又叫滋阴。鳖、龟、燕窝、海参、兔肉、蛤蜊肉、银耳、蜂蜜、百合、梨、荸荠等，均有滋阴补虚的作用，可多食用。

参麦甲鱼

【原料】500克重活甲鱼1只，人参3克，麦门冬6克，葱、生姜、黄酒、精盐、胡椒粉、鸡汤适量。

【做法】宰杀甲鱼，洗净，置沸水中煮5分钟取出，顺裙边剖开，撕下甲鱼盖上的粗皮，去头及内脏，洗净，切成小块。把甲鱼块、人参、麦门冬同放碗中，加葱、生姜、黄酒及鸡汤，盖上剖下的甲鱼壳，上笼蒸1小时，去葱、姜，吃甲鱼、人参及麦门冬，喝汤。

【说明】甲鱼味甘性平，滋阴补虚；人参补气壮神；麦门冬清心润肺，养胃生津。甲鱼与麦门冬同用，补阴力强，配用人参补气壮神，生津止渴，是有效的滋阴益气药膳。

枸杞海参鸽蛋

【原料】枸杞子15克，海参2只，鸽蛋12个，葱、生姜、猪油、酱油、黄酒、鸡汤、胡椒粉适量。

【做法】海参放盆内，用水浸泡至发胀，将内壁膜抠洗干净，用温水焯两遍，冲洗净泥沙，再用刀尖在腹壁切菱形花刀；枸杞子拣去杂质，洗净备用；鸽蛋凉水下锅，文火煮熟去壳，滚上干豆粉，放油锅中，炸至表面呈黄色捞出。锅烧热，放猪油烧至八成热下姜片、葱段稍煸，倒入鸡汤煮3分钟，捞出姜、葱，加海参、酱油、黄酒、胡椒面，煮沸后撇净浮沫，改用文火煨40分钟，加鸽蛋、枸杞子，再煨10分钟，佐餐食用，分数次吃下。

【说明】海参是滋阴佳品，枸杞子润而滋补，鸽蛋营养素丰富。三物同用，补益之力甚强，色香味均佳，适宜于劳损过度，阴精不足者食用。

 # 玉竹卤猪心

【原料】玉竹50克，猪心500克，生姜、葱、食盐、花椒、白糖、芝麻油及卤汁适量。

【做法】将猪心剖开，洗净血水；玉竹拣净杂质，淘洗后加水煎煮取汁，连煎2次，共收取药汁约1500毫升。将猪心连同药液、生姜、花椒、葱一并放锅中，猪心煮至六成熟时捞出晾凉，切作小块，放回锅中，用文火煮至熟，放盐、糖、芝麻油，加热成浓汁，佐餐食用。

【说明】玉竹性平味甘，柔润可食，能养阴润燥，除烦止渴；猪心能养心安神。玉竹和猪心烹制，润阴养心，适宜于用脑过度阴虚内热，夜寐不眠者调治食用。

识食心得　养阴之品具有养阴润燥的作用，能消除或改善阴虚证。选用时要注意，阴虚养阴，对证选用；养阴的食物多偏凉，阳虚便溏，手足不温者不宜。

祛疾助康复

  《备急千金要方》设有食治篇，强调"知其所犯，以食治之，食疗不愈，然后命药"。又说"安身之本，必资于食"；"食能排邪而安脏腑，悦神爽志以资气血，若能用食平疴，释情遣疾者，可谓良工"。《寿亲养老新书》说："水陆之物为饮食者不啻千品，其五色、五味、冷热、补泻之性，亦皆禀于阴阳五行，与药无殊……人若知其食性，调而用之，则倍胜于药也……善治药者，不如善治食。"医书强调的是用食物来治疗疾病，调养身体。

  本章以病为纲，选择月经病、带下病、妊娠病等妇科疾病，小儿遗尿、多动症等小儿病，感冒、慢性咽炎、失眠、冠心病、慢性胃炎、肝硬化、缺铁性贫血、甲状腺功能亢进、慢性肾炎等内科疾病，风湿性关节炎、痛风等骨关节疾病，肺癌、胃癌等癌症。针对不同病证讲述食养要领，介绍食疗配方。

妇儿疾病

月经先期

正常月经周期一般为28~30天，提前7天左右仍属正常。月经周期长短因人而异，通常持续2~7天，平均5天左右。如果周期变化无规律，需要到医院就诊。月经每月都提前来者，饮食宜清淡，应多吃蔬菜水果，少吃油腻的高脂肪、高热量食品，少吃辣椒、姜、葱、胡椒、花椒、芥末等辛辣食物。

芹菜红枣饮

【原料】芹菜500克，荸荠100克，红枣50克。

【做法】芹菜洗净，切段；荸荠洗净，削去皮，切成薄片；红枣加水浸两小时。将芹菜等一并放锅中，用小火炖煮。

【说明】本膳清热凉血，有助于月经先期，经来量多、色紫、质稠者调养。

芹菜粥

【原料】连根芹菜120克，粳米100克，淡菜30克，盐适量。

【做法】芹菜洗净切碎，淡菜洗净，剁成末，备用。粳米淘洗净，放入淡菜，加水煮粥，待将熟时，加芹菜煮至菜熟，放盐调味。

【说明】本膳滋阴养血，有助于血虚内热，月经先期者调养。

黑豆饮

【原料】黑豆30克，山药30克，炙黄芪15克，冰糖30克。

【做法】山药、炙黄芪、黑豆加水浸半天，放锅中，加水足量，用小火炖至豆烂，调入冰糖。

【说明】本膳益气摄血，有助于月经先期，量多、色淡、质清稀者调养。

识食心得

月经提前、量多、色紫、质稠的，为实热，可选食芹菜、藕、荸荠、茶叶、荠菜、鸡冠花等；量少、色红、质稠的，为虚热，可选用鳖、龟、牡蛎、淡菜等。月经提前、量多、色淡、质清稀的，属气虚，可选食山药、扁豆、芡实、桂圆肉、牛肉、鸡肉、红枣等。

月经后期

月经周期延后7日以上，甚至3~5个月一行者，称为月经后期。全面合理地补充营养，对增强体质，防治月经延后起到积极的作用。体质虚弱者应多食用具有营养滋补和补益气血作用的食物，如鸡蛋、牛奶、红枣、桂圆肉、核桃肉、羊肉等。极度消瘦的闭经者，应着重改变饮食习惯，消除拒食心理，加强营养供给，改善身体状况。

枸杞子山药煲

【原料】枸杞子15克，鲜山药150克，猪瘦肉150克，盐适量。

【做法】猪瘦肉用温水洗过，连同枸杞子、山药放锅中，加水足量，用小火炖煮熟烂，加盐调味。

【说明】本膳养血调经，有助于血虚月经延后，量少或正常，经色淡红，头晕眼花，心悸少寐者调治。

当归生姜羊肉汤

【原料】当归15克，生姜15克，羊肉150克，金橘饼30克，红糖适量。

【做法】羊肉用温水洗过，连同当归、生姜、金橘饼放锅中，加水足量，用小火炖煮烂熟，加红糖调味。

【说明】本膳温经散寒调经，有助于月经延后，经来量少，色暗有血块，小腹冷痛，畏寒肢冷者调治。

月季花饮

【原料】月季花3朵，炒麦芽30克，黄酒、冰糖适量。

【做法】月季花洗净，连同麦芽放锅中，加水，用文火煎煮10分钟，去渣，加冰糖、黄酒即可。

【说明】本膳理气活血调经，有助于月经延后，经量少或多，经色暗红，有血块，及胸胁、乳房、少腹胀痛者调治。

识食心得

经期延后，量少色淡的，多属血虚，可选用桂圆肉、桑椹、芝麻、莲子、山药、鸡肉、牛肉、红枣、红糖等。月经延后，量少色暗、小腹冷痛的，多属血寒，可选用生姜、红糖、羊肉、狗肉等。月经延后，量少色淡暗、质清稀、腰膝冷痛的，多属虚寒，可选用干姜、艾叶、核桃肉、红糖等。月经延后，胸胁、小腹胀痛的，多属气滞，可选用玫瑰花、月季花、桂花、麦芽、山楂、橘饼、韭菜等。

痛经

月经期都会有一些不舒服，只要症状轻微，不影响工作，就不是疾病。痛经影响正常的生活才算作一种疾病。本病有原发性与器质性之分。原发性痛经就是查不出任何原因的痛经，系生理现象，约占50%。器质性痛经是由于器质性的病变，如子宫内膜异位症、子宫肌瘤等引起的痛经。

经前或行经期间出现小腹胀痛、乳房胀痛、心烦易怒、经量少或行经不畅，为气滞血瘀，可选用苦瓜、赤小豆、薏苡仁、香椿、陈皮、玫瑰花等。经期小腹绵绵作痛，月经量少、色淡质薄，神疲乏力，面色萎黄，食欲不佳，大便溏泄，为气血虚弱，可选用红薯、山药、栗子、鸡肉、牛奶、马铃薯、葡萄、桂圆、红枣等，还可多吃羊肉。经期或经后小腹冷痛，月经色淡量少，伴有腰酸腿软、手足不温、小便清长，为阳虚内寒，可选用生姜、羊肉、葱白、山楂、红糖等。月经行完后1~2日出现腰酸腿软、小腹隐痛不适，或有潮热、头晕耳鸣，为肝肾虚损，可选用枸杞子、桑椹、核桃肉、黑豆、黑米、黑芝麻等。

山楂葵子红糖汤

【原料】山楂50克，葵花子仁50克，红糖100克。

【做法】山楂、葵花子一并放锅中，加水足量，煎煮取汁，可加糖饮用。

【说明】本膳疏肝理气，化瘀止痛，有助于经来少腹胀痛、乳房胀痛、心烦易怒、经少或行经不畅者调治。

羊肉羹

【原料】羊肉500克，当归60克，黄芪30克，生姜5片，红糖适量。

【做法】羊肉切块，与当归、黄芪、生姜同放锅中，用小火炖煮至肉酥，放糖调味。

【说明】本膳益气补血止痛，有助于经来小腹绵绵作痛、月经量少、色淡质薄、神疲乏力、面色萎黄者调治。

乌豆蛋酒汤

【原料】黑豆60克，鸡蛋2个，黄酒100克，红糖适量。

【做法】黑豆加水浸半天，用小火炖烂，打入鸡蛋，放黄酒、红糖，再煮3分钟即成。

【说明】本膳益肾养肝止痛，有助于经来小腹隐痛不适、腰酸腿软、潮热、头晕耳鸣者调治。

睡前一杯热牛奶，加一勺蜂蜜，趁热喝下，能缓解甚至消除痛经之苦。便秘可诱发痛经，增加疼痛感，要多吃蜂蜜、香蕉、芹菜、白薯等，保持大便通畅。经前3~5天，饮食以清淡易消化为主。经期内，适当吃些酸味食物，如酸菜、食醋等，有缓解疼痛的作用。生冷食物会刺激子宫、输卵管收缩，诱发或加重痛经，所以要忌生冷食物。同时要注意慎食不易消化和刺激性强的食物。

带下病

带下的量明显增多，色、质、气味发生异常，或伴全身、局部症状者，称为带下病。多见于阴道炎、子宫颈炎、盆腔炎、妇科肿瘤等。

扁豆红枣炖鸡蛋

【原料】扁豆60克，红枣4枚，鸡蛋1个，红糖适量。

【做法】扁豆、红枣加水浸半天，用小火炖煮酥烂，打入鸡蛋，煮熟后放糖即成。

【说明】本膳健脾益气，适宜于脾虚气弱，带下清稀者调养补益。

芡实核桃粥

【原料】芡实粉30克，白果5枚，核桃肉15克，红枣7枚。

【做法】核桃肉打碎，红枣去核。芡实粉用凉开水打成糊状，放入滚开水中搅拌，再入核桃肉、红枣，煮稠，加糖即成。

【说明】本膳补肾温阳，有助于带下清稀、量多、淋漓不断，兼见面色暗滞、少腹有冷感者调治。

马齿苋粥

【原料】马齿苋30克，粳米60克。

【做法】将马齿苋切成长段，与粳米同放锅中，加水足量煮粥。

【说明】本膳清热祛湿，有助于带下如米泔，或黄绿如脓，或夹血液，兼见阴部瘙痒、小便短赤者调治。

> **识食心得**
>
> 　　带下色白或淡黄、无臭、质清稀，兼见面色㿠白、精神疲乏、四肢不温，为脾虚，可选用薏苡仁、山药、扁豆、红枣、芡实、荷叶等。带下清稀、量多、淋漓不断，兼见面色暗滞、少腹有冷感，为肾虚，可选用羊肉、海参、栗子、核桃肉、韭菜、桂皮等。带下如米泔，或黄绿如脓，或夹血液，有臭味，兼有阴部瘙痒、小便短赤的，为湿热，可选用绿豆、赤小豆、芹菜、冬瓜、茭白、藕、马齿苋、山楂等。

胎动不安

　　妇女妊娠后，出现腰酸腹痛、胎动下坠，或阴道少量流血者，为胎动不安，又称胎气不安。本病类似于西医学的先兆流产、先兆早产。胎动不安经过安胎治疗，腰酸、腹痛消失，出血迅速停止者，多能继续妊娠。病情发展，妊娠12周以内胎儿未成形，自然殒堕者，称为堕胎；妊娠12~28周，胎儿已成形而自然殒堕者，称为小产。

　　腰酸腹痛，胎动下坠，或伴阴道少量流血、色暗淡，头晕耳鸣，两膝酸软，小便频数，或屡有堕胎，舌淡苔白，脉沉细而滑，为肾虚，可选用桑椹、猪腰、牡蛎、蛤蜊等。腰酸腹痛，小腹空坠，或阴道少量流血，色淡质稀，精神倦怠，气短懒言，面色㿠白，舌淡苔薄，脉缓滑，为气虚，可选用鸡肉、红枣、山药等。腰酸腹痛，胎动下坠，阴道少量流血，头晕眼花，心悸失眠，面色萎黄，舌淡苔少，脉细滑，可选用桂圆肉、阿胶、鲤鱼等。腰酸腹痛，胎动下坠，或阴道少量流血，血色深红，心烦少寐，渴喜冷饮，便秘溲赤，舌红苔黄，脉滑数，为血热，可选用鲤鱼、茭白等。跌仆闪挫或劳力过度，继发腰腹疼痛、胎动下坠，或伴阴道流血，可选用葵花子、藕等。

杜仲猪腰

【原料】杜仲15克，猪腰2个。

【做法】杜仲加水煎取汁约50毫升，加盐、糖、酱油、料酒、鸡精，用淀粉勾芡待用；猪腰去臊线筋膜，切成腰花，炒熟，兑入芡汁翻炒即可。

【说明】本膳补肾益气、固冲安胎，有助于胎动不安，腰酸腹痛，或伴阴道少量流血，头晕耳鸣，两膝酸软，小便频数者饮食调理。

桂圆阿胶浆

【原料】桂圆7个，阿胶10克。

【做法】取桂圆肉，加水煮熟，放入阿胶烊开。

【说明】本膳补血，固冲安胎，有助于胎动不安，腰酸腹痛，胎动下坠，阴道少量流血，头晕眼花，心悸失眠者调治。

安胎鲤鱼粥

【原料】500克左右重活鲤鱼1条，青竹茹30克，苎麻根20~30克，阿胶10克，糯米50克，葱、生姜、油、盐适量。

【做法】鲤鱼去鳞及肠杂，洗净切片煎汤。青竹茹、苎麻根加水煎取汁，入鲤鱼汤中，并加糯米煮成粥。烊入阿胶，放葱、姜、油、盐调味即可。

【说明】本膳清热凉血、固冲安胎，有助于胎动不安、腰酸腹痛、胎动下坠，或阴道少量流血，血色深红或鲜红，心烦少寐者调治。

识食心得

茭白富含蛋白质、碳水化合物及粗纤维素等营养成分，有清热利尿、活血通乳等功效。茭白煎水代茶饮，可防治妊娠水肿。

莲藕含有大量的淀粉、维生素和矿物质，营养丰富，清淡爽口，能够健脾益胃，润燥养阴，辅助安胎。

葵花子富含维生素E，有助于增强卵巢功能，使卵泡数量增多，黄体细胞增大。

鱼肉含有的DHA是一种必需脂肪酸，在胎儿脑细胞膜形成中起着重要作用。怀孕后多吃鱼，有助于胎儿脑细胞生长发育，并能降低早产的可能性。

多吃富含维生素C的蔬果，对于预防先兆子痫有益处。

小儿遗尿

3~5岁小儿膀胱控制能力趋于完善，绝大多数健康儿童在3岁以后夜间不遗尿，5岁以后几乎所有的健康儿童均不应出现夜间遗尿现象。5岁以后的小儿，每周有一次遗尿者，即是小儿遗尿。学龄期小儿因白天嬉戏过度，夜间熟睡不醒，偶尔睡中尿床者，不属病态。本病有原发性和继发性之分。原发性遗尿占大多数，一般无器质性疾病。除夜间尿床外，部分患儿伴有白天尿频、尿急，甚至遗尿，情绪波动或环境变化时症状暂时加重。继发性遗尿多由于精神创伤或行为问题而导致，这种情况常为间歇性或一过性遗尿；还有的继发于膀胱或全身疾病，如泌尿系感染、糖尿病、尿崩症等；肾功能不全或大脑发育不全也常伴有遗尿症。

核桃白果蜂蜜饮

【原料】核桃肉100克，白果100克，蜂蜜适量。

【做法】核桃肉干炒至发焦取出，晾干，研碎；白果研碎。将核桃肉和白果拌匀，每次取1匙，加蜂蜜1匙，用开水调匀服用。

【说明】本膳温肾缩尿，适宜于小儿遗尿，或平时小便清长、神疲乏力、面色苍白者补肾止遗。

龙骨蛋

【原料】生龙骨30克，鸡蛋1个。

【做法】龙骨加水煎取汁，然后用药汁煮荷包蛋。

【说明】本膳固摄作用显著，小儿遗尿者可以食用。

鸡蛋胡椒方

【原料】鸡蛋1个，白胡椒7粒。

【做法】鸡蛋一端敲破1个小孔，放入胡椒，用纸糊住小孔，蒸熟。

【说明】本膳适宜于小儿遗尿兼有小便清长、手足不温者温补固摄止遗。

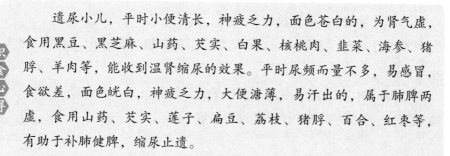

识食心得

　　遗尿小儿，平时小便清长，神疲乏力，面色苍白的，为肾气虚，食用黑豆、黑芝麻、山药、芡实、白果、核桃肉、韭菜、海参、猪脬、羊肉等，能收到温肾缩尿的效果。平时尿频而量不多，易感冒，食欲差，面色㿠白，神疲乏力，大便溏薄，易汗出的，属于肺脾两虚，食用山药、芡实、莲子、扁豆、荔枝、猪脬、百合、红枣等，有助于补肺健脾，缩尿止遗。

多动症

　　多动症是指小儿因脑功能轻微障碍而表现出行为异常和学习困难的病症。以6~14岁的儿童发病率最高，男孩多于女孩。患儿并非愚笨，只是情绪不稳定，性情急躁，心神不定，上课注意力不集中，行为幼稚且不协调，不合群，不喜欢参加活动。对于多动症的小儿，除进行正确引导、药物治疗外，调理好饮食也十分必要。

　　吃含铁、锌的食物有助于稳定神经系统功能，促进大脑发育。可多吃含蛋白质、维生素及卵磷质、矿物质的食物，如牛奶、鸡蛋、大豆及豆制品、瘦肉、动物肝脏、动物心脏等。多吃花生仁、核桃肉、黑芝麻等，不仅能促进大脑发育，增强细胞功能，还能改善神经信息传递，从而减轻多动症状。多吃海带、鱿鱼、紫菜等海产品，对改善多动症也有帮助。

三七猪脑汤

【原料】猪脑1具，三七粉3克，莲子10克，葱、姜、蒜适量。

【做法】猪脑放碗中，撒上莲子、三七粉，放盐，隔水炖熟。

【说明】本膳适宜于记忆力差、自控能力差、多动不安、注意力不集中的小儿温补心肾，可助康复。

猪髓莲子汤

【原料】猪脊髓1条，枸杞子10克，莲子30克，红糖适量。

【做法】将莲子放锅中，加水炖熟，下猪脊髓、枸杞子，放糖，炖煮10分钟。

【说明】本膳适宜于多动，动作笨拙，性格暴躁，易激动，冲动任性，难以静坐，注意力不集中的患儿滋肾养肝。

鱼鳞膏

【原料】青鱼或草鱼的鱼鳞、红糖适量。

【做法】将鱼鳞洗干净，放锅中，加清水炖煮1小时，捞去鱼鳞，加红糖稍煮，待冷却后冷藏储存。

【说明】本膳可供多动症患儿调治食用。

识食心得

　　记忆力差，自控能力差，多动不安，注意力不集中，遗尿，多梦，或腰酸乏力，面色黧黑，脉细软，为心肾不足，可选用小麦、红枣、莲子、山药等。手足多动，动作笨拙，性格暴躁易激动，冲动任性，难以静坐，注意力不集中，或五心烦热，盗汗，大便秘结，舌红苔薄，脉弦细，为肾虚肝亢，可选用枸杞子、蛤蜊、牡蛎、龟、鳖等。神思涣散，神疲乏力，形体消瘦或虚胖，多动而不暴躁，言语冒失，做事有头无尾，记忆力差，为心脾不足，可多食用红枣、桂圆肉、莲子、小麦等。

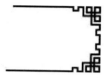

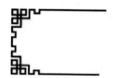

内科疾病

感冒

普通感冒为多种病毒引起的呼吸道感染性疾病，发病率高，以上呼吸道症状为主，有喷嚏、鼻塞、流涕、咽部干痒作痛、咳嗽声嘶，并伴有低热、乏力、食欲不振、全身酸痛等。

流行性感冒起病急骤，病情严重，常见畏寒、高热、头痛、全身酸痛、乏力、鼻塞、流涕、咽痛，或伴有腹泻、恶心、呕吐。

风寒感冒表现为怕冷发热、无汗、鼻塞流清涕、喷嚏、咳嗽、痰白清稀，可选用葱、生姜等。风热感冒表现为发热出汗、稍怕冷、头昏胀痛、面色红赤、口干、咽红痛、鼻塞流黄涕、咳嗽痰黄，可选用菊花、淡豆豉、梨、枇杷、罗汉果、芦根等。

豆豉葱白汤

【原料】淡豆豉15克，葱白3茎，黄酒1匙。

【做法】葱白切成段，连同淡豆豉放锅中，水煎取汁，调入黄酒。

【说明】本膳发表祛邪，对于风寒感冒轻型，怕冷发热、无汗、鼻塞、流清涕、打喷嚏、咳嗽痰白清稀者，有治疗效果。

紫苏杏橘姜粥

【原料】紫苏10克，杏仁10克，橘皮6克，生姜10克，粳米100克。

【做法】将紫苏等放砂锅中，加水煎煮20分钟，取煎汁代水，如常法煮粳米。

【说明】本膳发表祛邪，兼有温胃作用，有助于风寒感冒兼有胃寒者调治。

桑菊豆豉饮

【原料】菊花5克，桑叶5克，豆豉10克。

【做法】将上物同放砂锅中，水煎温服。

【说明】本膳疏风清热，有助于风热感冒发热汗出，头昏胀痛，面色红赤，口干，咽红痛者调治。

生姜、干辣椒既能祛痰，又有助于驱逐感冒病毒。大蒜可以杀菌，还可增强人体免疫力。柠檬和柑橘具有清热解毒的作用。鸡肉含有人体所需的多种氨基酸，可以有效地增强人体对感冒病毒的抵抗力。鸡汤所含有的某些特殊化学物质具有极好的增强鼻咽部血液循环的作用。蜂蜜含有生物活性物质，能整体或局部刺激免疫力，并能增强中性粒细胞与巨噬细胞的吞噬作用，提高机体对外界病原体的抵抗力。牡蛎能调节机体细胞的免疫状态，对防御感冒有帮助。

慢性咽炎

慢性咽炎为慢性感染引起的弥漫性咽部病变，主要是咽部黏膜炎症。表现为咽部不适，有异物感、痰黏滞感，总感到咽部有咽不下又吐不出的东西。富含胶原蛋白和弹性蛋白的食物，如猪蹄、猪皮、蹄筋、鲫鱼、大豆等，能促进咽部损伤的修复。多摄入富含B族维生素的食物，如动物肝脏、瘦肉、鱼类、新鲜水果、绿色蔬菜、奶类、豆类等，有利于促进咽部损伤的修复，并能消除呼吸道黏膜的炎症。可多吃有生津作用的食品，如百合、橄榄、梨、萝卜以及菠萝、木瓜、猕猴桃、罗汉果、芒果等。

木瓜炖雪梨

【原料】木瓜1只，雪梨1只，冰糖30克。

【做法】雪梨削皮去心，切成小块；木瓜洗净，齐上四分之一处切开，挖去籽，将梨块、冰糖放入，将切下的木瓜盖回去，用小火炖熟。

【说明】本膳滋阴润燥，清利咽喉，对于慢性咽喉炎咽部不适，隐隐作痛，有异物感，黏痰量少者有调治效果。

青果大海茶

【原料】藏青果3个，胖大海1枚。

【做法】将两物放茶杯中，冲入沸水，加盖焖10分钟后，代茶频频饮服。

【说明】本膳养阴清热、化痰活血、舒利咽喉。咽喉不适，受凉、疲劳、多言后较重，咳嗽，咯痰黏稠，口渴喜饮者，宜于食用。

萝卜山楂蜜汁

【原料】生白萝卜1千克，生山楂200克，蜂蜜适量。

【做法】萝卜洗净，山楂去核，一并榨取汁，加蜂蜜拌匀即可。

【说明】本膳行气活血、化瘀利咽，咽干刺痛，夜间痛甚，活动后减轻，咽喉壁暗红肥厚者，宜于食用。

识食心得

咽部不适，痛势隐隐，有异物感，痰黏量少，为阴虚火旺，可选用梨、乌梅、西瓜、猕猴桃等。

咽喉不适，咯痰黏稠，口渴喜饮，咽黏膜充血呈深红色，肥厚，有黄白色分泌物附着，舌红，苔黄腻，脉滑数，为痰热蕴结，可选用荸荠、海蜇、藏青果、杏仁、萝卜、鱼腥草、苦菜等。

咽部闷胀不舒，异物感明显，急躁易怒，胸胁闷胀，为肝经郁热，可选用青果、绿萼梅、木瓜、胖大海等。

咽喉不适，神疲乏力，语声低微，大便溏薄，舌苔白润，脉细弱，为肺脾气虚，可选用银耳、无花果、枸杞子、生姜、葱等。

慢性支气管炎

慢性支气管炎以长期反复的咳嗽为突出表现，并常逐渐加重。轻者咳嗽轻微，或咳少量黏痰，在冬春或遇呼吸道感染时加重；较重者咳嗽频繁，咳痰量多，反复发作，甚至长年不断。咳嗽以清晨或夜间为甚，痰液一般为黏液或泡沫状。如伴有感染，可为黏液脓性痰，痰量随之增多，可有不规则的发热。咳嗽激烈时，会出现痰中带血。

咳嗽气急，甚则喘逆，咯吐白色清稀泡沫黏痰，无汗恶寒，身体疼痛而沉重，甚则肢体浮肿，舌苔白滑，脉弦紧，属外寒内饮，可选用生姜、白芥子、杏仁等。咳嗽声浊，痰白而黏，胸脘满闷，纳差腹胀，大便溏薄，舌胖淡，边有齿痕，苔白腻或白滑，脉濡滑，为痰湿内聚，可选用陈皮、薏苡仁、鱼腥草等。燥热伤肺，多见咳声短促，痰少不易咳出，口咽干燥，可选用柿子、冬瓜仁、丝瓜、百合等。脾肺两虚则见咳嗽气短，声低乏力，神疲倦怠，胸脘痞闷，每遇风寒则咳嗽气喘发作或加重，可选用慈菇、山药、枸杞子、胎盘等。肺肾两虚的，见咳喘久作，呼多吸少，动则尤甚，痰稀色白，畏寒肢冷，腰膝酸痛，可选用山药、芡实、莲子、白果、核桃肉等。

山药生姜煲

【原料】萝卜250克，大白菜150克，鲜山药250克，连须根葱白3茎，生姜15克，核桃肉5枚。

【做法】以上各物如食法治好，放锅中，加水足量，煮熟即可。

【说明】本膳解表散寒、宣肺化饮，有助于咳嗽气急，甚则喘逆，咯吐白色清稀泡沫黏痰，无汗恶寒，身体疼痛沉重者康复调理。

杏仁炖梨

【原料】雪梨1个，北杏仁10克，冰糖适量。

【做法】雪梨去皮、核，切成块。杏仁、梨块、冰糖放炖具中，隔水炖1小时。

【说明】本膳清肺润燥，有助于咳声短促，甚则气逆而喘，痰少不易咳出，口咽干燥者康复调理。

 ## 玉竹沙参焖老鸭

【原料】玉竹30克，北沙参30克，白果7枚，老鸭半只，盐适量。

【做法】鸭肉切成小块，加水煮沸2分钟，过水后放锅中，加玉竹、北沙参、白果，用小火炖煮1小时，放盐调味食用。

【说明】本膳补益肺肾，有助于午后颧红，五心烦热，咽干口燥者调理康复。

> **识食心得** 本病初起咳嗽，多由于病邪侵犯，此时祛除病邪才是治疗的有效措施，不要随意止咳。此时见咳止咳，不但不能起到止咳的效果，还会使病邪滞留，咳嗽缠绵难愈。海鱼及油腻食物有酿痰的弊端，易使慢性支气管炎复发或使原有病症加重。因此，饮食宜清淡，油腻当少吃；淡水鱼可以适量食用，海鱼以不吃为好。

支气管哮喘

支气管哮喘以气急伴有哮鸣音兼呼气性困难为特征。本病常在夜间发作，发作前多有鼻痒咽痒、打喷嚏、咳嗽、流涕等症状。发作期病变迅速，常突然感到胸闷、呼吸困难，并伴有哮鸣音，多被迫采取坐位，双手前撑，张口抬肩，不能平卧，额前冒汗，情绪烦躁，严重时出现紫绀。本病发作期有寒哮、热哮和痰哮之分，缓解期有肺虚、脾虚、肾虚的不同。

寒哮，表现为呼吸紧迫，喉痒，鼻流清涕等，继则喘促加剧，喉中痰鸣如水鸡声，咳吐清稀之痰，不得平卧，胸膈满闷，面色苍白或青灰，背冷，可选用干姜、薤白、刀豆、杏仁等。热哮，表现为胸高气粗，张口抬肩，不能平卧，喘促胸满，喉中哮鸣，声若拽锯，呛咳阵作，痰黄稠胶黏，烦躁不安，面赤口渴，可选用鱼腥草、冬瓜仁、海蜇、萝卜、柿子等。痰哮，表现为呼吸迫促，喉中痰鸣，声若拽锯，咳嗽频作，痰涎量多，胸中满闷，不得平卧，可选用茯苓、陈皮、半夏、苍术等。肺气虚，表现为喘促短气，语言无力，咳声低弱，咳痰清稀色白，自汗畏风，喉中常有轻度哮鸣音，可选用猪肺、蛤蚧、山药、银杏等。脾气虚，表现为咳喘痰多，面色萎黄，或苍白，或虚浮，困倦乏力，气短懒言，可选用山药、茯苓、扁豆、鲫鱼、乳鸽等。肾阳虚，表现为喘息痰鸣，口燥咽干，咯痰白黏或微黄，或面红足冷，五心烦热，或伴有夜尿频多，大便不实，可选用冬虫夏草、鹌鹑、海参、栗子等。

生姜芥菜汤

【原料】鲜芥菜250克，生姜10克。

【做法】鲜芥菜洗净，切碎；生姜切成片。两物一并放锅中，水煎服。

【说明】本膳适宜于寒哮呼吸紧迫，喘促气急，喉中痰鸣，咳吐清痰，不得平卧，胸膈满闷者康复调理。

萝卜荸荠汁

【原料】白萝卜150克，荸荠150克。

【做法】萝卜洗净，荸荠削去皮，一并榨取汁，炖烂后服用。

【说明】本膳适宜于热哮胸高气粗，张口抬肩，不能平卧，喘促胸满，喉中哮鸣，痰黄稠胶黏，烦躁不安，面赤口渴者康复调理。

柚子鸡

【原料】未熟柚子1个，母鸡1只，陈皮10克，盐少许。

【做法】柚子切去顶盖去瓤，鸡去毛和内脏，切成块，塞柚子中，放陈皮，加盐和水，用柚子盖盖好，隔水炖3个小时。

【说明】本膳有助于康复期咳喘痰多，面色萎黄，困倦乏力，气短懒言，四末欠温，纳食减少者补脾调理。

许多食物会引起过敏性哮喘，要多加注意。牛奶易致儿童过敏性哮喘发作，婴幼儿应尽量用母乳喂养，以减少过敏性哮喘发生的机会。蛋清中的卵蛋白是诱发过敏的主要致敏原，易致过敏性哮喘发作，蛋黄不含卵蛋白，很少会引起过敏反应，所以少吃蛋清可降低哮喘的发作率。海产品及水产品的致敏原通常耐热，其熟食加工品也可诱发过敏性哮喘，特别是食用不新鲜的海产品可使过敏性哮喘的发病率明显增加。花生、芝麻等油料作物含有较多蛋白质，生吃较易诱发过敏性哮喘。黄豆、绿豆、红豆、黑豆，以及芸豆、青豆等多种豆类可诱发过敏性哮喘。桃子、苹果、香蕉、草莓、樱桃、椰子等水果可能诱发过敏性哮喘。香椿、蕨菜等部分蔬菜，开心果、山核桃等坚果，咖啡、啤酒等饮品，巧克力及花粉制成的保健品，也有可能引起过敏性哮喘。

尘肺

长期吸入生产性有害粉尘引起的以肺部弥漫性纤维化改变为主的全身性疾病称作尘肺。尘肺早期可无临床表现，部分患者有胸闷、咳嗽、咳痰，随着症状加重而有气喘、呼吸困难，晚期可并发肺气肿及肺源性心脏病。咳嗽，痰中带血，稍劳即呼吸困难，咽干鼻燥，疲乏消瘦，大便干结，舌红少津，为肺燥津亏证。海蜇、荸荠加水煮食，对因在粉尘环境中工作而出现的咳嗽、咽喉发痒、口干咽燥、咯痰量少色黄等症状有一定的缓解作用。胸膺疼痛如刺，胸闷，咳嗽有痰，舌质暗，苔腻，脉弦涩或弦滑，为瘀痰阻肺证，可选用萝卜、荸荠、海藻、昆布、薏苡仁等。咳嗽气急，咽喉燥痛，痰中带血，咯痰不爽，胸闷胸痛，舌红，苔干失润，脉细数，为燥痰结肺证，可选用猪血、荸荠、海蜇、藕、萝卜等。咳嗽无力，气短声低，咳痰清稀量多，偶或夹血，午后潮热，神疲，面色㿠白而颧红，舌淡少津，脉弱而数，为肺气阴两虚证，可选用百合、梨、藕、罗汉果、枇杷、银耳等。

双耳杏仁饮

【原料】银耳10克，黑木耳10克，杏仁10克。

【做法】银耳、黑木耳、杏仁三物同放制浆机中，加水足量，磨成浆饮用。

【说明】本膳祛痰化瘀宣肺，适宜于胸痛如刺，胸闷，咳嗽有痰者调理康复。

雪羹川贝汤

【原料】海蜇30克，鲜荸荠150克，川贝5克。

【做法】海蜇用温水泡发，洗净，切碎；荸荠洗净去皮。两物连同川贝放锅中，加水足量，用小火煎煮1小时，作点心食用。

【说明】本膳润肺化痰，适宜于咳嗽气急，咽喉燥痛，痰中带血，咯痰不爽，胸闷胸痛者调理康复。

百合党参炖猪肺

【原料】干百合15克，西洋参6克，猪肺1只，盐适量。

【做法】百合加水浸半天，连同西洋参放锅中，加猪肺，放足量水，炖煮熟，放盐食用。

【说明】本膳益气养阴，适宜于咳嗽无力，气短声低，咳痰清稀量多，偶或夹血，午后潮热者调理康复。

识食心得

尘肺患者要增加优质蛋白的摄入量，每日应在90~110克，以补充机体消耗，增强机体免疫力。要增加维生素A的摄入量。维生素A能维持上皮细胞，特别是呼吸道上皮细胞的健康，对减轻咳嗽症状，防治哮喘有一定益处。维生素A在动物性食品，特别是动物肝脏、蛋黄、奶油中含量最丰富。尘肺患者可多吃猪血和黑木耳。猪血的血浆蛋白经胃酸和酶的分解，能产生一种可解毒滑肠的物质，该物质可与进入人体的粉尘结合在一起，随废物排出体外。

肺结核

　　肺结核是由结核杆菌侵入肺组织引起的慢性缓发性传染病。中医称本病为"肺痨"，认为其病因在于痨虫侵入，病机是肺肾阴虚，阴虚火旺，治法宜补肺养阴，百合、地黄、玄参、知母、龟甲、鳖甲、银耳、燕窝等可以作为药膳的主要原料。本病初起表现为肺阴亏损，而后是阴虚火旺，最后往往是气阴两虚。

　　干咳少痰，痰中带血，午后手足心热，胸部隐痛，为肺阴亏虚，可选用梨、甘蔗、山药、薏苡仁、银耳、猪肺、百合、黄精等。咳呛气急，痰少黏稠，时时咯血，午后潮热，五心烦热，颧红，盗汗，为阴虚火旺，可选用龟、鳖、老鸭、慈菇、荸荠、藕等。咳嗽气短，声低无力，咯血淡红，潮热，畏风，饮食少进，大便溏薄，为气阴两虚，可选用山药、扁豆、红枣、燕窝、老鸭、乌骨鸡、冬虫夏草等。

白及鲜藕炖燕窝

　　【原料】燕窝10克，白及粉15克，鲜藕250克，冰糖适量。

　　【做法】燕窝制如食法，鲜藕切成块，同放瓦锅内，加水炖煮至熟，放白及粉、冰糖再炖5分钟后食用。

　　【说明】本膳养阴清火，有助于咳呛气急，痰少黏稠，时时咯血，午后潮热，五心烦热，颧红，盗汗者调理康复。

百合虫草炖老鸭

　　【原料】干百合30克，虫草5条，老鸭1只，盐适量。

　　【做法】百合加水浸半天；老鸭加水煮沸2分钟，取出洗净，放锅中；加百合、虫草，炖煮至熟，放盐调味，佐餐食用。

　　【说明】本膳益气养阴，有助于咳嗽气短，声低无力，咯血淡红，潮热，畏风，饮食少进，大便溏薄者调理康复。

猪肺花生煎

【原料】猪肺1个，鲜山药250克，盐适量。

【做法】猪肺洗净，切块；山药去皮，切块。一并放锅中，加水足量，用文火炖1小时，放盐食用。

【说明】本膳性平和，适宜于肺结核患者调理康复。

> 识食心得
>
> 本病为消耗性疾病，要注意供给机体充足的蛋白质和足够的热量，以补充消耗。脂肪摄入不宜过高，要荤素搭配适当，不要过于油腻，以免影响消化。膳食应保证丰富的无机盐和维生素，有利于病灶的钙化、病体的康复。有咯血的，应增加铁的摄入。长期低烧的，可多食牛奶、鸡蛋、瘦肉、鱼、豆腐等，补充蛋白质的消耗。应注意膳食纤维的供给量，多吃新鲜的蔬菜、水果，保持大便通畅。消化功能较差的患者，饮食以清淡爽口、多样化为好。

失眠

失眠即睡眠障碍，是指睡眠时间和质量不能达到正常的需求。有的表现为入睡困难，上床很难迅速睡着；有的睡不安稳，容易醒，经常醒；有的早醒，醒后不能再次入睡；有的噩梦频繁，容易惊醒；有的睡眠质量低，醒后觉得疲乏；还有的尽管能入睡，但自觉整夜未睡好。

多梦易醒，心悸健忘，眩晕，神疲，面色少华，为心脾两虚，可选用小麦、红枣、桂圆肉、山药、莲子、猪心。心烦不寐，头晕耳鸣，腰酸梦遗，五心烦热，口干少津，为阴虚火旺，可选用百合、苦瓜、芝麻、桑椹、山药、菊花、葡萄、香蕉、牛奶、蜂蜜。不寐头重，痰多胸闷，恶食嗳气，吞酸恶心，心烦口苦，为痰热内阻，可选用秫米、荸荠、莴笋、马铃薯、海蜇、杏仁、麦芽、山楂、莱菔子。失眠患者的饮食应以清淡宜消化为主，如冬瓜、菠菜、苹果、橘子等。晚餐不可过饱，睡前不宜进食，不宜大量饮水，避免胃肠蠕动刺激大脑皮层，或使夜尿增多而入睡困难。应少吃油腻、煎炸、熏烤食品，避免进食辛辣有刺激性的温燥食品，如咖啡、胡椒、葱、蒜、辣椒等。

人参猪脑五味汤

【原料】猪脑1个，人参3克，五味子6克，枸杞子15克，生姜3片，盐适量。

【做法】把猪脑、人参、五味子、枸杞子、生姜一起放炖盅内，加水用小火隔水炖3小时，放盐调味，佐餐食用。

【说明】本膳补益心脾，适宜于多梦易醒，心悸健忘，眩晕，神疲，面色少华者食用，有调理康复作用。

莲子百合炖肉

【原料】莲子30克，百合30克，猪瘦肉200克。

【做法】莲子、百合加水浸半天；猪肉洗净，切块。三物一并放锅中，加水足量，用小火煲熟，加调料食用。

【说明】本膳养阴清火，适宜于心烦不寐，头晕耳鸣，腰酸梦遗，五心烦热，口干少津者调理康复。

桂圆炖洋参

【原料】桂圆肉30克，西洋参6克，冰糖适量。

【做法】将桂圆肉、西洋参连同冰糖同放炖具中，隔水炖半小时，作点心食用。

【说明】本膳性平和，失眠者宜于食用。

识食心得　　　莲子、酸枣仁、百合、梅子、荔枝、桂圆肉、山药、鹌鹑、牡蛎肉、黄花鱼能使心神平定，有利于睡眠。牛奶含有能促进睡眠的营养成分，睡前喝杯温牛奶有助于睡眠。马铃薯能够清除妨碍色氨酸发挥催眠作用的酸化合物，同牛奶混合做成马铃薯泥，效果会更好。芝麻含有丰富的卵磷脂，对补益脑髓，安神催眠，促进脑神经的活力具有积极作用。红枣味甘性平，有安神助睡，补脾养血的功效，是失眠患者的理想调补之品。菊花有促进睡眠的作用，是清心安神的最佳天然饮品。香蕉被称为包着果皮的"安眠药"，它除了能平稳血清素和褪黑素之外，还富有能使肌肉放松的镁。猪心可改善失眠症状，治疗神志疾病。

高血压

正常的舒张压为60~80毫米汞柱，收缩压为90~120毫米汞柱。凡舒张压达到或超过90毫米汞柱，收缩压达到或高于140毫米汞柱，即为高血压。根据不同的病因，高血压有原发性与继发性之分；根据进展的快慢，又有缓进型与急进型之分。缓进型高血压较为多见，病程进展缓慢，半数病人无症状，部分病人可有头痛、头晕、耳鸣、失眠、心悸、烦躁、乏力、肢麻等，随着病情的发展，可出现脑、心、肾等器官器质性损害的相应症状。晚期会出现心力衰竭、肾衰竭或颅内血肿，可危及生命。急进型高血压多见于青年人，临床表现与缓进型相同，但病情较重，发展较快，视网膜病变和肾功能恶化的发生发展迅速，血压增高显著。

头胀头痛，眩晕，面红升火，目赤，口苦口干，烦躁易怒，惊悸，小便黄赤，大便秘结，为肝火上炎，可选用草菇、芹菜、田螺、河蚌、海带、绿豆、茶叶、西瓜、猕猴桃等。头痛，眩晕，目涩视糊，耳鸣，头面烘热，五心烦热，遇劳累则更甚，腰膝酸软，肢体麻木，口干，心悸，失眠，为阴虚阳亢，可选用枸杞头、桑椹、番茄、河蚌、田螺、草莓等。头痛如刺，胸闷胸痛，肢端色泽紫暗，面色黧黑或晦暗无华，肢体麻木或刺痛，为气血失调，可选用大豆制品、大蒜、洋葱、橘子、茼蒿、香蕉等。形体肥胖，眩晕重痛，胸闷，心中悸动，食少恶心，或咯吐黏痰，肢体麻木，或水肿，呕吐痰涎，口干而黏，为痰浊阻脉，可选用竹笋、荸荠、莴笋、冬瓜、荠菜、萝卜、山楂、柠檬等。眩晕，头痛，耳鸣，健忘，心悸怔忡，动辄气短，腰膝酸软，失眠多梦，或见四肢不温，夜尿频数，为阴阳两虚，可选用菊花、枸杞子、香菇、苹果、红枣等。

绿豆海带粥

【原料】绿豆100克，海带100克，粳米适量。

【做法】海带加水浸胀，洗净，切碎；绿豆、粳米洗净，放锅中，加入海带，煮粥食用。

【说明】本膳平肝泻火，有助于头胀头痛，眩晕，面红升火，目赤，口苦口干，烦躁易怒，惊悸，小便黄赤，大便秘结者调理康复。

芹菜粥

【原料】芹菜连根带叶120克，粳米250克，盐适量。

【做法】将芹菜洗净，切成段；粳米淘净。粳米放锅内，加清水足量，用武火烧沸后转用文火炖至米烂成粥，放入芹菜稍煮，加盐即可食用。

【说明】本膳滋阴潜阳，有助于头痛，眩晕，目涩视糊，耳鸣，头面烘热，五心烦热，遇劳累则更甚，腰膝酸软，肢体麻木者调理康复。

醋泡花生米

【原料】生花生米、醋适量。

【做法】将花生米泡醋中，5日后食用，每天早上吃10~15粒。

【说明】本膳行气活血，有助于气血失调头痛如刺，胸闷胸痛，肢端色泽紫暗，面色黧黑或晦暗无华，肢体麻木或刺痛者调理康复。

识食心得

　　高血压患者肠胃的消化吸收功能有所减退，要避免进餐过饱及暴饮暴食，以免进食后大量血液集中在胃肠，导致心、脑等重要脏器组织缺血、缺氧，加重高血压及其他心脑血管疾病的病情。饮食要清淡，多吃素，少食荤，控制膳食中含脂肪和胆固醇较高的食物。忌大鱼大肉，肥甘油腻。多吃粗粮、杂粮，少吃精制米、精制面粉；少用绵白糖、白砂糖。食用油宜以豆油、菜籽油、玉米油等植物油为主。多吃大豆、豆腐及其他豆制品，适量进食瘦肉、鱼类等，保证蛋白质的供应。多吃新鲜水果、蔬菜，特别是富含维生素C的绿叶蔬菜、柑橘、红枣、苹果，富含胡萝卜素的番茄、油菜、胡萝卜、柿子、杏仁，富含纤维素的芹菜、韭菜等。含碘的食物如海带、紫菜、海藻等，可降低血脂及胆固醇，有利于防治高血压病。注意限糖，限盐，禁烟，适量饮酒。可适度饮茶，但要注意适度、适量，不要喝浓茶。

冠心病

冠心病系冠状动脉粥样硬化性心脏病的简称。本病多见于40岁以上者，一般有隐匿型、心绞痛型、梗死前绞痛型、急性心肌梗死型、心力衰竭型、心律失常型之分，而以心绞痛和心肌梗死为主要表现。

胸部刺痛、隐痛或绞痛，固定不移，时作时止，劳累时加重，舌质紫暗，为心脉痹阻，可选用山楂、桃仁、葱、香菜等。胸闷如窒而痛，或痛引肩背，气短喘促，情绪激动时明显，肢体沉重，形体肥胖，痰多，舌苔浊腻，为气滞痰壅型，可选用橘子、草莓、茶叶、茯苓、麦芽、薏苡仁等。胸痛彻背，感寒痛甚，胸闷气短，心悸，重则喘息，不能平卧，面色苍白，四肢厥冷，心悸汗出，畏寒，唇甲淡白或青紫，舌淡白或紫暗，舌苔白，为阳虚寒凝，可选用生姜、大蒜、兔肉、泥鳅等。胸部刺痛或隐痛，时作时止，劳累时加重，心悸气短，倦怠懒言，舌质紫暗，为气虚血瘀，可选用菊花、洋葱、韭菜等。胸闷隐痛，时作时止，遇劳则甚，心悸气短，心烦不寐，腰酸膝软，耳鸣头晕，舌红或有紫斑，为心肾两虚，可选用黑木耳、花生、鸡肉、小麦、芝麻、核桃肉、玉竹、枸杞等。

山楂玉面粥

【原料】山楂5个，玉米粉60克，蜂蜜1匙。

【做法】山楂去核，切碎，用蜂蜜1匙调匀，加在玉米面粥中食用。

【说明】本膳活血通络，有助于胸部刺痛、隐痛或绞痛，痛处固定不移，时作时止，劳累时时加重者调理康复。

木耳烧豆腐

【原料】黑木耳15克，豆腐100克，葱、生姜、菜籽油适量。

【做法】将锅烧热，下菜籽油，烧至六成热时下豆腐煎10分钟，再下木耳翻炒，随后下辣椒、花椒、葱、蒜等调料，炒匀即成。

【说明】本膳理气化痰，有助于胸闷如室而痛，气短喘促，肢体沉重，形体肥胖者调理康复。

菊花山楂饮

【原料】杭白菊10克，生山楂20克。

【做法】菊花、山楂放锅中，加水煮20分钟，代茶饮用。

【说明】本膳益气活血，有助于胸部刺痛或隐痛，劳累时加重，心悸气短，倦怠懒言者调理康复。

识食心得

心绞痛、心肌梗死患者往往胃肠功能很差，消化吸收能力很弱，要注意多吃新鲜蔬菜，保持饮食清淡，易消化，亦应减少动物性油脂和高胆固醇类食物的摄入。芋头易致胃肠胀气，笋多含粗纤维，生冷食物易伤阳气，均当少吃。还要注意不宜过饱。人体胃肠道的血管极其丰富，进食后由于消化和吸收的需要，心血输出量增加，腹腔内的脏器处于充血状态。冠心病患者心脏功能原本就不好，饱餐后会因心血输出量过多而加重心脏负担。膨胀的胃将横膈向上推移，进一步影响心脏的功能。进食过饱引起的迷走神经高度兴奋会导致冠状动脉持续性痉挛和收缩。在这种情况下，很容易发生心肌梗死。

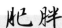

肥胖

男性正常体重（公斤）为身高厘米数减去105，女性正常体重（公斤）为身高厘米数减去100。超过正常体重标准的10%为过重，超过20%为肥胖。男性肥胖者脂肪分布以颈部和躯干为主，四肢较少，女性以腹部、臀部和四肢为主。轻度肥胖者一般无症状，但重度肥胖者由于脂肪堆积，体态臃肿，表现为身体笨重，行动不便，气急喘息，还常有头晕、心悸、多汗、腹胀、腰腿酸痛等表现。

形体肥胖，浮肿，疲乏无力，肢体困重，纳差，腹满，尿少，动则气短，舌质淡红，苔薄腻，脉沉细或细滑，为脾虚湿阻，可选食扁豆、蚕豆、豌豆、赤小豆、绿豆、黄豆芽、玉米、冬瓜、冬瓜皮、黄瓜、黄瓜皮、西瓜、西瓜皮、白菜、鲤鱼等。头胀，消谷善饥，肢重困楚，口渴喜饮，大便秘结，舌质红，苔腻微黄，脉滑或数，为胃热湿阻，可选食冻豆腐、白菜、芹菜、莴苣、竹笋、莼菜、莲藕、苦瓜、马齿苋、马兰草、白薯、荸荠、鸭梨、茶叶等。胸胁胀满，胃脘痞胀，月经不调，失眠多梦，精神抑郁或烦急易怒，或伴有大便不畅，舌淡红或偏红，苔白或薄腻，脉弦细，为肝郁气滞，可选用绿豆芽、萝卜、魔芋、海带、荷叶、葱白等。胸胁作痛，痛有定处，脘腹胀满，月经不调或闭经，经血色暗有块，舌质紫暗或有瘀斑瘀点，苔薄，脉弦或弦涩，为气滞血瘀，可选用香橼、橙子、橘皮、橘子、佛手、荞麦、高粱米、刀豆、白萝卜、茴香、茉莉花、山楂、茄子、韭菜、大蒜、酒、醋等。畏寒肢冷，疲乏无力，腰膝酸软，面目浮肿，腹胀，大便溏薄，舌淡苔薄或薄腻，脉沉细无力，为脾肾阳虚，可选用豇豆、刀豆、枸杞子、羊乳、牛乳、羊肉、雀肉、核桃等。肥胖，头昏眼花，头胀头痛，腰膝酸软，五心烦热，低热，舌红苔少或无苔，脉细数微弦，为阴虚内热，可选用银耳、黑木耳、黑豆、桑椹、甲鱼、猪瘦肉、鸭肉、鸭蛋、海参、海蜇、黑芝麻、猪肾等。

冬瓜薏米海带汤

【原料】冬瓜250克，薏苡仁100克，海带50克，猪排骨200克，盐适量。

【做法】将冬瓜切成小方块，薏苡仁加水浸半天，海带洗净泡发，猪排骨洗净剁成小块。诸物一并放锅中，用小火炖至薏苡仁酥，放盐调味食用。

【说明】本膳健脾利湿，有助于浮肿，疲乏无力，肢体困重，纳差，腹满，尿少者调理康复。

雪羹萝卜汤

【原料】荸荠30克，白萝卜150克，海蜇30克。

【做法】荸荠等切成小块，放锅中，加水用文火煮1小时即可食用。

【说明】本膳清热利湿，有助于头胀，消谷善饥，肢重困楚，口渴喜饮，大便秘结者调理康复。

三花减肥茶

【原料】玫瑰花、代代花、茉莉花、川芎、荷叶各等分。

【做法】将上药切碎，共研成粗末，用滤泡纸袋分装，每袋3~5克。每日1袋，放茶杯中，用沸水冲泡10分钟后代茶饮服。

【说明】本膳疏肝理气，有助于胸胁胀满，胃脘痞胀，月经不调，失眠多梦，精神抑郁或烦急易怒者调理康复。

应合理调整饮食结构，控制主食的摄入量。在保证必需的营养物质（如蛋白质、维生素）的基础上，适量摄取热量，控制脂肪摄入，但不可过度节食。合理的饮食疗法是使体内过多的脂肪逐渐消耗而减轻体重，不至于忍饥挨饿。要吃早餐，营养成分搭配合理的早餐能够使人整个上午精力充沛，很好地处理各种工作。晚餐应少吃，晚上人的活动量相对小，热量消耗极少，如果晚餐进食多或吃肥肉、甜食，或睡前进食，身体消耗不完的热量会在体内蓄积，转化成脂肪而使体重增加。因此，肥胖者要注意晚餐的质量，拒绝丰盛的晚餐。要有计划、有步骤地减少主食的摄入量，含淀粉过多或甜味的食物，如红薯、藕粉、果酱、蜂蜜、糖果、蜜饯、麦乳精、果汁，尽量少吃或不吃。少吃精白米、精白面、白糖，应粗粮、细粮搭配。为避免饥饿感的产生，可多吃热量少而体积大的食物，如油菜、包心菜、芹菜、笋、冬瓜等。

慢性胃炎

慢性胃炎是由于不合理的饮食等引起的胃黏膜层的炎性病变。主要症状是上腹部不适，饱胀，钝痛，食欲减退，嘈杂，嗳气，恶心，呕吐，呃逆等。胃脘疼痛灼热，脘腹胀闷，泛恶，干呕，渴不欲饮，口苦口臭，尿黄，肠鸣辘辘，便溏或便秘，为湿热互结，可选用薏苡仁、橘皮、茯苓、苦瓜、芹菜、萝卜、白菜等。胃脘疼痛，连及胁肋，胀闷不适，食后尤甚，嗳气嘈杂，呕恶泛酸，为肝胃气滞，可选用香菜、麦芽、鸡内金、海带等。胃痛隐隐，喜暖喜按，食后胀满，呕吐清涎，纳食减少，腹泻便溏，四肢酸软，畏寒喜暖，为脾胃虚寒，可选用猪肚、生姜、大蒜、辣椒、红糖等。胃脘疼痛隐隐，似饥而不欲食，食后饱胀，干呕嗳气，口干舌燥，渴喜冷饮，大便干结，为胃阴亏损，可选用山药、百合、梨、荸荠、无花果、猴头菇等。胃脘刺痛，痛有定处，拒按，便血色黑，为瘀阻胃络，可选用山楂、桃仁、玫瑰花等。

茴香生姜粥

【原料】小茴香6克，生姜10克，橘皮10克，粳米100克。

【做法】小茴香、生姜、陈皮同放锅中，水煎取汁，加粳米，并加水至足量，煮为稀粥食用。

【说明】本膳温中散寒，健运脾胃，有助于脾胃虚寒之胃痛隐隐，喜暖喜按，食后胀满，呕吐清涎，纳食减少，腹泻便溏者调理康复。

荸荠鸡内金饮

【原料】荸荠250克，百合15克，鸡内金15克。

【做法】荸荠洗净，绞取汁；百合、鸡内金焙干，研成细粉。荸荠汁加适量热开水，送服百合鸡内金粉。

【说明】本膳养阴益胃，有助于胃阴亏损之胃脘疼痛隐隐，似饥而不欲食，食后饱胀，干呕嗳气，口干舌燥，渴喜冷饮，大便干结者调理康复。

陈茶麦芽饮

【原料】陈茶叶5克，炒麦芽50克，炒山楂50克。

【做法】将茶叶、炒麦芽、炒山楂一并放锅中，水煎取汁，分两次温服。

【说明】本膳活血化瘀，通络和胃，有助于瘀阻胃络之胃脘刺痛，痛有定处，拒按，便血色黑者调理康复。

识食心得

慢性胃炎有不同程度的食欲减退现象，可选用猪肚、党参、山药、茯苓、红枣等调和补益，加强脾胃功能。胃喜和降，喜凉润，可多食百合、薏苡仁、山楂等凉润养胃，促进和通，有助于胃黏膜炎性病灶的改善，缩短康复周期。食物如苦瓜、芹菜、萝卜、白菜、猴头菇、海带等亦宜食用。慢性胃炎患者对食物的刺激敏感，要注意避免进食刺激性强的食物。辣椒、生姜、大蒜等对胃黏膜的刺激颇强，胃炎发作期不宜多食。注意用料灵动，橘皮、香菜、萝卜、苦瓜等可以选用，龟、鳖类食物性呆滞，有碍消化，尽量少吃。要避免坚硬、粗糙食材，采用炖、蒸、煮、焖及滑炒、软炒的方法，使烹饪的食物柔软，不会对胃黏膜产生过强的刺激，同时也易于消化，不至于加重胃的负担。

胃及十二指肠溃疡

胃及十二指肠溃疡是胃溃疡与十二指肠溃疡的合称，由于发生的部位不同，在胃的称胃溃疡，在十二指肠的称十二指肠溃疡，又由于胃及十二指肠常同时发生溃疡，故常合称。上腹部疼痛是其主要症状之一，表现为钝痛、烧灼痛、隐痛、刺痛等。疼痛大多因按压而减轻，也会因进食而缓解。本病还常表现为嘈杂、泛酸等。典型的胃溃疡常于剑突下偏左疼痛，好发于餐后0.5~2小时；十二指肠溃疡常于中上腹偏右疼痛，好发于餐后3~4小时或半夜痛醒。

胃痛急性发作，胃中喜暖，得温可减，遇寒痛甚，为寒邪伤胃，可选用生姜、葱、大蒜、桂皮、辣椒、胡椒一类作为菜肴的调味料。脘腹胀满，嗳腐吞酸，厌食，为饮食积滞，可选用山楂、鸡内金、萝卜、麦芽、谷芽、莱菔子等烹饪食用。胃脘胀闷，攻撑作痛，脘痛连胁，嗳气频繁，大便不畅，为肝气犯胃，可选用绿萼梅、橘饼、麦芽。内生郁火，而见胃脘灼痛，烦躁易怒，可选用陈皮、菊花、枸杞头、茶叶、菠菜、乌梅、香菜、萝卜等。胃痛隐隐，喜温喜按，空腹痛甚，为脾胃虚寒，可选用羊肉、生姜、红糖、红枣、猪肚、山药等烹饪食用。胃痛急迫或痞满胀痛，嘈杂吐酸，心烦，口苦或黏，为胃热炽盛，可选用芹菜、苦瓜、黄瓜、海蜇、荸荠、藕、香蕉等。胃痛隐隐，灼热不适，嘈杂似饥，食少口干，大便干燥，为胃阴亏虚，可选用包心菜、花菜、冬瓜、百合、番茄、荸荠、藕、莼菜、香菇等。

菖蒲饮

　　【原料】石菖蒲10克，菊花10克，陈皮10克。

　　【做法】将石菖蒲、菊花、陈皮同放杯中，冲入沸水，加盖焖10分钟，作茶时时饮用。

　　【说明】本膳理气和胃，有助于胃脘胀闷，攻撑作痛，脘痛连胁，嗳气频繁，大便不畅者调理康复。

椒叶蛋

　　【原料】鸡蛋1枚，辣椒叶10克，陈皮6克，花生油、食盐适量。

　　【做法】辣椒叶、陈皮放锅中，加水煮10分钟，取汁备用；鸡蛋打碎，用花生油煎熟，倒入备用药汁，放食盐少许，煮3分钟，佐餐食用。

　　【说明】本膳温胃补虚，有助于胃痛隐隐，喜温喜按，空腹痛甚者调理康复。

贝及粉

【原料】浙贝母 30 克，白及粉 50 克，川连 10 克。

【做法】将上药加工成粉末，过筛后备用。每日 2 次，每次 3 克，于空腹时用米饮汤送下。

【做法】本膳清胃祛热，有助于胃痛急迫或痞满胀痛，嘈杂吐酸，心烦，口苦或黏者调理康复。

识食心得

由于胃及十二指肠的溃疡通常影响消化功能，宜选用易于消化的食物，白菜、包心菜、花菜、冬瓜、南瓜、香菇等可以烹调食用。细嚼能使食物在咀嚼过程中得到初步消化。唾液中含有黏蛋白和内源性碳酸氢盐，前者能在胃肠中起润滑作用，后者可以中和胃酸，有助于缓解和治愈因胃酸过多而导致的胃部溃疡病变，对本病的康复有裨益。避免调味品过多，太浓、太咸、太甜、太酸、太辣的食物会对溃疡面造成刺激；过粗、过硬、过热、过冷的食物也会对胃造成伤害，进食时要加以注意。

胃下垂

胃下垂指胃向下低垂。一般情况下，人在直立时，胃的最低点不超过脐下两横指，但在胃下垂时，胃的上界也可能低于脐下。本病患者往往稍吃一点就饱了，不能多吃；有的人每次进食后有饱胀、压迫感，经常嗳气；也有人在食后发生腹部牵引不适，并有腰痛，行动时腰和大腿有紧缚和疲劳感，食后走路还会引起腹痛。所有这些症状在平躺以后会大大减轻。本病多见于女性或瘦长体型者。

脘腹胀满，隐隐作痛，体重肢困，倦怠嗜卧，饮食无味，面黄肌瘦，为气虚下陷，可选用山药、莲子、红枣、鸡肉、猪肚、鸡蛋等。脘腹胀坠，脐上刺痛，形体消瘦，面色晦暗，为气虚血瘀，可选用红糖、木耳、扁豆等。脘腹胁痛，性急烦躁，嗳气呃逆，吞酸，恶心欲吐，为肝脾失调，可选用金橘饼、橘子、茯苓、薏苡仁等。纳呆消瘦，皮肤干燥，饥而不欲食，干呕呃逆，胃中灼热，口渴喜饮，大便干结，为胃阴不足，可选用糯米、乌梅、藕、牛奶等。

黄芪红枣饮

【原料】黄芪15克，红枣6枚。

【做法】红枣加水浸半天，连同黄芪放砂锅中，加水，炖煮1小时，吃红枣，并取药汁喝下。

【说明】本膳补脾健胃，益气升陷，有助于脘腹胀满，隐隐作痛，体重肢困，倦怠嗜卧，饮食无味，面黄肌瘦者调理康复。

乌药橘饼饮

【原料】乌药10克，橘饼1个，红糖30克。

【做法】乌药、橘饼、红糖放杯中，冲入开水，加盖焖10分钟。可冲加开水连续服用，每日一料，最后将橘饼嚼食。

【说明】本膳健脾疏肝，有助于脘腹胁痛，性急烦躁，嗳气呃逆，吞酸，恶心欲吐者调理康复。

茶醋乌梅饮

【原料】陈茶15克，乌梅1个，醋15克。

【做法】将陈茶、乌梅放杯中，冲入沸水，盖好焖10分钟，放醋，代茶饮用。

【说明】本膳濡养胃阴，有助于纳呆消瘦，皮肤干燥，饥而不欲食，干呕呃逆，胃中灼热，口渴喜饮，大便干结者调理康复。

识食心得　胃下垂者一般比较瘦弱，食量也比较小，饮食上要选择富含营养、容易消化的食物，动物蛋白和脂肪可酌量多一些。根据"以脏补脏"的理论，猪肚、野猪肚、羊肚等均宜做菜肴食用。鸡肫内皮即鸡内金，可研粉服用。胃下垂者往往胃的功能减弱，食量较少，切忌暴饮暴食，以七分饱为宜，笋、韭菜、芹菜等粗纤维食物不宜多吃，面食、萝卜、薯类等易胀气的食物当少吃。为了避免饥饿，一天可进食 4~5 次。

溃疡性结肠炎

本病是发生在直肠、乙状结肠的溃疡性病变，以 20~40 岁之间多见，起病多缓慢，病程较长，常反复发作。主要症状是腹泻、腹痛和便血。腹泻轻者每天 2~5 次，重者可达 20 多次，常见晨间泄泻及餐后泄泻；粪便呈软烂、稀糊或纯黏液样等，但黏液血便多见，常有里急后重；腹痛多局限在左下腹和左腰腹部，以胀痛、绞痛为主，泻后疼痛减轻。还可见厌食、上腹部饱胀感、恶心、嗳气等消化不良症状，以及贫血、多关节炎等全身症状。

泄泻稀薄，腹痛肠鸣，食少胸闷，为寒湿证，可选用葱白、生姜、陈皮、胡椒、橘饼等。泻下急迫，或泻而不爽，粪色黄褐而臭，肛门灼热，烦热口渴，为湿热证，可选用马齿苋、蒲公英、马兰头、冬瓜、黄瓜、莴笋等。泻下粪便有臭蛋味，泻后腹痛减轻，脘腹饱胀，嗳腐吞酸，不思饮食，为食滞证，可选用萝卜、山楂、芽麦、槟榔、莱菔子、鸡内金等。大便时溏时泻，泻下不消化食物，食欲不佳，吃后脘部不适，为脾胃亏虚证，可选用山药、扁豆、薏苡仁、芡实、猪肚、红枣、粳米等。黎明前腹痛肠鸣腹泻，泻后舒服，形寒怕冷，腰膝酸软，为肾阳虚衰证，可选用芡实、山药、茯苓、白果、莲子、栗子、羊肉、猪腰等。

杨梅酒

【原料】杨梅 100 克，陈皮 30 克，白酒 100 克。

【做法】将杨梅、陈皮、白酒同放大口瓶中，密封瓶口，放置 1 个月后食用。每日 2 次，每次取 3 个杨梅嚼食，并喝所浸白酒 1 匙。

【说明】本方祛寒湿，有助于泄泻稀薄，腹痛肠鸣，食少胸闷者调理康复。

马齿苋粥

【原料】鲜马齿苋90克，粳米100克。

【做法】鲜马齿苋洗净，备用；粳米洗过，加水煮粥，至粥将成，入马齿苋，稍煮后食用。

【说明】本膳祛湿清热，有助于泻下急迫，或泻而不爽，粪色黄褐而臭，肛门灼热，烦热口渴者调理康复。

茯苓白果豆蔻饮

【原料】茯苓30克，白果6枚，肉豆蔻6克。

【做法】茯苓等一并放锅中，加水浸半天，煮沸后改用小火煮25分钟，取汁服用。

【说明】本膳补肾温阳，有助于黎明前腹痛，肠鸣腹泻，泻后舒服，形寒怕冷，腰膝酸软者调理康复。

识食心得

要注意温养，通畅气机，避免寒凉滑肠，食物以易消化、质软少渣、无刺激性为宜。少渣食物可以减少肠蠕动，使腹泻得以缓解，可进食鸡蛋、细挂面、米粥等。含粗纤维多的水果、蔬菜尽量少吃，以减轻高纤维成分可能给结肠黏膜带来的机械性损伤。如伴有脱水现象，可喝些淡盐开水、菜汤、米汤、果汁、米粥等，以补充水、盐和维生素。排气、肠鸣过强时，应少吃蔗糖及易发酵产气的食物，如马铃薯、红薯、白萝卜、南瓜、牛奶、黄豆等。冷饮、梨、西瓜、橘、柑、香蕉、西红柿、蚌肉、海参、百合等多食会损伤阳气，影响脾胃运化，加重腹泻。牛奶、炼乳、虾、海鱼等易导致结肠过敏，使腹泻加重。蜂蜜及其制品有润肠通便作用，也不宜食用。

肠易激综合征

肠易激综合征是一种常见的肠道功能障碍性疾病，特点是肠道并无器质性缺陷，但对刺激有过度或反常的反应。主要表现为腹痛便秘，或腹泻，或便秘与腹泻交替出现，有时粪中有黏液，常伴随着腹部胀满、厌食、嗳气、呃逆、恶心、心悸、乏力、多汗、失眠、头痛等。

因抑郁、恼怒或精神紧张而发病或加重，表现为少腹拘急，胸胁胀满，嗳气少食，腹痛即泻，泻后痛减，肠鸣矢气，便下黏液，排便不尽，为肝脾不和证，可选用香菇、橘皮、萝卜、生姜、大蒜等。常年泄泻，因思虑过极所致，食后腹胀，脘闷不舒，纳差肢倦，面黄无华，常餐后即泻，大便时溏时泻，夹有黏液，便次增多，腹痛隐隐，肛门坠胀，为脾虚气亏证，可选用薏苡仁、茯苓、山药、白豆蔻、粳米、荔枝、赤小豆等。因情志因素或饮食不慎而激发暴泻，胸闷不舒，烦渴引饮，自汗，小便短赤，泄泻腹痛，泄下急迫，或泄而不爽，粪色黄而臭，肛门灼热，为大肠湿热证，可选用藕、竹笋、白菜、芦笋、扁豆、绿豆等。腹泻经年不愈，久病未治，或受恐吓而加重，形寒肢冷，少腹冷痛，腰膝酸软，遗精遗尿，大便稀溏，杂有完谷，或黎明必泻，腹痛喜温喜按，为脾肾阳虚证，可选用山药、莲子、芡实、白果等。

白芍陈皮散

【原料】炒白芍 30 克，陈皮 15 克，红糖 15 克。

【做法】将白芍、陈皮研成粉末，搅入红糖，用热汤调和食用。

【说明】本膳调理肝脾，有助于少腹拘急，胸胁胀满，嗳气少食，腹痛即泻，泻后痛减者调理康复。

荔肉莲子山药粥

【原料】干荔枝肉 50 克，山药 30 克，莲子 15 克，粳米 50 克。

【做法】将干荔枝肉、山药、莲子捣碎，加水适量，煎煮至烂熟时，加粳米煮粥，趁热食用。

【说明】本膳健脾补气，有助于食后腹胀，脘闷不舒，纳差肢倦，面黄无华，大便时溏时泻者调理康复。

薏米白果粥

【原料】薏苡仁30克，白果15克，粳米30克。

【做法】薏苡仁与粳米同煮成粥，白果研粉，粥将熟时调入，作点心食用。

【说明】本膳温补脾肾，有助于腹泻经年不愈，形寒肢冷，少腹冷痛，腰膝酸软，大便稀溏，杂有完谷者调理康复。

便秘

便秘是大便秘结不通，排便时间延长，或欲大便而艰涩不畅的一种病证。一般认为间隔2~3天才排便一次者可视为便秘，但对不同的人而言，应与平时习惯相比较来确定。便秘者大便次数减少，经常三五日或六七日，甚至更久才能大便一次；或虽然次数不减，但是粪质干燥坚硬，排出困难。也有少数患者，虽有便意，大便并不干硬，但排便困难。部分患者，除了便秘之外没有其他因便秘而引起的兼症。但另有一些患者，由于便秘往往出现头痛头晕，腹中胀满甚则疼痛，脘闷嗳气，食欲减退，睡眠不安，心烦易怒等。有些由于大便时努挣太甚，导致肛门裂伤，还有因为长期便秘致生痔疮。

大便干结，小便短赤，面红身热，口干口臭，为实热便秘，可选用豆芽、豆浆、藕汁、菠菜、苋菜、竹笋、苦瓜、魔芋、香蕉等有清热润肠作用的食物。腹部胀痛，欲便不得，胸脘痞闷，嗳气频作，为气滞便秘，可选用槟榔、麦芽、萝卜、橘饼等有顺气行滞作用的食物。虽有便意，但临厕努责乏力，汗出短气，便后疲乏，为气虚便秘，可选用山药、红枣、扁豆、蜂蜜、豆浆等有益气润肠作用的食物。伴有面色无华，眩晕心悸，为血虚便秘，可选用芝麻、芝麻油、桑椹、菠菜、胡萝卜、桂圆肉、蜂蜜等有养血润燥作用的食物。腹中冷痛，四肢不温，小便清长，面色㿠白，为阳虚便秘，可选用韭菜、核桃肉、海参、羊肉等有温阳开秘作用的食物。

藕汁饮

【原料】鲜藕250克，荸荠250克，香蕉1个。

【做法】鲜藕洗净，切成碎块；荸荠洗净，去皮，切碎；香蕉去皮。三物一并放榨汁机中，榨取汁饮用。

【说明】本膳润燥通便，有助于大便干结，小便短赤，面红身热，口干口臭者调理康复。

萝卜粥

【原料】萝卜300克，金橘饼2个，粳米30克。

【做法】萝卜洗净，切成块；粳米洗过。将米与萝卜、金橘饼一并放锅中，加水足量，煮熟食用。金橘饼同时嚼食。

【说明】本膳行气通便，有助于腹部胀痛，欲便不得，胸脘痞闷，嗳气频作者调理康复。

红薯山药羹

【原料】红薯200克，鲜山药150克，扁豆100克，红糖适量。

【做法】红薯洗净，削去皮，切成丁；鲜山药刨去皮，切成丁；扁豆加水浸半天，放汽锅中炖煮5分钟，然后将红薯、山药一并放锅中，加水足量，用小火炖酥烂食用。

【说明】本膳补气通便，有助于临厕努责乏力，汗出短气，便后疲乏者调理康复。

应多吃含纤维丰富的食品，如各种新鲜蔬菜、水果等，以增加食物残渣。平时应多喝温水，多吃有润肠通便作用的食物，如蜂蜜、芝麻、核桃、牛奶、奶油等。在烹调菜肴时可适当多放一些食用油，如豆油、菜籽油、麻油、花生油等。适当进食一些含B族维生素的食物，如大豆、甘薯、马铃薯等，以促进肠道的蠕动。忌食烈酒、浓茶、咖啡、韭菜、蒜、辣椒等刺激性食物，少吃荤腥厚味的食物。便秘者往往因阴液不足，肠道缺乏津液濡润，而大便燥结难解，蜂蜜有养液润燥通便的功效。可取蜂蜜30~45克，冲入温开水，搅匀服下，每日1次。也可取蜂蜜1匙，加芝麻粉10克，冲入沸水搅和，放凉后喝下。

遗 精

有梦而精出叫梦遗；无梦而精出，甚至清醒时精液流出叫滑精。两者均属遗精，可用食疗来调治。应以高蛋白、营养丰富的食品为主，避免过食肥甘、辛辣。少喝酒，少喝茶及咖啡，不可乱用温阳补肾药。

梦中遗精，少寐多梦，心中烦热，眩晕，心悸不宁，健忘者，为阴虚火旺，可选用山药、莲子心、百合、丝瓜、苦瓜、樱桃、鸡肉、牡蛎、鳖等。遗精频作，小便热赤混浊，口苦心烦者，为湿热下注，可选用丝瓜、薏苡仁、荠菜、蕹菜、绿豆、赤小豆、竹笋、紫菜。无梦而遗，甚则滑泄不禁，腰膝酸软，神疲气短，为肾气不固，可选用莲子、莲须、核桃肉、芡实、山药、猪肚、猪髓、海参、羊肉、羊肾、鹿角胶、鱼鳔等。

百合芡实汤

【原料】百合30克，芡实50克。

【做法】百合、芡实加水煮熟，加糖调味。

【说明】本膳养阴清火，有助于梦中遗精，少寐多梦，心中烦热，眩晕，心悸不宁者调理康复。

车前薏米粥

【原料】车前子12克，薏苡仁60克，莲须10克。

【做法】车前子用布袋包裹，同莲须放锅中，水煎取汁，入薏苡仁煮粥，趁温热服食。

【说明】本膳清利湿热，有助于遗精频作，小便热赤混浊，口苦心烦者调理康复。

金樱子煲鲫鱼

【原料】金樱子30克，鲫鱼250克。

【做法】鲫鱼洗净，与金樱子加清水适量煲汤，用油、盐等调味，佐餐食用。

【说明】本膳补益肾气，有助于无梦而遗，腰膝酸软，神疲气短者调理康复。

识食心得

有补肾作用的药食两用之品，都有固精止遗的功效。如山药，《本草求真》介绍，山药性涩，能治遗精不禁。芡实，《本草新编》说它益精，涩精，补肾。茯苓，《仁斋直指方》介绍治心虚梦泄。核桃肉，《御药院方》认为它最能固精。白果，《湖南药物志》验方用于治疗梦遗。莲子，王孟英说它固下焦，止遗精，健脾益肾，颇著奇勋。莲子，《医林纂要》用于治遗精。莲须，《本草经疏》说治梦遗精滑最良。韭菜籽，能补益肝肾，壮阳固精。

猪腰，煨熟食用，有助于治疗遗精盗汗。猪髓，补髓，养阴，治骨蒸劳热、带浊、遗精。鸡肉，填髓补精，助阳气，止泄精。羊肾，治下部虚寒遗精。羊骨，《本草纲目》载其主肾虚不能摄精。鹿角胶，温补肝肾，滋益精血，治阳痿精滑。蚕蛹，壮阳事，止泄精。

糖尿病

糖尿病是一种常见的代谢性疾病，主要是由于胰腺分泌胰岛素不足，或体内胰岛素受体缺乏，人体对糖（葡萄糖）的利用发生障碍，导致蛋白质、脂肪代谢紊乱。主要症状是多尿、多饮、多食和体重减轻，并常伴有神疲乏力，皮肤瘙痒等。化验检查可发现血糖和尿糖增高。

中医称本病为消渴，以口渴为主症的称上消，以善饥为主症的称中消，以多尿为主症的称下消。治上消重在润肺，兼以清胃；治中消重在清胃，兼以滋肾；治下消重在滋肾，兼以补肺。上消：口渴多饮、随饮随渴，兼有咽喉干燥、面赤、心烦，可用西瓜嫩皮、梨、苦瓜、蚌肉养阴清热。中消：多食善饥，形体逐渐消瘦，兼有口渴尿频、大便秘结，可用菠菜、猪胰、蛤蜊、胡萝卜、南瓜粉、山药清胃养阴。下消：小便频多，尿如脂膏，尿有甜味，兼有口渴，心烦，腰酸腿软，倦怠乏力，可用鲫鱼、鳝鱼、蚌肉、蜗牛、山药等滋阴补肾。

葛根粉粥

【原料】粳米100克，葛根粉30克。

【做法】葛根加清水磨成浆，沉淀后取淀粉，晒干备用；粳米淘净，放锅内，加清水适量，用武火烧沸后，转用文火煮至米熟，加葛根粉稍煮成粥。

【说明】本膳适宜于口渴多饮，随饮随渴者调理康复。

山药粥

【原料】山药200克，粳米60克。

【做法】山药洗净切成片，同粳米煮成粥，作早餐食用。

【说明】本膳适宜于多食善饥，形体逐渐消瘦者调理康复。

苦瓜蚌肉汤

【原料】苦瓜250克，蚌肉100克，菜籽油、盐适量。

【做法】活蚌用清水养2天除泥沙后取肉，放油锅中稍加烩炒，同苦瓜煮汤，放盐调味，吃苦瓜和蚌肉，喝汤。

【说明】本膳适宜于小便频多者调理康复。

识食心得

　　糖尿病属慢性消耗性疾病，多出现全身脏腑虚弱，要注意选用补虚扶正，有助于康复的食物，如猪瘦肉、兔肉、乌骨鸡、山药、玉竹、百合、芡实、海参、淡菜等。山药、天花粉、苦瓜、黄瓜、南瓜、田螺、蚌肉、鳝鱼等有显著的降血糖、尿糖作用，可作菜肴食用。水果、干果一般不宜食用，如病情较轻，控制较好，可吃少量低糖的水果。烹调用油，不用猪油、鸡油等动物类油脂，宜用豆油、花生油、菜籽油或玉米油等植物油。禁食含糖过高的甜食，如冰糖、冰淇淋、蜂蜜、蜜饯等。限制高脂、高胆固醇食物，如蛋黄、动物内脏、肥肉等。少吃油炸食物，食物经煎炸，不饱和脂肪酸被破坏，对健康不利。

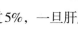

脂肪肝

　　正常肝脏的脂肪含量不超过5%，一旦肝脏内有过量脂肪沉积，就为病理状态，成为脂肪肝。绝大部分的脂肪肝患者本身通常没有自觉症状，但少数患者会感觉到右上腹有轻微肿胀感，某些成因的脂肪肝（如酗酒所导致的脂肪肝）患者可能会出现上腹部胀痛、恶心、厌食、倦怠，甚至出现黄疸、发烧等症状。

过度肥胖者约有半数人有不同程度的脂肪肝，这是由于进食过多的脂肪与高糖食品，而且活动量少造成的。此外，有的人并不肥胖，但是长期有高脂血症，也可能形成脂肪肝，并多伴有动脉粥样硬化。临床上，营养失调或不良会导致蛋白质本身的摄取、消化、分解以及吸收发生异常，肝细胞合成蛋白质的能力产生障碍，进而导致甘油三酯在肝细胞中排泄不良，逐渐形成脂肪肝。

形体肥胖，胸脘满闷，腹胀，肝区胀痛，周身困重，倦怠无力，大便黏腻不爽，小便清长，为痰湿互结，可选用橘皮、荞麦、鲫鱼等。形体肥胖，脘腹胀满，右胁胀痛或胀满不舒，口苦咽干，口干不欲饮，厌油，食少纳呆，尿黄，大便黏腻不爽，周身困重，精神疲乏，烦热，为湿热蕴结，可选用薏苡仁、茯苓、扁豆、绿豆、豆腐、豆腐干等。胸胁胀满窜痛，喜太息，情志抑郁或急躁易怒，胃纳减少，腹胀便溏，滞下不爽，肠鸣矢气，或腹痛欲泻，泻后痛减，面色晦黄而浮，为肝郁脾虚，可选用荷叶、薏苡仁、红枣、玫瑰花、茉莉花等。肝区胀痛或刺痛，部位固定，腹胀痛不适，精神倦怠嗜睡，面色灰暗黧黑，为痰瘀阻滞，可选用山楂、鸡内金、海带、大蒜、生姜、桃仁等。肝区隐痛或隐隐不适，脘腹胀满，口腻纳呆，倦怠无力，精神不振，头晕目眩，大便稀溏，为肝脾气虚，可选用瘦猪肉、牛肉、鸡肉、鱼肉等。形体消瘦，右胁隐痛不适，腰背劳困，头晕目眩，失眠多梦，口干咽燥，眼目干涩，手足心热，时有齿衄、鼻衄，小便短赤，大便干结，为肝肾阴虚，可选用龟、鳖、虾、脱脂牛奶等。

茯苓鲫鱼汤

【原料】约500克重鲫鱼1尾，茯苓30克，陈皮10克，生姜2片，盐适量。

【做法】茯苓洗净，鲫鱼去鳞、腮及肠杂，并洗净，连同陈皮、生姜一并放锅中，加清水适量，武火煮沸后，文火煮1小时，再加盐调味食用。

【说明】本膳化痰祛湿，有助于形体肥胖，胸脘满闷，腹胀，肝区胀痛，形体困重者调理康复。

海带蘑菇洋葱片

【原料】海带、蘑菇各150克，洋葱150克，菜籽油、香菜、盐适量。

【做法】海带、蘑菇、洋葱切片，放油锅中煸炒一下，加香菜末，放盐，佐餐食用。

【说明】本膳化痰祛湿，活血通络，有助于肝区胀痛或刺痛，腹胀痛不适，精神倦怠嗜睡，面色黧黑者调理康复。

砂仁橘皮粥

【原料】砂仁10克，橘皮5克，粳米100克。

【做法】将砂仁研成细末，粳米、橘皮依法熬煮为粥，粥成加入砂仁末稍煮即成。

【说明】本膳益气健脾养肝，有助于肝区隐痛或隐隐不适，脘腹胀满，口腻纳呆，倦怠无力，精神不振，头晕目眩，大便稀溏者调理康复。

脂肪肝病人的饮食治疗，以减轻体重为原则，总热量必须严格控制，以促使体内剩余脂肪分解。蛋白质能帮助肝内脂肪运转，可按标准体重每千克给1.2~1.5克，可选用脱脂牛奶、瘦猪肉、牛肉、鸡肉、鱼、虾以及少油豆制品，如豆腐、豆腐干、豆腐皮等。限制脂肪摄入，避免食用高胆固醇食品，如脑髓、肥肉、动物内脏等。蛋黄每天不超过2个，以免增加肝脏负担。糖类主要供给热能，所以进食量要低，除禁用甜食外，含糖量较多的马铃薯、胡萝卜、芋头、山药等尽量少吃或不吃，粉丝等应忌食，水果含糖较多也应少吃。盐的摄入量每天以4~6克为宜，应比正常人饮食清淡些，以免水分在体内滞留。

慢性肝炎

急性肝炎病人如果没有得到很好的治疗和休息，可发展成为慢性肝炎。根据病情轻重和肝脏病变程度，慢性肝炎又可分为慢性活动性肝炎和慢性迁延性肝炎。慢性活动性肝炎的临床表现基本与急性肝炎相似，多有体力减退、厌食、腹胀、腹泻、头昏、低热、尿黄、多汗、失眠、肝区疼痛等，并有肝功能异常；慢性迁延性肝炎自觉症状不明显，肝功能基本正常或有小波动。

肝胆湿热证表现为热重的，身目俱黄，鲜明如橘，口干口苦，恶心厌油，不思饮食，上腹胀满，大便秘结或干燥，尿黄赤，可选用茯苓、荸荠、芹菜、薏苡仁、赤小豆、佛手等；表现为湿重的，面目周身俱黄，其色鲜明，口黏或淡，恶心纳呆，胸脘痞满，疲乏无力，便溏或黏滞不爽，可选用番茄、苦菜、芹菜、萝卜、黄瓜等。两胁胀、腹胀午后为甚，肢困乏力，食欲不振，大便稀溏，为肝郁脾虚，多见于慢性肝炎及早期肝硬化，可选用橘皮、玫瑰花、佛手等。头晕目眩，耳鸣，口干咽燥，失眠多梦，腰酸膝软，五心烦热，为肝肾阴虚证，可选用枸杞子、蚌肉、鱼类等。畏寒喜暖，少腹腰膝冷痛，食少便溏，下肢浮肿，为脾肾阳虚证，可选用鸡肉、泥鳅、红枣等。面色晦暗，胁肋刺痛，肝脾肿大，或见腹壁静脉曲张、肝掌、蜘蛛痣，女子月经色暗有块，经行腹痛，为瘀血阻络证，可选用牛肉、山楂、鸡内金等。

芹菜薏米红枣汤

【原料】芹菜120克，薏苡仁50克，红枣30克。

【做法】芹菜洗净，切碎；薏苡仁、红枣洗净，加水浸半天。三物一并放锅中，加水适量，熬煮半小时，加冰糖调味即成。

【说明】本膳祛湿清热，有助于面目周身俱黄，其色鲜明，口黏或淡，恶心纳呆，胸脘痞满，疲乏无力，便溏或黏滞不爽者调理康复。

山药佛手煲

【原料】鲜山药250克，鲜佛手100克，子排100克，嫩笋干50克。

【做法】鲜山药、鲜佛手分别洗净，切成小块，放锅中，子排放沸水中煮一下后同嫩笋干一并放入，用小火煲1小时，调好味佐餐食用。

【说明】本膳疏肝解郁，健脾和中，有助于胁胀腹胀午后为甚，肢困乏力，食欲不振，大便稀溏者调理康复。

荠菜烩鸡肉

【原料】荠菜150克，杭白菊10克，枸杞子15克，鸡胸肉150克，菜籽油、精盐、糖、湿淀粉适量。

【做法】荠菜洗净，放沸水锅中焯一下捞起，切作细末；白菊花加水浸10分钟；鸡肉切作薄片，放碗内，加精盐、淀粉拌和上浆；炒锅烧热，放油烧至七成热，下鸡肉，用筷子划散至熟，出锅，沥干油；炒锅中留少许底油，入荠菜稍煸，将杭白菊连同所浸的水一并倒入，烧开后投入鸡片，用湿淀粉勾芡食用。

【说明】本膳养血柔肝，滋阴补肾，有助于头晕目眩，耳鸣，口干咽燥，失眠多梦，腰酸膝软，五心烦热者调理康复。

识食心得

饮食要有所节制，少吃甜食，限制高脂肪、高胆固醇食物，如肥肉、蛋黄、动物内脏、鳗鱼、鱿鱼等的摄入。避免辛辣有刺激的食物，当禁酒，葱、姜、蒜、辣椒、芥末等应少吃。少吃产气食物。选择易消化、富含维生素和矿物质的新鲜瓜果、蔬菜及瘦肉、鱼肉。

肝硬化

肝硬化是一种肝脏结构发生慢性弥漫性改变的疾病，大量正常肝细胞被破坏，代之于大量质地较硬的纤维组织，肝脏功能遭到损害。早期可无明显症状，或仅有轻度消化不良，肝功能损害也较轻。中、后期临床症状较为明显，肝功能损害也较严重，一般都有脾肿大、脾功能亢进和出血倾向，并可能有黄疸、腹水、腹壁静脉曲张等一系列症状。肝硬化病程较长，饮食调摄往往在缓解病情方面会胜于药物，尤其是肝硬化后期，由于肝脏代偿功能减退，患者往往出现腹水，合理而营养丰富的饮食对本病的治疗和转归极其重要。

两胁闷胀，胁下痞块，蜘蛛痣，肝掌，或腹壁青筋暴露，食欲减退，为气滞血瘀，可选用鸡内金、鲤鱼、萝卜等。腹胀如鼓，按之坚满，面色晦暗，畏寒肢冷，神疲乏力，大便溏薄，小便短少，为脾肾阳虚，可选用冬虫夏草、山药、红枣等。腹胀，食欲不振，小便色深，为水湿内阻，可选用薏苡仁、赤小豆、茯苓、西瓜等。

鲤鱼炖赤小豆

【原料】约500克重活鲤鱼1条，赤小豆150克，陈皮10克。

【做法】将鲤鱼如食法治净；赤小豆加水浸半天，放汽锅中煮沸5分钟，焖10分钟后入鲤鱼、陈皮，用小火炖煮食用。

【说明】本膳有理气祛瘀的作用，有助于两胁闷胀，胁下痞块，食欲减退者调理康复。

芹菜萝卜车前汁

【原料】薏苡仁50克，陈皮10克，鲜芹菜150克，萝卜100克，鲜车前草30克，蜂蜜适量。

【做法】薏苡仁、陈皮放锅中，加水浸半天后，煎煮取汁；将芹菜、萝卜、车前草洗净，捣烂取汁，煮沸后倒入薏苡仁、陈皮药汁，加蜂蜜，搅和饮服。

【说明】本膳运脾利湿，理气行水，有助于腹胀，腹臌，食欲不振，消化不良，小便色深者调理康复。

虫草甲鱼汤

【原料】250克重甲鱼1只，冬虫夏草3克，红枣20克，黄酒、盐适量。

【做法】处理好的甲鱼切成四块，放锅中，水沸捞出沥水后放汤碗中，再放上冬虫夏草及浸透的红枣，加黄酒、盐，上笼蒸2小时即成。

【说明】本膳适宜于肝硬化患者服食。

识食心得

早期肝硬化患者的饮食以高热量、高蛋白质、高碳水化合物、高维生素为宜。晚期肝硬化病人的肝功能差，伴有肝昏迷倾向时，应改为低蛋白饮食。食后胀满，脘腹不适的，可将鸡肫或鸭肫烘干研粉服用；有脾功能亢进，伴有出血倾向时，可选择具有凝血作用的食物，如富含胶质的肉皮冻、蹄筋、海参等。如有贫血现象，可增加含铁食物，如动物肝脏、菠菜、红枣、桂圆、赤小豆等；伴有腹水、尿量减少时，可食用具有利尿作用的食物，如鲤鱼、鲫鱼、西瓜、冬瓜等；有出血倾向者，可多食用花生衣、藕、藕粉、香菇、猪肝、红枣、海参等。有食管静脉曲张者，食物宜柔软，可给予易消化的和少渣的食物，如豆腐、肉糜、鱼汤，避免进食带刺、带骨的食物，芹菜、韭菜、黄豆芽等含粗纤维的食物当慎食，以防划伤食管静脉而造成出血。

慢性胆囊炎

胆囊炎是由于胆囊系统受到细菌、结石、化学因子的侵袭而发生炎症，进而引起全身及局部的各种病理改变的胆囊炎性疾病，以右胁下压痛为主要临床表现。临床可分为急性和慢性两类。

按中医分型，肝胆郁滞证表现为精神抑郁或心烦易怒，胁肋及上腹部窜痛，脘闷不舒，善太息，嗳气频频，或大便不爽，可选用橘皮、鸡内金、萝卜等。肝胆湿热证表现为脘腹疼痛拒按，口苦口黏，恶心厌油腻，食少纳呆，嗳腐吞酸，大便秘结，小便短赤，可选用芹菜、黄瓜、丝瓜、藕等。肝郁脾虚证表现为胁肋胀痛，时轻时重，恼怒，抑郁尤甚，脘腹胀闷不舒，或食少纳呆，腹胀肠鸣，大便溏薄或时干时稀，排便不爽，可选用佛手、柠檬、山楂等。脾肾阳虚证表现为胁肋脘腹胀满或腹痛绵绵，喜温喜按，畏寒肢冷，食少便稀，腰膝酸软，头晕乏力，可选用薏苡仁、韭菜等。脾胃气虚证表现为脘腹胀闷，食少纳呆，大便溏薄，神疲乏力，肢体倦怠，或头晕嗜睡，或轻度浮肿，可选用红枣、生姜等。

玉米须鸡内金炖蚌肉

【原料】玉米须50克，鸡内金15克，蚌肉200克，陈皮10克，盐适量。

【做法】蚌肉用温水洗净，玉米须加水煎30分钟取汁，鸡内金、陈皮研成粉。将蚌肉放锅中，加玉米须煎汁代水，用小火炖煮1小时，入鸡内金陈皮粉稍煮，放盐调味，吃蚌肉喝汤。

【说明】本膳疏肝利胆，行气解郁，有助于精神抑郁或心烦易怒，胁肋及上腹部窜痛，脘闷不舒，善太息，嗳气频频，或大便不爽者调理康复。

金钱银花炖瘦肉

【原料】鲜金钱草120克，鲜金银花60克，猪瘦肉150克，黄酒30克，盐适量。

【做法】将金钱草与金银花用纱布包好，与猪肉一并放锅中，加水浸没，武火烧开，加黄酒，改用文火炖2小时，取出药包，放盐调味，吃肉喝汤。

【说明】本膳清利肝胆，有助于脘腹疼痛拒按，口苦口黏，恶心厌油，食少纳呆，嗳腐吞酸，大便秘结，小便短赤者调理康复。

薏米陈皮鸡内金饮

【原料】薏苡仁150克，陈皮10克，鸡内金15克。

【做法】将薏苡仁等放锅中，加水浸1小时，煎煮取汁；将药汁与蜂蜜同放锅中，文火煎5分钟，冷却后装瓶。每次取1匙，于食后用开水冲服。

【说明】本膳温补脾肾，有助于胁肋脘腹胀满，腹痛绵绵，喜温喜按，畏寒肢冷，食少便稀，腰膝酸软者调理康复。

红枣茯苓饮

【原料】红枣10克，茯苓20克，陈皮10克，炒鸡内金10克。

【做法】将红枣等放锅中，加水浸半天后，煎煮取汁饮用。

【说明】本膳健脾益胃，理气和中，有助于脘腹胀闷，食少纳呆，大便溏薄，神疲乏力，肢体倦怠者调理康复。

识食心得

要控制脂肪摄入，限制脂肪供应，肥肉、油炸食品以及含油脂多的坚果、子仁类食物均应严格限制。要适当控制含胆固醇高的食物，如蛋黄、动物肝脏及鱼子等。要有适量的营养。胆囊炎病人的饮食需含有足量的蛋白质，可选食含必需氨基酸的优质蛋白，以减少蛋白的摄入量，有利于及时修补肝脏、胆囊中被损坏的组织。同时还需有丰富的糖类来维持正常的总热量，但过分肥胖者应限制糖类的摄入。平时要多饮水，每日量应为1500~2000毫升，以稀释胆汁，减少胆汁郁滞，促进胆汁的排泄。为避免食物的过度刺激影响到胆囊，急性期病人应少食多餐，进食低脂肪、高糖流质饮食，如浓米汤、藕粉、豆浆、菜汤、红枣汤、桂圆汤等。疼痛减轻后可选用易于消化、含渣少的软饭菜，并避免进食胀气食物。忌食刺激性食物，注意饮食卫生，烹调以炖、蒸、煮、烩为主，忌生食，少吃油炸食品。一切酒类和刺激性食物，以及浓烈的调味品，如辣椒、胡椒等，都可能引起胆囊炎急性发作，应避免进食。

血小板减少性紫癜

血小板减少性紫癜是一种常见的出血性疾病，特点是血小板显著减少，伴有皮肤黏膜紫斑，严重者可有其他部位出血如鼻出血、牙龈渗血、妇女月经量过多，或严重吐血、咯血、便血、尿血等症状，并发颅内出血是本病的致死病因。

皮肤出现紫色瘀点或瘀斑，或伴有便血、尿血，或发热、口干、便秘，舌红苔黄，脉弦数，为血热妄行，可选用柿子、茄子、芹菜、马兰头、荠菜等。紫癜较多，时发时止，颧红，心烦，口渴，手足心热，或潮热，盗汗，为阴虚火旺，可选用银耳、藕、赤小豆、扁豆等。久病不愈，皮肤反复出现紫色瘀点，神疲乏力，头晕目眩，面色苍白或萎黄，食欲缺乏，舌质淡胖，脉细弱，为气不摄血，可选用花生衣、扁豆、红枣、桂圆等。毛发枯萎无泽，目之白睛布满血丝，下眼睑青紫，舌质暗，脉细涩，为瘀血阻络，可选用柿子、木耳、核桃肉等。

红枣炖龟肉

【原料】红枣10枚，龟1只。

【做法】龟如食法治净，加红枣炖煮食用。

【说明】本膳滋阴降火，宁络止血，有助于紫癜较多，颧红，心烦，口渴，手足心热，盗汗者调理康复。

黄芪乌鸡汤

【原料】黄芪30克，乌鸡肉250克，盐适量。

【做法】黄芪加水浸半天，乌鸡肉用温水洗净。将鸡肉、黄芪同放锅中，加水足量，炖煮熟，放盐调味食用。

【说明】本膳补气摄血，有助于反复出现紫癜，神疲乏力，头晕目眩，面色苍白或萎黄者调理康复。

花生衣煮红枣

【原料】花生衣30克，红枣10枚。

【做法】红枣加水浸半天，再与花生衣同放锅中，加水煎30分钟。

【说明】本膳性平和，适宜于血小板减少性紫癜者调理康复。

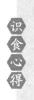 花生衣具有抗纤维蛋白溶解，促进骨髓制造血小板，加强毛细血管收缩，调整凝血因子缺陷等作用，对各种出血有止血效能。花生最好连衣吃下。柿子含有丰富的维生素P，具有改善毛细血管通透性、保护血管、止血等作用。芹菜能保护和增强小血管的抵抗力，改善小血管通透性，对出血性疾病有辅助治疗作用。

缺铁性贫血

缺铁性贫血是低色素性小细胞性贫血，是由于机体对铁的需求增加，铁摄入不足或丢失过多而造成的。按中医辨证，本病属于血虚范畴，血不足以濡养脏腑经脉而出现虚证。它主要表现为面色萎黄或淡白无华，唇色淡白，指甲不红润，常感头晕眼花，心中悸动，失眠多梦，手脚发麻。本病的发生与失血过多有关，也可能是因为脾胃虚弱，血之化生不足。

面色萎黄或㿠白，神疲乏力，进食量少，大便溏薄，舌质淡，苔薄腻，脉沉细，为脾虚证，可选用红枣、猪肝、苋菜等。面色苍白或㿠白，倦怠乏力，头晕心悸，失眠，少气懒言，食欲不振，毛发干脱，爪甲脆裂，舌质淡胖，苔薄，脉濡细，为心脾两虚证，可选用草莓、桂圆肉、瘦猪肉、菠菜等。面色萎黄或苍白无华，形寒肢冷，唇甲淡白，周身浮肿，心悸气短，耳鸣眩晕，神疲肢软，大便溏薄或有五更泻，小便清长，男子阳痿，女子经闭，舌质淡或有齿痕，脉沉细，为脾肾阳虚证，可选用鸡肉、蹄筋、山药、猪骨、牛骨髓、胎盘等。除有贫血症状外，尚有腹胀或嗜食生米、茶叶、泥土等，善食易饥，恶心呕吐，大便干结或溏薄，神疲肢软，苔薄，脉虚弱，为虫积证，可选用香榧、鸡内金、乌梅、橘皮等。

桂圆红枣粥

【原料】桂圆肉15克，红枣5枚，粳米100克。

【做法】桂圆肉、红枣同放锅中，加淘洗过的粳米，煮成粥食用

【说明】本膳益气健脾，有助于面色萎黄或㿠白、神疲乏力，进食量少，

大便溏薄者调理康复。

首乌红枣粥

【原料】制首乌20克，莲子20克，红枣6枚，粳米50克。

【做法】首乌煎取浓汁，加莲子、红枣和粳米，并加水至足量，煮粥食用

【说明】本膳益气养血，有助于面色苍白或㿠白，倦怠乏力，头晕心悸，失眠，少气懒言，食欲不振者调理康复。

羊骨粥

【原料】羊骨1000克，粳米200克，葱、生姜、盐适量。

【做法】羊骨洗净捶碎，加水熬汤，去渣后入粳米共煮成粥，放葱、生姜、盐调味食用。

【说明】本膳温补脾肾，有助于面色萎黄或苍白无华，形寒肢冷，唇甲淡白，周身浮肿，耳鸣眩晕者调理康复。

> **识食心得** 多吃有补血作用的食物，如红枣、桂圆肉、黑大豆、黑芝麻、猪肝、蹄筋、乌骨鸡、墨鱼、鲤鱼、菠菜、苋菜等，有助于贫血的治疗。猪、牛、羊、鸡等动物的肝脏含蛋白质、铁、卵磷脂和维生素类物质较多，对防治贫血较为有效。红枣含有的环磷酸腺苷参与核酸和蛋白质代谢，促进蛋白质合成，能增强机体的抵抗力，并有护肝、增强肌力等作用。桂圆肉含葡萄糖、蔗糖、蛋白质、脂肪及各种维生素，营养丰富，补血力强。苋菜含蛋白质、铁、维生素C，不含草酸，最宜于贫血者食用。

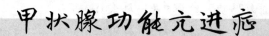

甲状腺功能亢进症

甲状腺功能亢进症（简称甲亢）的主要表现有高代谢症候群、突眼和

甲状腺肿大。按中医辨证，有3种不同证型。

精神抑郁，胸闷胁痛，吞咽不爽，胃纳不佳，餐后饱胀或恶心，消瘦乏力，大便溏薄，两目突出，甲状腺增大，为肝郁脾虚痰结证。形体消瘦，神疲乏力，怕热多汗，心悸怔忡，腰膝酸软，甲状腺肿大，为气阴两虚证。心烦失眠，心悸怔忡，腰酸乏力，怕热多汗，面红升火，急躁易怒，手指震颤，多食易饥，口渴，消瘦，为阴虚阳亢证。

根据患者的饮食习惯，可选用各种含淀粉食物，如米饭、面条、馒头、粉皮、马铃薯、南瓜等；各种动物类食物，如牛肉、猪肉、各种鱼类等；各种新鲜水果及富含钙、磷的食物，如牛奶、果仁、鲜鱼等。低钾时，可多选橘子、苹果等。慎食海鲜、黄豆、白萝卜、竹笋、包心菜、玉米、核桃、加碘食盐等。

淡菜红花汤

【原料】淡菜100克，红花5克，绿萼梅5克。

【做法】淡菜泡发，煮熟，再加红花、绿萼梅煮10分钟，调味食用。

【说明】本膳疏肝健脾，有助于精神抑郁，胸闷胁痛，吞咽不爽，胃纳不佳，大便溏薄者调理康复。

紫菜鱼卷

【原料】净青鱼肉100克，鸡蛋1个，紫菜50克，料酒、姜汁、精盐、水淀粉适量，蛋清1个。

【做法】将青鱼肉捶成泥，加料酒、姜汁、精盐、水淀粉、蛋清，搅打成鱼茸；鸡蛋打碎，加精盐、水淀粉，用平底锅摊成1张蛋皮；蛋皮包裹鱼茸，再盖上紫菜，向前卷成圆筒形，两头裹上水淀粉。置于蒸笼内，用旺火蒸熟，佐餐食用。

【说明】本膳补益气阴，有助于形体消瘦，神疲乏力，怕热多汗，心悸怔忡，腰膝酸软者调理康复。

山药炖龟排

【原料】龟1只，山药200克，桃仁15克，陈皮10克，盐精适量。

【做法】龟杀好，烫洗净，剁成小块，放锅中，山药切成小块放入，再下桃仁、陈皮，加水炖煮2小时，放盐调味食用。

【说明】本膳滋阴潜阳，有助于心烦失眠，心悸怔忡，腰酸乏力，怕热多汗，面红升火，急躁易怒，手指震颤，多食易饥，口渴，消瘦者调理康复。

识食心得

甲状腺功能亢进者的饮食，以高热量、高蛋白、高维生素为宜，要注意补充钙、磷、钾、锌、镁等，以纠正因代谢亢进而引起的消耗，改善全身症状。要增加热量供应，保证蛋白质供给。海带、海藻、昆布等海产品，中医多用来治疗瘿病。瘿病即现代的甲状腺功能亢进症。研究证明海带含碘丰富，对该病有一定的治疗作用。碘是合成甲状腺素的一个要素，在一定剂量限度内，甲状腺素合成量随碘的剂量增加而增加，倘若超过了限度，反会抑制甲状腺素的合成与释放。所以海藻等含碘食物对甲亢病人有治疗作用。但是，碘对甲状腺素合成的抑制作用不持久，继续补充碘，甲状腺激素的合成重新加速，一旦碘对甲状腺激素释放的抑制失效，大量甲状腺激素释放入血，就引起症状复发，而且复发的症状更加严重。因此，甲亢病人可吃海带等含碘食物，但不宜多吃，最好是与其他食物配合食用。

慢性肾炎

慢性肾炎又称慢性肾小球肾炎，是双侧肾脏慢性非化脓性的免疫性疾病。表现为身体乏力，厌食，午后低热，腰部酸楚或疼痛等，以浮肿、高血压、蛋白尿、血尿和不同程度的肾功能损害为特征。

面色浮黄，晨起眼睑浮肿，神疲肢倦，纳少，腹胀便溏，下肢浮肿，按之凹陷，为脾虚湿困证，多见于慢性肾炎早期，肾功能正常，可选用薏苡仁、山药、葫芦、山楂、赤小豆等。面浮肢肿，少气乏力，易患感冒，腰脊酸痛，小便量少，伴有咳嗽流涕，头痛发热，咽痒或干痛，为肺肾气虚证，可选用薏苡仁、山药、莲子、橘皮、茭白、南瓜、苦瓜等。面色㿠白，浮肿明显或腹胀如鼓，畏寒肢冷，腰脊酸痛，神疲，纳呆，尿少便溏，为阳虚水泛证，可选用玉米须、薏苡仁、赤小豆、冬瓜、荠菜、马兰、芦笋、茭白、莴苣、萝卜、荸荠等。两眼干涩，视物模糊，头晕耳鸣，五心烦热，口干咽燥，腰酸腿软，肢体轻度浮肿，为肝肾阴虚证，多见于高血压型或长期服激素者，可选用鲤鱼、鲫鱼、冬瓜、西瓜、绿豆、玉米须、海带、西红柿等。面色无华，少气乏力或易感冒，午后低热或手足心热，口干咽燥或长期咽痛，咽部暗红，为气阴两虚证，常见于慢性肾炎后期，气血受损，可无水肿或极轻微，表现为虚弱之象，可选用黑大豆、枸杞子、野鸭、山药等。面色萎黄或晦滞，腰膝酸软，倦怠无力，纳差便溏，恶心呕吐，尿少或清长，轻度水肿或不肿，甚则烦躁不宁，为脾肾衰败，多见于慢性肾炎后期，严重可有轻度肾功能不全的早期表现，可选用枸杞子、核桃肉、鸡肉、牛肉、鸭肉、鲍鱼、鲫鱼、田螺等。

黑鱼粥

【原料】黑鱼肉150克，粳米100克，冬瓜100克。

【做法】黑鱼肉、冬瓜切丁，与粳米放入砂锅中煮粥，将成时，加入调味料稍煮即可，佐餐食用。

【说明】本膳健脾祛湿，有助于面色浮黄，晨起眼睑浮肿，神疲肢倦，纳少，腹胀便溏，下肢浮肿者调理康复。

冬瓜黑豆炖鲫鱼

【原料】冬瓜500克，黑豆250克，鲫鱼300克重者1尾。

【做法】将鲫鱼治净，与黑大豆同煮，不加盐及其他调料。约20分钟后入冬瓜同煮，至肉熟豆烂，连汤食用。

【说明】本膳温肾制水，有助于面色㿠白，浮肿明显或腹胀如鼓，畏寒肢冷，腰脊酸痛，尿少便溏者调理康复。

芡实煲老鸭

【原料】芡实120克，老鸭1只。

【做法】老鸭宰洗净，将芡实放入鸭腹中，置砂锅内，加水足量，武火煮开后改用文火煮2小时左右，至鸭肉烂，加食盐2克调味，吃鸭肉喝汤。

【说明】本膳益气养阴，有助于面色无华，少气乏力或易感冒，午后低热或手足心热，口干咽燥或长期咽痛，咽部暗红者调理康复。

> 识食心得　视患者有无高血压及浮肿情况，分别给予少盐或无盐饮食。选用生理价值高的蛋白质，如蛋类、乳类、肉类等，以补偿排泄损失，及时治疗浮肿及贫血。宜选用富含维生素A、B_2及C的食物，可饮用橘汁、西瓜汁、橙汁和菜汁等，以利尿消肿。伴有高血压或高脂血症者，须限制膳食中的饱和脂肪酸与胆固醇的含量。贫血者，应选用富含蛋白质和铁的食物，如猪肝、猪腰子、牛肉、蛋黄及绿叶蔬菜等。

系统性红斑狼疮

系统性红斑狼疮是一种主要侵犯结缔组织的自身免疫疾病，可累及全身各个系统和组织器官，从而引起多脏器病变，严重者可危及生命。近年来，由于医学免疫学的发展，很多病人在发病早期被发现并及时治疗，不少重症病人经过中西医结合治疗，已能够控制病情，甚至痊愈。

症状表现为发热，周身疼痛，斑疹鲜红，口渴舌红的，为热毒盛、阴津亏，可选用西瓜、绿豆、菊花、金银花、梨、甘蔗、藕、荸荠、豆腐、枸杞头、茭白、荠菜、马兰头、芹菜等。表现为畏寒肢不温，面色无华，大便溏薄，斑疹暗红的，为气血亏虚，可选用红枣、薏苡仁、枸杞子、桂圆肉、核桃肉、葡萄、鸡肉等。在斑疹出现的同时，有慢性肾病的浮肿、蛋白尿等，是狼疮性肾病，可选用山药、薏苡仁、黑大豆、赤小豆、山楂、鲤鱼、鲫鱼、野鸭等。

绿豆粥

【原料】绿豆 100 克，粳米 50 克。

【做法】绿豆加水浸泡半天，与淘洗过的粳米同放锅中，加水足量，煮熟，作早点食用。

【说明】本膳清热毒养阴，有助于发热，周身疼痛，斑疹鲜红，口渴舌红者调理康复。

薏米红枣羹

【原料】薏苡仁 150 克，红枣 10 枚，冰糖适量。

【做法】薏苡仁、红枣加水浸半天，放汽锅中煮烂，加白糖适量，再煮一下即可食用。

【说明】本膳补益气血，有助于畏寒肢不温，面色无华，大便溏薄，斑疹暗红者调理康复。

黑大豆炖鲤鱼

【原料】黑大豆 50 克，鲤鱼 1 尾，盐适量。

【做法】黑大豆加水浸半天，鲤鱼如食法治净，将黑大豆置鱼腹中，加水炖煮至豆熟，放盐调味食用。

【说明】本膳适宜于狼疮性肾病有浮肿、蛋白尿等症状者调理康复。

红斑狼疮的饮食原则是高热量、优质蛋白、高维生素、易消化，患者应多吃蔬菜水果，少盐，多吃含有维生素 C 的食物，多吃一些含钙食物，避免骨质疏松。还要注意低脂、低糖。此外，可多饮牛奶，补充优质蛋白，多吃豆制品、鸡蛋、瘦肉、鱼类等富含蛋白质的食物。疾病活动期应以清淡饮食为主，多吃富含维生素的青菜和水果；缓解期无症状者，基本可正常饮食，但不可过食咸，避免油炸食物，忌油腻、味重食物。有肾脏损害表现，如少尿、高血压、水肿，或有氮质血症者，应低盐低蛋白饮食，并限制水的摄入。

风湿性关节炎

风湿性关节炎表现为游走性、多发性关节炎。由一个关节转移到另一个关节，常对称累及膝、踝、髋、肩、肘、腕等大关节，局部出现非化脓性的红、肿、热、痛等炎症表现。关节功能多因肿痛而受限。有时关节腔伴有渗出液，出现关节积液，在渗出液中含有大量中性分叶核粒细胞，但细菌检查为阴性。部分病人几个关节同时受累，有时手足小关节亦受波及，儿童关节炎症状多轻微，或仅一两个关节受累，成年人则比较显著。

风邪偏胜，表现为肢体关节肌肉疼痛，游走不定，屈伸不利，或见恶风发热等，舌苔薄白，脉浮，为行痹，可选用乌梢蛇、杏等。寒邪偏胜，表现为肢体关节疼痛较剧，遇寒加重，得热痛减，昼轻夜重，关节不能屈伸，痛处不红，触之不热，苔白滑，脉弦紧，为痛痹，可选用辣椒、生姜、蕲蛇等。湿邪偏胜，表现为肢体关节重着酸痛，痛处固定，下肢为甚，或有肿胀，肌肤麻木，阴雨天加重，舌苔白腻，脉濡缓，为着痹，可选用薏苡仁、木瓜、萝卜、橘皮等。热邪偏胜，表现为起病急骤，关节疼痛，局部红肿灼热，痛不可触，屈伸不利，得冷稍舒，多有发热恶风，多汗，心烦口渴，舌红苔黄，脉滑数，为热痹，可选用丝瓜、黄瓜、苦瓜、空心菜、荸荠、菱角等。气血两虚，表现为病程日久，反复不愈，关节疼痛，时轻时重，面黄无华，心悸自汗，头晕乏力，舌质淡，苔薄白，脉濡，为虚痹，可选用乌龟、蹄筋、鸡肉、鸭等。

防风薏米粥

【原料】防风10克，薏苡仁50克，粳米50克，葱白15克，豆豉50克。

【做法】防风加水浸1小时后，煎煮取汁；薏苡仁加水浸半天，放汽锅中煮至鸣响2分钟；粳米淘洗净，葱白洗净，切成段。将薏苡仁放锅中，加粳米、豆豉、防风药汁，加水至足量，煮至粥稠，下葱白煮2分钟食用。

【说明】本膳祛风利湿，有助于肢体关节肌肉疼痛，游走不定，屈伸不利者调理康复。

葱姜敷剂

【原料】石蒜30克，生姜20克，葱须20克。

【做法】三物分别洗净，一并捣烂如泥，外敷患处。

【说明】本法温通祛寒，有助于肢体关节疼痛较剧，遇寒加重，得热痛减，昼轻夜重，关节不能屈伸，痛处不红，触之不热者调理康复。

薏米芦笋煲

【原料】薏苡仁100克，芦笋50克，鲜百合100克，香菇30克，猪瘦肉150克，生姜15克，食盐适量。

【做法】薏苡仁加水浸半天，放汽锅中煮至鸣响3分钟，住火候凉；芦笋洗净，切成小段；百合洗净，逐片掰开；香菇加水浸1小时；瘦猪肉用温水洗净，切成9厘米见方、厚1.5厘米的块；生姜切成薄片。各物连同猪瘦肉一并放瓦罐中，加水足量，用文火炖1小时，佐餐食用。

【说明】本膳清热祛湿，有助于起病急骤，关节疼痛，局部红肿灼热，痛不可触，屈伸不利，得冷稍舒者调理康复。

木瓜汤薏米饮

【原料】木瓜30克，薏苡仁50克。

【做法】薏苡仁、木瓜加水浸半天，放锅中，煎煮取汁，分两次饮用。

【说明】本膳祛湿舒筋，有助于肢体关节重着酸痛，痛处固定，肌肤麻木者调理康复。

饮食要清淡，勿过甜、过咸、过辣。过甜会影响消化吸收，过咸易引起水钠潴留而加重关节肿胀，过于辛辣会加重发热。多吃蔬菜、瓜果对预防和减少关节炎的发生有一定帮助。蔬菜、瓜果可以将一些能引起关节炎症的代谢产物排出体外，同时能够增强加内细胞的活力，增强细胞的氧化及代谢能力。丝瓜、黄瓜、苦瓜、芹菜、空心菜、胡萝卜、萝卜、枸杞叶等是适宜风湿性关节炎患者的佳蔬。

类风湿关节炎

　　类风湿关节炎是一种病因尚未明了的慢性全身性炎症性疾病，以慢性、对称性、多滑膜关节炎和关节外病变为主要临床表现，属于自身免疫性疾病。本病好发于手、腕、足等小关节，反复发作，呈对称分布。早期有关节红、肿、热、痛和功能障碍，晚期关节可出现不同程度的僵硬畸形，并伴有骨和骨骼肌的萎缩，极易致残。

　　关节肿痛而热，畸形，屈伸不利，晨僵，口渴，汗出，小便黄，大便干，为湿热痹阻证，可选用丝瓜、芹菜、黄瓜、赤小豆、乌梢蛇等。关节冷痛而肿，遇寒痛增，得热痛减，屈伸不利，晨僵，畸形，口淡不渴，恶风寒，阴雨天加重，肢体沉重，为寒湿痹阻证，可选用生姜、辣椒、薏苡仁、蕲蛇等。关节冷痛而肿，屈伸不利，晨僵，畸形，肢冷不温，面色㿠白，精神疲惫，腰膝酸软，为肾气虚寒证，可选用鹿茸、山药、猪蹄、核桃肉等。关节肿胀疼痛或酸痛，屈伸不利，晨僵，畸形，腰膝酸软，头晕目眩，五心烦热，咽干，潮热，为肝肾阴虚证，可选用蹄筋、龟肉、枸杞子等。关节肿胀刺痛，或疼痛夜甚，屈伸不利，晨僵，畸形，皮下硬节，关节局部肤色晦暗，肌肤干燥无光泽，或肌肤甲错，妇女月经量少或闭经，为瘀血痹阻证，可选用茄子、红糖等。

土茯苓乌蛇汤

【原料】乌梢蛇250克，土茯苓150克，赤小豆100克，生姜20克，红枣8枚，食盐、调味料适量。

【做法】将乌梢蛇剥皮，去掉内脏，放入开水中煮熟，拆肉去骨；土茯苓、赤小豆、去核红枣、生姜洗净。将全部材料放清水锅中，用武火煮沸，改用文火煲3小时，汤成调味，吃肉喝汤。

【说明】本膳清热利湿，有助于关节肿痛，按之热，屈伸不利者调理康复。

黄芪炖蛇肉

【原料】黄芪60克，蛇肉1000克，五加皮20克，续断15克，生姜15克，料酒、胡椒粉、盐、葱白、熟猪油适量。

【做法】将蛇斩去头尾，剥去皮，除去内脏，切成片；生姜切片；黄芪、五加皮、续断加水浸泡1小时。锅中放猪油，油沸后，倒入蛇肉翻炒，烹入料酒，然后将蛇肉倒入砂锅内，并将浸泡黄芪、续断的冷水带药一齐倒砂锅中，加姜片、葱片及盐，用小火烧1小时，拣去葱姜加胡椒粉食用。

【说明】本膳益气血，补肝肾，祛风湿，有助于关节肿胀疼痛或酸痛，关节屈伸不利，晨僵，关节畸形，腰膝酸软，头晕目眩，五心烦热者调理康复。

鸡血藤膏

【原料】鸡血藤500克，怀牛膝250克，枸杞子250克，红糖250克。

【做法】将鸡血藤、牛膝、枸杞子加水浸半天后，水煎3次，过滤取汁，微火浓缩药汁，再加红糖制为稠膏。每天服2次，每次1匙，用开水送服。

【说明】本膳行血祛瘀，舒筋活络，有助于关节肿胀刺痛或疼痛夜甚，关节屈伸不利，晨僵，关节畸形，关节局部皮肤晦暗，肌肤干燥无光泽者调理康复。

要注意控制脂肪、蛋白质、糖和食盐的摄入。蛋白质、糖和食盐会增加病人的敏感性而使关节疼痛加重，不宜过多食用。脂肪在体内氧化过程中能产生酮体，过多的酮体对关节有较强的刺激性。趋向肥胖者，要适当限制热量的供应。出现贫血时，应增加含铁食物的摄入，明显贫血时须加服富含营养的食物。关节肿痛的发病期要注意清凉保健，丝瓜、芹菜、黄瓜等性凉的蔬菜均宜多吃。茄子助活血，番茄健脾胃，辣椒止痛助关节保健，蛇肉祛风湿，均宜选食。类风湿关节炎病症控制，病情稳定后，可坚持服用药酒，巩固药物治疗的效果，如三蛇酒：乌梢蛇1条，大白花蛇1条，蝮蛇1条，生地150克，冰糖500克，高度白酒5000克。将蛇笼养1个月，不给食，取活蛇用；生地晒干。将蛇、生地、冰糖同放坛中，冲入白酒，密封瓶口，放置2个月后饮用。

骨性关节炎

骨性关节炎又称退行性关节病、肥大性关节炎。本病是构成关节的软骨、椎间盘、韧带等软组织变性、退化，关节边缘形成骨刺，滑膜肥厚，进而出现骨破坏，引起继发性的骨质增生，导致关节变形，当受到异常载荷时，产生关节疼痛、活动受限等症状的一种疾病。本病多见于中老年人，多累及负重关节，如膝、髋、踝、脊柱等。受累关节隐痛，活动或劳累后加重，休息能减轻，进而持续疼痛，伴关节僵硬，活动后见好转，或有关节积液，后期关节肿胀增大，活动受限，有畸形，但无强直，X线检查可以证实。

本病属中医"痹证"范畴。《中药新药临床研究指导原则》骨性关节炎的中医证候诊断分为肝肾不足筋脉瘀滞证、脾肾两虚湿注骨节证和肝肾亏虚痰瘀交阻证。关节疼痛，胫软膝酸，活动不利，运作牵强，为肝肾不足筋脉瘀滞证，可选用猪骨、羊骨、苹果、牛肉、枸杞子等。关节疼痛，肿胀积液，活动受限，为脾肾两虚湿注骨节证，可选用黄豆、黑木耳、乌梢蛇等。关节疼痛，肿胀肥厚，痿弱少力，骨节肥大，活动受限，为肝肾亏虚痰瘀交阻证，可选用玉米、海带、黑大豆、蕲蛇等。

枸杞子桑椹粥

【原料】枸杞子 25 克，核桃肉 25 克，桑椹 25 克，粳米 100 克。

【做法】枸杞子、桑椹洗净后与粳米一起按常法煮粥，温食。

【说明】本膳活血化瘀，通络止痛，有助于关节疼痛，胫软膝酸，活动不利，运作牵强者调理康复。

冬瓜薏米炖乌蛇

【原料】冬瓜 500 克，薏苡仁 50 克，乌梢蛇 1 条，盐适量。

【做法】冬瓜连皮切片，薏苡仁加水浸半天，乌蛇如食法治好，一并放锅中，用小火炖煮至薏苡仁酥软，加食盐调味食用。

【说明】本膳散寒逐湿，温经通脉，有助于关节疼痛，肿胀积液，活动受限者调理康复。

百合茯苓核桃饼

【原料】百合粉 150 克，茯苓粉 150 克，核桃肉 50 克，面粉 250 克，菜籽油、食盐适量。

【做法】百合粉、茯苓粉、面粉一起和匀，加水适量，和成面团；核桃肉研碎。面团做成薄饼，核桃肉夹饼中，按常法烙熟食用。

【说明】本膳滋养肝肾，舒筋活络，有助于关节疼痛，肿胀肥厚，痿弱少力，骨节肥大，活动受限者调理康复。

识食心得

肥胖者应节制饮食，配合运动，控制体重，以减轻承重关节的负担，减轻和推迟骨性关节炎的发生。猪骨、羊骨含有大量钙质，对于骨保健大有帮助。肉骨头中的钙质难溶解于水中，可在炖煮时加点醋，使之生成醋酸钙，既能溶于水又容易吸收。同时，炖煮时将肉骨头敲碎，能使骨髓充分发挥补益作用。还要注意多吃有效食物。玉米中富含钙质，并含多量镁，对骨保健大有裨益。海带中含有丰富的甘露醇，能促进排尿，可使体内毒素及时排出。豆类食品富含植物蛋白，能够补充人体中的蛋白质。黑大豆中含有的大豆黄酮有解痉的作用，可用于缓解肌肉关节酸痛。黑木耳中含有一种使人的凝血时间明显延长的物质，有延缓血液凝固的作用，故能疏通血管，防止血栓形成。

痛风

痛风是长期嘌呤代谢紊乱所致的疾病，以高尿酸血症伴痛风性急性关节炎反复发作、痛风石沉积、痛风性慢性关节炎、关节畸形、肾小球和肾小管等实质性病变、尿酸结石形成等为特点。痛风病往往首发于酒宴之后，患者常在半夜里突然脚趾关节剧烈疼痛、红肿发热。第一次发作侵犯脚趾者占60%，也可累及其他关节并反复发作。有统计，多饭局者，痛风的发病率占30%。

下肢小关节卒然红肿疼痛，拒按，触之局部灼热，得凉则舒，伴有发热口渴、心烦不安、尿黄，为湿热蕴结证，可选用黄瓜、苦瓜、马齿苋、荸荠、芦笋等。关节红肿刺痛，局部肿胀变形，屈伸不利，肌肤色紫暗，按之稍硬，病灶周围或有块垒硬结，肌肤干燥，皮色暗黧，为瘀热阻滞证，可选用茶、无花果、菱角、空心菜、魔芋、山楂等。关节肿胀，甚则关节周围水肿，局部酸麻疼痛，或见块垒硬结不红，伴有目眩，面浮足肿，胸脘痞满，为痰浊阻滞证，可选用茯苓、薏苡仁、冬瓜、橘皮等。病久屡发，关节痛如虎咬，局部关节变形，昼轻夜甚，肌肤麻木不仁，步履艰难，筋脉拘急，屈伸不利，头晕耳鸣，颧红口干，为肝肾阴虚证，可选用百合、木瓜、乌梢蛇等。

玉米须饮

【原料】玉米须30克，山楂炭50克。

【做法】玉米须、山楂炭同放锅中，水煎取汁代茶。

【说明】本膳清热除湿，活血通络，有助于下肢小关节卒然红肿疼痛，拒按，触之局部灼热，得凉则舒者调理康复。

芹菜桃仁粥

【原料】连根芹菜 100 克，桃仁 10 克，粳米 50 克。

【做法】芹菜连根须洗净后切碎，与桃仁、粳米同煮至粥熟，调好味食用。

【说明】本膳活血化瘀，化痰通络，有助于关节红肿刺痛，局部肿胀变形，屈伸不利，肌肤色紫暗，按之稍硬，病灶周围或有块垒硬结，皮色暗者调理康复。

薏米红枣汤

【原料】薏苡仁 50 克，陈皮 10 克，冬瓜皮 30 克，红枣 6 枚。

【做法】薏苡仁、陈皮、冬瓜皮与红枣一并放锅中，加水足量，炖煮熟烂。

【说明】本膳化痰祛湿，有助于关节肿胀，甚则关节周围水肿，局部酸麻疼痛，或见块垒硬结不红者调理康复。

识食心得

　　应选食低嘌呤食物，如瓜果蔬菜，但菠菜、香菇、黄花菜、花生等嘌呤的含量也较高，要引起重视；限制高嘌呤食物，肿痛发作时，禁食内脏、骨髓、海味、豆类等，少糖、少盐、低脂肪饮食。多喝水，每日应喝水 2500~3000 毫升，保证有 2000 毫升/天的尿量，以促进尿酸排泄。多吃碱性食物，以降低血清和尿液的酸度，甚至使尿液呈碱性，从而增加尿酸在尿中的可溶性。

肺癌

　　肺癌是当今对人类健康危害最大的恶性肿瘤。早期的临床表现为阵发性刺激性干咳，间断性反复少量血痰，或痰中带血丝，胸痛，发热，气急，晚期表现则有肿瘤扩散部位的相应症状。肺癌的发病率随着年龄的增大而上升，40岁以后发病率逐渐增大，一般在65~70岁达到高峰。

咳嗽不畅，痰中带血，胸胁痛或胸闷气促，唇燥口干，大便秘结，为肺郁痰热证，可选用杏仁、鱼腥草、桔梗、薏苡仁、冬瓜等。咳嗽痰多，胸闷气短，少气懒言，纳呆消瘦，腹胀便溏，为气虚痰湿证，可选用茯苓、山药、红枣等。咳嗽少痰或干咳，或咯痰带血丝，咽干不适，胸满气急，潮热盗汗，头晕耳鸣，心烦口干，小便黄，大便干结，为阴虚痰热证，可选用藕、莲子、梨、银耳、燕窝等。咳声低微，干咳痰少或痰中带血，纳差消瘦，口干气短，失眠多梦，烦躁心悸，神倦体乏，为气阴两虚证，可选用百合、鸡蛋、瘦肉、白菜、萝卜、桂圆肉、龟、鳖等。

杏仁百合羹

【原料】甜杏仁15克，苦杏仁3克，鲜百合150克，冰糖适量。

【做法】将甜杏仁和苦杏仁用清水泡软去皮，捣烂；鲜百合掰开洗净。各物一并放锅中，加清水及冰糖，炖煮熟食用。

【说明】本膳宣肺理气，化瘀除痰，有助于咳嗽不畅，痰中带血，胸胁痛或胸闷气促，唇燥口干，大便秘结者调理康复。

蒸藕

【原料】鲜藕1支，川贝6克，薏苡仁60克，白果6枚。

【做法】鲜藕洗净，薏苡仁加水浸半天，与白果、川贝拌匀，装藕中，隔水蒸熟，切成片，作点心食用。

【说明】本膳滋肾清肺，除痰清热，有助于咳嗽少痰或干咳，咽干不适，胸满气急，潮热盗汗，头晕耳鸣，心烦口干，小便黄，大便干结者调理康复。

虫草甲鱼

【原料】冬虫夏草3根，甲鱼1只，大蒜3瓣，盐适量。

【做法】甲鱼治净，加虫草、大蒜瓣，放汽锅中，放盐，蒸烂食用。

【说明】本膳益气养阴，扶正除积，有助于咳声低微，干咳痰少或痰中带血，纳差消瘦，口干气短，失眠多梦，烦躁心悸，神倦体乏者调理康复。

> **识食心得**
>
> 早、中期的肺癌病人应及时补充营养，提高身体素质，增强抵抗力，可选用牛奶、鸡蛋、瘦肉、动物肝脏、豆制品、新鲜的果蔬等。针对肺癌病人咳嗽、咯血等症状，可选用有保健功能的食物，如杏仁、海蜇、百合、荸荠、藕、莲子、柿子、鸭梨、山药、百合、银耳等。辛辣和烟、酒等刺激性食物对肺癌患者的康复不利，不宜食用。

食管癌

食管癌以进食障碍为突出特点，表现为进行性加重。早期主要症状为胸骨后灼烧感或疼痛，食物通过时局部有异物感或摩擦感，有时吞咽食物在某一部位有停滞或轻度梗阻感，常反复发作，时轻时重，持续1~2年甚至更长时间。中期症状为吞咽困难，进食逐渐由普通食物转变为流质食物，最后连汤水也难以咽下，还有呕吐、疼痛、消瘦等表现。晚期病灶多广泛转移，侵犯其他脏器，引起相应症状。

症状单纯，轻度哽噎或吞咽不利，为哽噎型，可选用山药、薏苡仁、山楂、韭菜、猴头菇、木耳、红枣、牛奶等。早期食管癌无明显吞咽困难，只有吞咽时食管内挡噎、异物感或灼痛，胸部郁闷不适及背部沉紧感，为气滞型，可选用绿萼梅、佛手、山楂、韭菜、木耳、菱等。病期已晚，咽下困难，近于梗阻，呕恶气逆，形体消瘦，气短乏力，烦热唇燥，大便干如粪，为阴枯阳衰型，可选用梨汁、甘蔗汁、牛奶、莲藕、银耳等。

丁香丸

【原料】丁香15克，甘蔗汁、生姜汁适量。

【做法】将丁香研为极细粉末，再取甘蔗汁、生姜汁共同调和，制成药丸，如莲子大，待晾去水汽后，装瓶内备用。每次含化2粒，每日2次。

【说明】本膳适宜于轻度哽噎，吞咽不利者调理康复。

砂仁谷糠茶

【原料】砂仁5克，谷糠50克，厚朴花10克。

【做法】将砂仁、谷糠、厚朴花磨成粉末，分成10份，用洁净纱布包裹，做成袋泡茶剂，每日2次，每次取1袋，放茶杯中，冲入沸水，时时饮服。

【说明】本膳疏肝理气，温阳益气，适宜于早期食管癌，吞咽时感食管内挡噎，有异物感或灼痛，胸部郁闷不适及背部沉紧者调理康复。

姜蔗蜜饮

【原料】鲜甘蔗汁500毫升，鲜生姜汁50毫升，蜂蜜30克。

【做法】甘蔗洗净，去皮和梢头后，切为小块，用双层纱布包扎后，压榨或绞取汁，放盆内；再将鲜生姜洗净，切为薄片或细末，如上法取汁。将此二汁与蜂蜜同放盆内，混合均匀，分3次服用。

【说明】本膳滋阴补阳，益气养血，适宜于咽下困难近于梗阻，呕恶气逆，形体消瘦，气短乏力，烦热唇燥，大便干如粪者调理康复。

识食心得

　　早期即应积极加强营养，注意多食鲜肉类、新鲜蔬菜及水果，补充蛋白质，增强抗病能力，为化疗、放疗、手术创造条件。尽量多吃能进入食道的食物，注重半流食和全流食的质量，既要营养丰富，又要容易消化和吸收，必要时可做匀浆饮食。匀浆饮食是将正常人的饮食去刺和骨后用高速捣碎机搅成糊状，所含的营养成分与正常饮食相似，但已粉碎，极易消化和吸收，可避免长期单一饮食，并可预防便秘。可选用米饭、粥、面条、馒头、鸡蛋、鱼、虾、鸡肉、瘦肉、猪肝、白菜、胡萝卜、油菜、白萝卜、冬瓜、马铃薯，以及牛奶、豆浆、豆腐、豆干等食品。晚期如恶病质出现，更应补充蛋白质，多食牛奶、鸡蛋、瘦猪肉、鸡肉等。手术后避免食用刺激性食物及调料，食物不宜过热、过硬，要少食多餐。

胃癌

胃癌的发病居消化道肿瘤的首位，多见于男性，一般40岁以上人群，发病率迅速上升，多集中在55岁以上人群。其常见的症状为上腹隐痛，食后上腹饱胀不适，食欲减退，消瘦乏力，偶有呕吐、呃逆、呕血或黑便等。胃癌发生部位以幽门区为最多，贲门区次之，胃体部较少，不同部位的胃癌临床表现各有差异。

胃脘胀满，时时作痛，窜及两胁，呃逆呕吐，为肝胃不和型，可选用炒麦芽、萝卜等。胃脘隐痛，喜按就温，或朝食暮吐，暮食朝吐，面色苍白，肢冷神疲，便溏浮肿，为脾胃虚寒型，可选用茯苓、山药、薏苡仁等。胃脘刺痛，心下痞硬，压痛刺痛，吐血便黑，皮肤甲错，为瘀毒内阻型，可选用柿蒂、豆腐、藕、梨等。胃内灼热，口干欲饮，胃脘嘈杂，食后剧痛，五心烦热，大便干燥，为胃热伤阴型，可选用乌梅、山楂、生姜、鸡内金等。全身乏力，心悸气短，头晕目眩，面色无华，虚烦不寐，自汗盗汗，为气血两虚型，可选用粟米、牛乳等。胸闷膈满，面黄虚肿，呕吐痰涎，腹胀便溏，痰核累累，为痰湿凝结型，可选用海带、橘皮等。

韭汁牛乳饮

【原料】鲜韭菜60克，牛乳100毫升。

【做法】将韭菜洗净，捣烂取其汁，将韭汁与牛乳调匀，炖热，趁热缓缓咽下。

【说明】本膳疏肝和胃，降逆止痛，有助于胃脘胀满，时时作痛，窜及两胁，呃逆呕吐者调理康复。

人参姜汁饮

【原料】人参30克，竹沥1杯，鲜生姜汁3匙。

【做法】将人参放砂锅内，加水3杯，煎至1杯，再放入竹沥、生姜汁，倒出备用。每次服用300毫升，每日3次，于空腹时服下。

【说明】本膳温中散寒，健脾和胃，有助于胃脘隐痛，喜按喜温，或朝食暮吐，暮食朝吐，面色苍白，肢冷神疲者调理康复。

菱粉羹

【原料】老菱30克，冰糖20克。

【做法】老菱晒干，连壳研碎后磨细；冰糖用足量开水化开，煮沸后冲入菱粉中，边冲边搅动，使成羹状，作点心食用。

【说明】本膳解毒祛瘀，活血止痛，有助于胃脘刺痛，心下痞硬，压痛刺痛，吐血便黑者调理康复。

> **识食心得** 饮食上应重视健脾养胃，避免进食刺激性强的食物，禁饮白酒，避免进食粗糙食物，不暴饮暴食，要定时定量进食，少食多餐。多吃新鲜蔬菜，新鲜蔬菜富含维生素，其中维生素C是参与组织修复的天然屏障，能阻止化学致癌物质在体内的合成，有助于防治胃癌。注意摄入优质蛋白质，可多吃豆类、鱼类，补充蛋白质。大豆除富含优质蛋白质外，还含有其他利于防治胃癌的有效成分。牛奶中含有利于黏膜上皮修复的有效成分，故宜食用。

肝癌

肝癌是恶性程度很高的肿瘤之一，其早期多无症状，中晚期症状表现为肝区疼痛，多位于剑突下或右肋部，呈间歇性或持续性钝痛或刺痛，并有胃口不佳、恶心、腹胀，以及乏力、消瘦、低热等全身症状。

上腹肿块石硬，胀痛拒按，或胸胁掣痛不适，烦热口唇干，或烦躁口苦喜饮，大便干结，溺黄或短赤，甚则肌肤甲错，为肝热血瘀型，可选用西洋参、枸杞子、薏苡仁、山药、山楂等。上腹肿块胀顶不适，消瘦乏力，怠倦短气，腹胀纳少，进食后胀甚，眠差转侧，口干不喜饮，大便溏数，溺黄短，甚则出现腹水、黄疸、下肢浮肿，为肝盛脾虚型，可选用龟、鳖、山楂、鸡内金、冬瓜、山药、薏苡仁等。臌胀肢肿，蛙腹青筋，四肢柴瘦，短气喘促，唇红口干，纳呆畏食，烦躁不眠，溺短便数，甚则神昏摸床，上下血溢，为肝肾阴亏型，可选用龟、鳖、冬瓜、赤小豆、山药、薏苡仁等。

金银花丝瓜饮

【原料】金银花10克，老丝瓜20克。

【做法】金银花、丝瓜分别洗净，置锅中，加清水足量，急火煮开3分钟，改文火煮20分钟，滤渣取汁，分数次饮服。

【说明】本膳清肝解毒，祛瘀消癥，有助于上腹肿块石硬，胀痛拒按，烦热，口唇干，大便干结者调理康复。

铁皮洋参饮

【原料】鲜铁皮石斛30克，西洋参6克，鲜山药200克，猪腿肉100克。

【做法】鲜铁皮石斛洗净，切成段；鲜山药洗净去皮，切成小块；各物一并放锅中，用小火煲至山药酥烂，作点心食用。

【说明】本膳健脾益气，泻肝消癥，有助于上腹肿块，胀满不适，消瘦乏力，怠倦短气，腹胀纳少，进食后胀甚者调理康复。

三七芡实乌龟汤

【原料】三七12克，芡实50克，乌龟半只，生姜15克，盐适量。

【做法】三七洗净，切片；芡实、猪腿肉洗净；乌龟宰杀后去除肠杂，斩块。将全部用料一并放瓦锅中，加清水适量，煮约2小时，调味佐餐食用。

【说明】本膳滋水涵木，益气育阴，有助于臌胀肢肿，蛙腹青筋，形体消瘦，短气喘促，唇红口干，纳呆畏食，烦躁不眠，溺短便数者调理康复。

识食心得

　　肝癌病人消耗较大，需要有足够的营养，要平衡膳食，多吃新鲜蔬菜，多吃富含优质植物蛋白质的食物。维生素A、C、E、K都有一定的抗肿瘤作用。维生素C主要存在于新鲜蔬菜、水果中。胡萝卜素进入人体后可转化为维生素A，肝癌病人应多吃。

大肠癌

　　大肠癌主要表现为排便习惯与粪便性状改变，常溏结不调，便血或脓血便，里急后重，粪便变细或大便次数增加，可伴有腹痛、腹部肿块及贫血、消瘦、发热等全身症状。

　　直肠有肿瘤，腹痛腹胀，大便次数增多，带黏液脓血，或里急后重，饮食减少，为湿热蕴结证，膳食以清淡易于消化吸收为主，可多吃马齿苋、绿豆、猕猴桃、薏苡仁、赤小豆等。腹块刺痛，坚硬不移，腹胀腹泻，痢下紫黑脓血，里急后重，为气滞血瘀证，常见于大肠癌进展期，饮食应稀软清淡，易于吸收，少渣少油，可选用萝卜、佛手、紫苋菜、桃花、海带等。腹痛腹胀，痛有定处，腹有肿块，便下脓血黏液，或里急后重，便秘或便溏，大便偏干或变细，为瘀毒内阻证，可选用茄子、魔芋、空心菜、败酱草、马齿苋等。腹中隐痛，喜按喜温，大便失禁，污浊频出，或肛门下坠，癌块脱出，面色萎黄，畏寒肢冷，为脾肾阳虚证，宜进食易消化吸收，富有营养的温补食物，可选用核桃肉、莲子、芡实、红枣、生姜等。头晕目眩，腰腿酸软，五心烦热或潮热盗汗，口渴咽干，大便燥结，为肝肾阴虚证，可选食枸杞子、猪肝、甲鱼、桑椹等。形体消瘦，面色苍白，神疲气短，大便溏，为气血两虚证，多见于大肠癌晚期患者，可选用茯苓、猴头菌、赤小豆、绿豆等。

马齿苋槐花粥

【原料】鲜马齿苋100克，槐花30克，粳米100克，红糖20克。

【做法】鲜马齿苋洗净，入沸水锅焯1分钟，捞出切成碎末；槐花洗净，晾干或晒干，研成极细末，待用；粳米淘洗干净，放砂锅中，加水适量，旺火煮沸后改用小火煨煮成稀粥。粥将成时，加入槐花细末、马齿苋碎末及红糖，再用小火煨煮，作点心食用。

【说明】本膳清利湿热，有助于腹痛腹胀，大便滞下夹有黏液，里急后重，肛门灼热者调理康复。

大黄红枣茶

【原料】生大黄6克，红枣20枚。

【做法】红枣加水浸半天，放砂锅中加水足量，用旺火煮沸后改用小火煨煮40分钟，取红枣煎汁，冲泡大黄喝汤，嚼食红枣。

【说明】本膳清热毒，行瘀滞，有助于腹痛腹胀，痛有定处，腹有肿块，便下脓血黏液者调理康复。

赤小豆枸杞炖银耳

【原料】赤小豆60克，枸杞子30克，银耳10克。

【做法】赤小豆加水浸半天，放锅中，用小火炖1小时，放入加水浸发的银耳再炖1小时，下枸杞子，再炖煮10分钟，作点心食用。

【说明】本膳滋养肝肾，有助于形体消瘦，五心烦热，头晕耳鸣，腰膝酸软者调理康复。

识食心得

适量增加纤维素的摄入量，能减少有害物质在肠内滞留的时间，但考虑到大肠的承受能力，过于粗糙难消化的食物应少食，术后饮食以营养丰富、容易消化为好。本病常有便中带血，甚则大量便血等表现，忌食用辣椒、胡椒、大蒜、生葱、韭菜等大辛大热之品，不吃腌制品、烟熏和油炸食品。本病患者多有反复发作、迁延不愈的腹泻，消化能力弱，应吃易消化吸收的食物，可选用有健脾止泻作用的茯苓、薏苡仁、山药、陈皮等；大便偏干时，可选用养血润肠的食物，如桃仁、芝麻、核桃肉等。

宫颈癌

宫颈癌是最常见的妇科恶性肿瘤，早期表现为阴道出血及白带增多，年轻患者常有接触性出血，老年患者多表现为绝经后阴道流血，量或多或少，白带呈白色、淡黄色、血性或脓血性等，稀薄似水样或米泔水样，腥臭。还会因肿瘤侵犯脏器而出现下腹痛、腰痛、尿频、尿急、肛门坠胀、里急后重等一系列继发症状。

心情忧郁，胸胁或小腹胀痛，心烦易怒，周身窜痛，口干不欲饮，白带增多，宫颈糜烂，呈小菜花样改变，为肝郁气滞型，可选用莲藕、木耳、芹菜、菱角、绿萼梅等。白带增多，状如米泔或粉污，恶臭，小腹胀痛，尿黄便干，口苦口干，宫颈呈菜花样坏死或继发感染，为湿热蕴毒型，可选用藕、山楂、黑木耳、乌梅、薏苡仁、冬瓜、赤小豆等。头晕耳鸣，口苦口干，腰膝酸痛，手足心热，大便秘结，小便短赤，常有阴道流血，宫颈呈菜花结节型或溃疡空洞型改变，为肝肾阴虚型，可选用山药、桂圆肉、桑椹、枸杞子、猪肝、甲鱼、芝麻等。赤白带下，阴道、肛门有下坠感，腰酸痛，食欲不振，二便不利，为中气下陷型，可选用山药、薏苡仁、动物肝脏、木耳、枸杞子、芡实等。

薏米菱角粥

【原料】薏苡仁30克，菱粉60克。

【说明】薏苡仁加水浸半天，放汽锅中煮沸3分钟，再用小火煮粥，粥将成，调入菱角粉，再煮一下后食用。

【说明】本膳疏肝理气，解郁，有助于小腹胀痛，心烦易怒，周身窜痛，口干不欲饮，白带增多，宫颈糜烂者调理康复。

五花利湿茶

【原料】金银花10克，菊花10克，槐花15克，生薏苡仁30克，鸡蛋1只，冰糖30克。

【做法】上药同放锅中，加水浸30分钟后，煎煮30分钟，去渣取汁，打入鸡蛋，用冰糖调味，作茶饮用。

【说明】本膳清热解毒，祛湿活瘀，有助于白带增多，状如米泔，或白带粉污、恶臭，少腹胀痛者调理康复。

鱼鳔薏米粥

【原料】薏苡仁50克，菱角粉60克，红枣10枚，鱼鳔6克。

【做法】鱼鳔热水浸半天，薏苡仁加水浸半天，连同红枣一并放汽锅中，煮沸3分钟后，用小火煮粥，粥将成，调入菱角粉，再煮一下后食用。

【说明】本膳补中益气，有助于赤白带下，阴道及肛门有下坠感，腰酸痛，食欲不振，大小便不利者调理康复。

识食心得

宫颈癌早期，消化功能尚可，应尽量补给营养物质，蛋白质、糖、脂肪、维生素等均可合理食用。晚期应选用高蛋白、高热量的食品，如牛奶、鸡蛋、牛肉、甲鱼、赤小豆、绿豆等。阴道出血多时，可选用藕、薏苡仁、山楂、黑木耳、乌梅等有补血、止血、抗癌作用的食物。白带水样时，可选用甲鱼、鸽蛋、鸡肉等滋养补益。带下多黏稠，气味臭时，可选用薏苡仁、赤小豆等清淡利湿之品。手术后，饮食调养以补气养血、生精填精之膳食为主，如山药、桂圆、桑椹、枸杞子、猪肝、甲鱼、芝麻、阿胶等。放疗的同时，可食用牛肉、猪肝、莲藕、木耳、菠菜、芹菜、石榴、菱角等养血滋阴。化疗时，可选用山药、薏苡仁、动物肝脏、胎盘、阿胶、甲鱼、木耳、枸杞、莲藕等健脾补肾。

白血病

白血病是一种造血干细胞恶性克隆性疾病。急性白血病起病急，因正常白细胞减少，导致贫血、出血、继发性感染和发热，有肝、脾、淋巴结肿大。慢性白血病起病缓慢，表现为由于肿大的肝、脾淋巴结压迫局部器官，或白细胞浸润组织器官引起的症状，如因脾肿大出现左上腹坠胀感，压迫胃部导致食量减少。骨髓和关节受累可有胸骨痛、关节痛等，并有进行性贫血引起的面色苍白、心悸、眩晕、乏力，代谢亢进引起的发热、盗汗、体重减轻等。

持续发热，消瘦乏力，盗汗，口干，头痛，头昏，耳鸣，出血，遗精，关节痛，咽喉炎，口腔齿龈发炎，厌食，肝脾轻度种大，为阴虚型，可选用山药、龟、猪肝、鱼等。浮肿，便溏，头昏，乏力，自汗，肢末欠温，发麻，面色㿠白，唇白，爪甲不荣，舌胖，有出血症状，为阳虚型，可选用鹿茸、紫河车、冬虫夏草、枸杞子等。面色㿠白，爪甲不荣，乏力，多汗，有出血症状，发热，骨节酸痛，遗精，形寒或潮热，便溏或便艰，面浮，跗肿，为阴阳两虚型，常出现偏阴虚或阳虚，可选用山药、龟、龙眼肉、红枣、花生等。肝脾肿大，闭经或月经过多，胸闷，有出血症状，胁痛，关节酸痛，低热，乏力，白细胞偏高，为瘀血型，可选用山楂、鳖甲等。发热，头痛，体倦，淋巴结肿大，扁桃体及腮腺肥大，喉痛，有出血症状，肝脾轻度肿大，为痰热型，可选用草莓、荠菜、马兰菊、鲜藕、茄子、木耳等。

灵芝炖牛筋

【原料】灵芝30克，黄精20克，山药50克，牛蹄筋100克。

【做法】将各药一并放砂锅中，加水煎1小时，去灵芝，加入牛蹄筋，用小火炖煮，放盐调味，佐餐食用。

【说明】本膳甘温益火，补阳配阴，有助于浮肿，便溏，头昏，乏力，自汗，肢末欠温，面色㿠白者调理康复。

双胶鸡蛋

【原料】新鲜鸡蛋1个，鹿角胶10克，阿胶10克，蜂蜜1匙。

【做法】鸡蛋打散，鹿角胶、阿胶烊化，连同蜂蜜放炖具中，隔水炖10分钟，作点心食用。

【说明】本膳补益气血，有助于面色㿠白或苍黑，爪甲不荣，乏力，多汗，骨节酸痛者调理康复。

旱莲草炖猪骨

【原料】鸡血藤 30 克，鳖甲 25 克，猪脊骨 500 克，精盐适量。

【做法】鳖甲、猪脊骨加水煮沸 2 分钟，捞出洗净，放锅中，加入鸡血藤，再加足量水，用小火炖煮 3 小时，去鳖甲、鸡血藤，放盐调味食用。

【说明】本膳养血活血，有助于肝脾肿大，闭经或月经过多，胸闷，胁痛，关节酸痛，低热，乏力者调理康复。

识食心得

饮食上要保证足够的营养，以补充白血病的巨大消耗，尤其应确保蛋白质、矿物质及维生素 C、维生素 B$_{12}$、维生素 E 的补给。甲鱼、核桃、芦笋、胡萝卜、蒲公英、菱等，有助于白血病康复，应注意选用。化疗患者要注意选食能减轻化疗毒副反应的食品，如芦笋、西瓜、黄瓜、绿豆、扁豆、海参、青鱼、鲫鱼、核桃、猕猴桃、苹果、无花果、泥鳅等。根据不同病证，选用补血、抗出血、退热的食品。补血可用猪肝、香蕈、芝麻、蜂乳、黄鱼、花生、海参、鲍鱼、鱼翅等，抗出血可用鲛鱼、木耳、香菇、金针菜、蘑菇、葡萄、藕、芥菜等，退热可用豆豉、葱白、干冬菜、白果、栗子、绿豆、红枣、甲鱼、龟、紫菜等，淋巴结肿大可用芋头、荔枝、牡蛎、文蛤、百合、荸荠、海蜇等。

食材名索引（笔画排序）

食方名索引（笔画排序）